Essen Sie sich gesund

So stärken Sie
die Abwehrkräfte
Ihres Körpers

Möchten Sie über die neuesten Erkenntnisse auf dem Gebiet der natürlichen Heilkunde, der angewandten Psychologie und der Persönlichkeitsentfaltung auf dem laufenden gehalten werden, dann senden Sie bitte eine Karte mit Ihrem Namen, Ihrer Adresse und dem Vermerk „Neuerscheinungen" an:

Schweiz	*Deutschland und Österreich*
Reuille Verlag	**Bodywell**
Champ-Colin 12	Reitschulstraße 7
CH-1260 Nyon 1	AT-6923 Lauterach

Vielen Dank!

Titel der französischen Originalausgabe:
Mangez et guérissez – Comment rendre votre corps invulnérable

Deutsche Übersetzung:
Claudia Hofmiller, Gudrun Hermle und Karin Azougarh

ISBN 2-88181-115-9
Code: LSMZA

Essen Sie sich gesund

So stärken Sie die Abwehrkräfte Ihres Körpers

Dr. Andrei Dracea

in Zusammenarbeit mit Jackie Séguin

Bodywell
PUBLISHING

WICHTIG

Dieses Buch wurde mit der Absicht geschrieben, Ihnen möglichst exakte Informationen zu vermitteln. Es gibt jedoch nur die Meinung der Autoren wieder. Der Herausgeber ist lediglich für den Druck und den Vertrieb zuständig.

Dieser Ratgeber kann und will einen Mediziner nicht ersetzen. Wir empfehlen Ihnen dringend, Ihren behandelnden Arzt um Rat zu fragen, bevor Sie Ihre Ernährung umstellen oder Nahrungsergänzungen zu sich nehmen.

INHALT

TEIL 2

TEIL 3

W

Z

VORWORT

Ein außergewöhnliches medizinisches Nachschlagewerk

Dieses Buch bietet Ihnen objektive Informationen, unabhängig von kommerziellen Zwängen und Überlegungen.

Wir raten jedoch zur Vorsicht. Bevor Sie eine Nahrungsergänzung nehmen, prüfen Sie sorgfältig, welche Menge Sie benötigen; achten Sie darauf, weder zu hohe noch zu niedrige Dosen bestimmter Nahrungsergänzungen oder Nährstoffe zu nehmen. Im Zweifelsfall oder in problematischen Situationen wenden Sie sich an einen Arzt oder einen entsprechend der Gesetzgebung Ihres Landes habilitierten und autorisierten Gesundheitsberater.

Die hier angegebenen Mengen von Nahrungsmitteln und Nährstoffen beziehen sich, wenn keine anderen Angaben gemacht werden, auf Personen mit einem Gewicht von etwa 70 kg.

Die sechs Faktoren, die eine gesunde Ernährung ergänzen

Die Ernährung ist von grundlegender Bedeutung für Ihre Gesundheit. Sie sollten sich jedoch bewußt sein, daß auch andere Faktoren zu berücksichtigen sind.

Wir legen Ihnen folgende Punkte ans Herz:

1. Eine gesunde, ausgewogene Ernährung.
2. Körperliche Bewegung, kombiniert mit Erholung, Entspannung und Schlaf. Wichtig ist auch Sonne – in Maßen.
3. Eine positive Geisteshaltung und die Verarbeitung des alltäglichen Stresses.
4. Sorgfältiger Umgang mit dem Körper: Knochen, Muskeln, Zähne usw.
5. Pflege von Heim und Umfeld (physisch, sozial).
6. Eine erfüllte Sexualität.
7. Vermeidung innerer und äußerlicher Schadstoffbelastung.

Hüten Sie sich vor einer Überdosierung von Vitaminen und Spurenelementen

Selbst ein nützlicher Nährstoff kann schädliche Wirkungen haben, wenn er in zu hohen Dosen eingenommen wird. Eine doppelte Dosis nützlicher Nährstoffe ist demnach nicht doppelt so gesund!

In diesem Buch informieren wir Sie über die Erkrankungen, die durch eine Überdosierung von Vitaminen hervorgerufen werden können. Das Risiko dieser sogenannten Hypervitaminosen besteht insbesondere bei synthetischen Vitaminen. Eine übermäßige Zufuhr von Vitaminen und Spurenelementen über die Ernährung führt nur selten zu Vergiftungserscheinungen.

Vermeiden Sie auch eine Zerstörung von Vitaminen

Kochen, übermäßige Kälte und unzulängliche Konservierung können bestimmte Vitamine zerstören. Vitamin C reagiert besonders empfindlich auf die bei der Lagerung ausgelöste Oxidation sowie auf Erhitzen über 45°C. Nur bei wenigen Nahrungsmitteln bleibt der Gehalt an Vitamin C über längere Zeit stabil. Verzehren Sie also vor allem sehr frisches Obst und Gemüse, um Ihre Versorgung mit Vitamin C sicherzustellen. Bewahren Sie Nahrungsmittel und Nahrungsergänzungen, die Vitamin C enthalten, nicht über einen längeren Zeitraum auf.

Nahrungsergänzungen sind nicht in jedem Fall notwendig

Ein Mangel an einem oder mehreren Spurenelementen oder Vitaminen macht nicht unbedingt die Einnahme von Nahrungsergänzungen erforderlich.

Vitamin C wird zum Beispiel durch Tabakkonsum zerstört; Sie können ein Vitamin-C-Präparat einnehmen oder aber das Rauchen aufgeben. Vitamin A wird durch Alkohol zerstört; Sie können eine Nahrungsergänzung mit Retinol einnehmen oder ... auf Alkohol verzichten! Dieser wichtige Punkt wird in diesem Buch detailliert behandelt.

Dieses Nachschlagewerk ist eine wahre Fundgrube praktischer Informationen. Es steht Ihnen jederzeit zur Verfügung und wird Ihr täglicher Begleiter sein.

MEHR INFORMATIONEN ÜBER ERNÄHRUNG UND GESUNDHEIT

Eine offensichtliche Tatsache, die bereits Hippokrates erkannt hatte

Die Industrieländer erleben zur Zeit eine wahre Revolution: die detaillierte Erforschung des Einflusses der verschiedenen Nahrungsmittel auf die menschliche Gesundheit.

Immer mehr amerikanische und europäische Untersuchungen vertiefen täglich den Beweis dafür, welch grundlegende Bedeutung die Ernährung sowohl für das EINWANDFREIE als auch für das MANGELHAFTE Funktionieren des Organismus hat.

Die Nahrung ist der wichtigste Energielieferant des Körpers; sie ist ebenso wichtig und lebensnotwendig wie die Luft, die wir atmen.

Die Tatsache, daß die Nahrung von grundlegender Bedeutung für das Leben und Überleben ist, ist zwar eine Binsenweisheit, die bereits Hippokrates erkannt hatte – dennoch schien sie während längerer Zeit immer mehr in Vergessenheit zu geraten.

Ein Jahrhundert voller Veränderungen

Die Menschen haben sich an mehr oder weniger reichhaltige und wohlschmeckende Nahrung gewöhnt und achten dabei immer weniger auf die Qualität und Ausgewogenheit ihrer Ernährung. So werden Getreide, Hülsenfrüchte und Brot bedenkenlos weggelassen, dafür aber immer mehr Fleisch, Zucker und raffinierte Öle konsumiert.

Heute müssen die Mahlzeiten rasch und einfach zubereitet, hübsch angerichtet und geschmackvoll sein. Der Wert der Nahrungsmittel für unsere Gesundheit verlor darüber zunehmend an Interesse!

Unsere ehemals ausgewogene Ernährung hat sich also im Laufe eines Jahrhunderts vollkommen verändert, indem Bequemlichkeit und Modeerscheinungen in den Vordergrund rückten, ohne daß über diese grundlegenden Veränderungen groß nachgedacht wurde.

Wir schenken dem Motor unseres Autos mehr Aufmerksamkeit als unserem eigenen Körper!

Kein Autofahrer würde den Tank seines Fahrzeugs mit Diesel füllen, obwohl es Benzin braucht – wer möchte schon dem Motor schaden? Doch nur wenige Menschen legen eine vergleichbare Vorsicht an den Tag, wenn es um den Motor ihres Lebens geht: den eigenen Körper!

Mit anderen Worten, den Autoherstellern und Automechanikern ist es sehr viel besser als den Ärzten gelungen, uns bewußter und sorgsamer zu machen!

Der Grund für diese Nachlässigkeit ist die Medizin selbst. Sie hat nach und nach den Kraftstoff unseres Lebens – nämlich die Nahrung – in den Hintergrund treten lassen. Einige kritische Stimmen äußern daher den Verdacht, die Medizin sei nicht so sehr an unserer Gesundheit, sondern nur an unseren Krankheiten interessiert.

Es ist doch bedenklich, wie wenig Beachtung gerade in unseren Krankenhäusern der Qualität der Nahrungsmittel und den ernährungswissenschaftlichen Anforderungen geschenkt wird.

Kranken, Operierten und Rekonvaleszenten serviert man ohne Rücksicht auf ihre Erkrankung, ihr Alter und selbst ihre Ernährungsgewohnheiten praktisch dieselben undefinierbaren und sogar unappetitlichen Speisen, die oft aus klaren und geschmacklosen Suppen, verkochtem und zähem Fleisch sowie Kartoffeln oder Teigwaren (wobei die einzig mögliche Variation in einer Zubereitung mit oder ohne Salz liegt) bestehen. Eine nachlässige, gleichgültige Ernährung ist also auch für die Geschwächtesten und Kränksten die Regel.

Unsere Gesundheit ist unser einzig wahres Kapital

An der Schwelle zum dritten Jahrtausend macht diese Absurdität deutlich, daß das Wiederentdecken der Auswirkungen unserer Ernährung eine leise Revolution ist. Eine Revolution, die jedermann aus der Gleichgültigkeit gegenüber unserem einzig wahren und dabei so verletzlichen Kapital, unserer Gesundheit, aufschrecken soll. Dieses lebenswichtige Gut darf nicht mehr länger vernachlässigt werden!

Wir beschäftigen uns mit der Qualität der Luft, die wir atmen, und vernachlässigen dabei bedenkenlos unsere Ernährung! Dabei sind wir es doch, die davon profitieren ... oder daran zugrunde gehen.

Wir können uns kaum noch vorstellen, welch wichtigen Einfluß unsere Ernährung auf unsere Gesundheit hat. Heutzutage sind sich die meisten Menschen nicht mehr bewußt, daß jeder menschliche Organismus eine einzigartige Ganzheit darstellt, die einen ihrem individuellen Mechanismus angepaßten Kraftstoff benötigt, oder sie bringen dieser unumstößlichen Tatsache nur geringes Interesse entgegen.

Aber dennoch!

Es vergeht kein Monat, ohne daß neue wissenschaftliche Arbeiten veröffentlicht werden, in denen die genaue Bedeutung der verschiedenen Nährstoffe zwingend und immer präziser dargestellt wird. Viele Mediziner und die breite Öffentlichkeit scheinen diese Fortschritte jedoch als Streitpunkte zwischen Spezialisten abzutun, die um Forschungsarbeiten verlegen sind!

Es geht jedoch um unsere Gesundheit, um Ihre Gesundheit!

Liegt uns denn so wenig an unserem Körper und an unserem Leben, daß wir die Grundlage unserer Existenz so sehr vernachlässigen?

Eine fantastische Aussicht

Eine gesunde Ernährung bedeutet, länger sowie in besserer körperlicher und geistiger Verfassung zu leben, leistungsfähiger und dadurch auch glücklicher zu sein: Das ist doch eine Aussicht, die alle und jeden begeistern sollte!

Dieses Buch hat zum Ziel, die Auswirkungen einer schlechten Ernährung zu zeigen, die jeden Tag ein wenig giftiger wird.

„Gesünder und länger leben durch eine bessere Ernährung" ist der erste Schritt. Daraus ergibt sich der noch revolutionärere zweite Schritt, in dem Sie durch den Verzehr der richtigen Lebensmittel und den Verzicht auf für Sie ungeeignete Nahrung bestimmten Krankheiten nicht nur **vorbeugen**, sondern sie sogar **heilen** können.

Die renommiertesten europäischen und amerikanischen Wissenschaftler liefern uns die Beweise, wir müssen ihnen nur zuhören und sie verstehen lernen!

Wünschen Sie sich für sich und Ihre Angehörigen eine gute Gesundheit? Möchten Sie Ihr Lebenskapital optimieren? Möchten Sie sich wohl fühlen und in bester Form sein?

Ganz einfache Lösungen

Es gibt ganz einfache Lösungen! Sie erfordern lediglich eine Umstellung **Ihrer täglichen Ernährung** und **einige Lektionen in Ernährungswissenschaft.**

Denn, so paradox das auch klingen mag, die hier angebotene revolutionäre Methode ist von verblüffender Einfachheit: Es geht keineswegs darum, sich einer komplizierten oder ausgefallenen Diät zu unterziehen. Es genügt, einfach die **alltäglichen Nahrungsmittel**, die Sie in jedem Laden oder Supermarkt kaufen können, wirklich kennenzulernen und auf intelligente Weise zu kombinieren, damit sie ihre ganze Wirksamkeit entfalten. Außerdem müssen Nahrungsmittel wieder in die Ernährung integriert werden, die uns heute bedauerlicherweise fehlen.

Dies ist ein weiterer krasser Widerspruch: In unserer Überflußgesellschaft sind wir nicht nur schlecht ernährt, sondern hinsichtlich bestimmter Nährstoffgruppen tatsächlich **unterernährt**. Und diese Unterernährung hat ernstliche Konsequenzen für unsere Gesundheit.

Sie finden in diesem Buch keine unbekannten Rezepte oder ausgefallenen Nahrungsmittelkombinationen. Wir bieten Ihnen die Möglichkeit, die Qualitäten und Nachteile Ihrer alltäglichen Nahrungsmittel kennenzulernen und zu erfahren, warum und auf welche Weise Sie bestimmte Wirkungen verstärken und andere verringern sollten, um in Abhängigkeit von Ihrer individuellen Situation die für **Sie** optimale Ernährungsweise zu finden.

Sie erfahren hier auch, wie Sie notwendige Substanzen wieder in Ihre Ernährung aufnehmen können, die aufgrund unserer heutigen Ernährungsgewohnheiten ohne jeden objektiven Grund unüberlegt aufgegeben wurden. Auf diese Weise werden Mangelzustände verursacht, die den Organismus schwächen und zahlreiche, zum Teil chronische Krankheiten auslösen.

Für jeden gibt es eine optimale Ernährung

Die in diesem Buch enthaltenen Ratschläge werden es Ihnen ermöglichen, sich wieder objektiv dessen bewußt zu werden, was Sie essen, um Ihr Lebenskapital zu optimieren und gesundheitliche Probleme zum Teil selbst beheben zu können.

Selbstverständlich **müssen** Sie Ihren Arzt aufsuchen und seinen Ratschlägen und Verordnungen Folge leisten, wenn Sie erschöpft oder krank sind. Dieses Buch soll nicht die Medizin ersetzen, die ihre

Wirksamkeit täglich unter Beweis stellt. Es geht vielmehr darum, die Qualität Ihrer Ernährung zu verbessern, so daß Ihr Körper optimal darauf reagiert.

Die Erweiterung der wissenschaftlichen Erkenntnisse auf dem Ernährungssektor ermöglicht es heute, für jeden einzelnen die ausgeglichenste, gesündeste und effektivste Ernährungsweise zu definieren.

Lernen wir also, besser und so gut wie möglich zu essen. Geben wir dem Wort „Nahrung" seine ursprüngliche und wahre Bedeutung zurück.

Denn, und dies ist sehr wichtig zu wissen, es ist nie zu spät, um seine Ernährung zu optimieren.

Eine ausgewogene Ernährung kann in vielen Fällen die Fehler der Vergangenheit ausmerzen und es dem Körper ermöglichen, zu einer besseren Verfassung zurückzufinden oder sogar zu genesen.

Ärzte, die sich voller Leidenschaft mit dem Einfluß unserer täglichen Nahrung auf Krankheiten beschäftigen, überraschen in regelmäßigen Abständen mit verblüffenden Beispielen spektakulärer Heilungserfolge, die sich lediglich auf eine Änderung der Ernährungsweise zurückführen lassen.

Die Rückkehr zu einer optimalen Ernährung kann in vielen Fällen genügen, um den Organismus zu entgiften und ihm die Möglichkeit zu geben, sich erfolgreich gegen Krankheiten zu wehren. Aber auch bei Ermüdungserscheinungen des Gehirns, Streß und psychischen Problemen wurden bereits verblüffende Ergebnisse erzielt. Auch das Gehirn bezieht seine Bausteine aus der Nahrung.

Einige Hinweise zum besseren Verständnis

Im folgenden Kapitel erfahren Sie, woraus genau die verschiedenen Rohstoffe bestehen, mit Hilfe derer der menschliche Körper sich entwickelt, kontinuierlich erneuert und verteidigt.

Dieser erste Schritt, in dem die Funktionsweise des Körpers richtig verstanden werden muß, mag ein wenig lästig sein. Doch er ermöglicht es Ihnen, sich mit den einfachen, aber lebenswichtigen Regeln für eine bessere Versorgung Ihres Organismus vertraut zu machen.

Die richtige Ernährung ist in der Tat der beste Weg, um seinen Körper in den Griff zu bekommen und so den Kampf um seine Gesundheit zu gewinnen; und dies ist bestimmt eine kleine, kurzfristige Anstrengung wert.

TEIL 1

DIE VERSCHIEDENEN BESTANDTEILE DER NAHRUNGSMITTEL UND IHRE BEDEUTUNG

Jedes Nahrungsmittel besteht aus mehreren chemischen Komponenten, die die Wissenschaftler in sechs verschiedene Gruppen eingeteilt haben:

- Proteine (Eiweiße)
- Lipide (Fette)
- Kohlenhydrate (Zucker, Stärke, Zellulose)
- Vitamine
- Mineralstoffe und Spurenelemente
- Wasser

Proteine sollten 10 bis 15 %, Lipide 30 bis 35 % und Kohlenhydrate 50 bis 55 % der täglichen Kalorienzufuhr ausmachen.

PROTEINE (EIWEISSE)

Proteine sind die Grundbausteine unseres Organismus. Gewöhnlich werden sie mit den Ziegeln oder Steinen eines Hauses verglichen. Es gibt jedoch einen wichtigen Unterschied: Sie werden ständig verbraucht und müssen ununterbrochen durch die Zufuhr weiterer Proteine ersetzt werden. Die Aufnahme von Proteinen ist also lebenswichtig. Sie gehören zu den unentbehrlichen Rohstoffen, ohne die weder das Wachstum noch die Regeneration der Zellen möglich sind.

Sie können beispielsweise sehen, wie Ihre Haut sich schuppt, Ihre Haare ausfallen und nachwachsen. Genauso verhält es sich mit allen Zellen unseres Organismus: Sie müssen sich regenerieren.

Proteine sind zudem Bestandteil der Nukleinsäuren, die die Fortpflanzung des Menschen ermöglichen. Sie bilden die Basis insbesondere der im Verdauungssaft enthaltenen Enzyme. Dies verdeutlicht, welch entscheidende Rolle Proteine in unserer inneren Maschinerie spielen.

Welche Nahrungsmittel enthalten Proteine?

Den höchsten Proteingehalt haben:

- Fleisch
- Fisch, Krusten- und Schalentiere
- Eier
- Milchprodukte

Viel zu wenig bekannt ist, daß auch folgende Nahrungsmittel proteinreich sind:

- Samen und Ölfrüchte (Walnüsse, Haselnüsse, Mandeln, Pinienkerne, Pistazien, Erdnüsse usw.)
- Hülsenfrüchte (grüne Bohnen, Erbsen, dicke Bohnen, Linsen, Sojabohnen usw.)
- Algen

Viele andere Nahrungsmittel enthalten Proteine in wesentlich geringeren Mengen:

- Obst und Gemüse
- Getreide und Getreideprodukte (Vollkornbrot, Teigwaren, Reis usw.)

Die wichtige Rolle der Aminosäuren

Während des Verdauungsprozesses werden die Eiweißstoffe in einfachere Substanzen zerlegt: die Aminosäuren.

Die Umwandlung beginnt im Magen und wird im Zwölffinger-, Dünn- und Dickdarm fortgesetzt. Die bei diesem chemischen Prozeß entstehenden Aminosäuren werden über die Darmwand in Blut und Lymphe aufgenommen, die sie zu den Zellen transportieren.

Jede Zelle bildet mit Hilfe der Aminosäuren neue lebensfähige Proteine, deren Struktur und Zusammensetzung entsprechend der Funktion der Organe, in denen sie hergestellt werden, variiert.

Acht dieser Aminosäuren müssen dem Körper unbedingt mit der Nahrung zugeführt werden, da der menschliche Organismus nicht fähig ist, sie selbst herzustellen. Es handelt sich dabei um Valin, Threonin, Leucin, Isoleucin, Methionin, Phenylalanin, Lysin und Tryptophan.

Die Zufuhr dieser Aminosäuren ist von grundlegender Bedeutung, denn das Fehlen einer einzigen von ihnen kann die Assimilation der anderen unmöglich machen oder erheblich verschlechtern.

Mit Ausnahme von Eiern enthalten die meisten Nahrungsmittel jedoch nicht alle Aminosäuren, sondern nur eine oder einzelne von ihnen. Das Fehlen oder die zu geringe Menge der anderen Aminosäuren kann die Assimilation der vorhandenen behindern.

So beinhalten zum Beispiel Fleisch und Kuhmilch kein Cystein und Methionin, Fisch kein Tryptophan. Die Ausgewogenheit und Vielseitigkeit der Ernährung sind also grundlegende Voraussetzung für die Versorgung des Körpers mit der richtigen Menge aller notwendigen Nährstoffe!

Bereits diese ersten Informationen führen Ihnen die außergewöhnliche Bedeutung einer ausgewogenen Ernährung und ihren Einfluß auf unsere Gesundheit deutlich vor Augen.

Heute weiß man zum Beispiel, daß ein Mangel an Tryptophan zu Schlafstörungen führen kann. Wenn Sie schlecht schlafen und hauptsächlich Fisch, aber sehr wenig Milchprodukte und Fleisch zu sich nehmen (dies ist immer häufiger der Fall, vor allem bei Frauen, die vom Gedanken an ihr Gewicht beherrscht werden), ist es offensichtlich, daß Sie zu einem guten Schlaf zurückfinden können, indem Sie den entstandenen Mangel mit Hilfe einer entsprechenden Änderung Ihrer Ernährung beheben.

Es ist ebenfalls einleuchtend, daß bestimmte Umstände die Aufnahme größerer Mengen Aminosäuren erforderlich machen, weil sich die Zellen schnell erneuern müssen. Dies ist der Fall bei Kindern, schwangeren und stillenden Frauen sowie bei Kranken und Rekonvaleszenten.

Welche Mengen brauchen Sie täglich?

Proteine sollten 15 % unserer täglichen Nahrung ausmachen.

Die in der Regel empfohlene Tagesdosis beträgt ein Gramm Proteine je Kilogramm Körpergewicht. Ein Mann von 80 kg benötigt also 80 g, während der Bedarf einer Frau von 60 kg bei 60 g liegt.

Tierische Proteine je 100 Gramm

Fleisch
- Pferd: 21 g
- Rind: 17 bis 20 g
- Kalb: 19 g
- Hammel: 15 bis 18 g
- Schwein: 15 bis 17 g

Wurstwaren
- Salami: 25 g
- Blutwurst: 24 g
- Gekochter Schinken: 20 g
- Roher Schinken: 15 g
- Pastete: 14 g
- Gänseleber: 12 g

Geflügel
- Hühnchen: 20 g

Eier
- 1 Ei: 6 g
- 1 Eiweiß: 4,5 g
- 1 Eigelb: 1,5 g

Fisch: 16 bis 27 g

Käse
- Edamer: 35 g
- Reblochon: 35 g
- Comté: 35 g
- Greyerzer: 35 g
- Brie: 18 bis 25 g
- Camembert: 18 bis 25 g
- Münsterkäse: 18 bis 25 g
- Livarot: 18 bis 25 g
- Quark: 9 g

Bei Heranwachsenden oder Sportlern kann der Tagesbedarf auf 1,5 oder sogar 2 g je Kilogramm Körpergewicht ansteigen.

Damit Sie diese Angaben in konkreten Zusammenhang mit Ihrer Ernährung bringen können, sollten Sie wissen, daß zum Beispiel 100 g Fleisch 15 bis 20 g Proteine liefern.

Ca. 20 g Proteine sind außerdem enthalten in:
- 100 g Fisch
- 3 Eiern
- 0,5 Liter Milch
- 60 g Käse

Wie bereits erwähnt, enthalten Gemüse, Getreide, Ölfrüchte und Algen ebenfalls Proteine. Diese werden von den Wissenschaftlern als pflanzliche Proteine bezeichnet und haben nicht denselben biologischen Wert wie Proteine tierischer Herkunft.

Die in Getreide enthaltenen Proteine sind leicht assimilierbar, haben jedoch den Nachteil, daß sie nicht alle Aminosäuren liefern. Insbesondere fehlen ihnen Isoleucin und Lysin. Dieser Mangel kann jedoch einfach kompensiert werden, wenn mit dem Getreide (bei derselben Mahlzeit) stärkehaltige Nahrungsmittel gegessen werden, die ausreichende Mengen dieser Aminosäuren enthalten, wie zum Beispiel weiße oder dicke Bohnen, Linsen, Erbsen, Sojabohnen oder aber einige Lebensmittel tierischer Herkunft, wie Milchprodukte oder Eier.

Der tägliche Mindestbedarf einer durchschnittlich aktiven Frau von 60 kg beträgt 45 Gramm Proteine. Er wird gedeckt durch eine Portion mageres Fleisch, Geflügel oder Fisch (20 g), ein Glas Milch (9 g), eine mittlere Scheibe Käse (8 g), ein Ei (6 g) und ein Stück Brot (2 g). Die restliche Nahrung kann aus frischem Gemüse, Salaten oder Obst bestehen. Das Fleisch kann von Zeit zu Zeit auch durch Vollkornprodukte ersetzt werden, die mit stärkehaltigen Nahrungsmitteln kombiniert werden.

Im letzten Jahrhundert wurden in den Industriestaaten dreimal mehr pflanzliche als tierische Proteine verzehrt. Heute ist das Verhältnis genau umgekehrt.

Jüngste Forschungen haben jedoch gezeigt, daß die optimale Versorgung durch 50 % tierische und 50 % pflanzliche Proteine gewährleistet ist. Es ist also sehr wichtig, wieder Hülsenfrüchte (Linsen, weiße Bohnen usw.) und nicht raffinierte Getreideprodukte wie Vollkornbrot oder Naturreis in den Speiseplan aufzunehmen.

Pflanzliche Proteine je 100 Gramm

Sojabohnen: 35 g
Weizenkeime: 26 g
Erdnüsse, geröstet: 25 g
Spirulina (Alge): 25 g
Weiße Bohnen, gekeimt: 21 g
Mandeln: 19 g
Kakaopulver: 17 g
Haferflocken: 14 g
Roggen: 13 g
Vollkornweizen: 12 g
Gerste: 11 g
Walnüsse: 10 g
Mais: 9 g
Vollkornbrot: 9 g
Vollkornteigwaren: 8,5 g
Brennesseln (Suppe): 8 g
Kastanien: 8 g
Kichererbsen, gekocht: 8 g
Linsen, gekocht: 8 g
Rote Bohnen, gekocht: 8 g
Weiße Bohnen, gekocht: 8 g
Zartbitterschokolade: 6 g
Weizengrieß: 5 g
Puffmais: 3,5 g
Weiße Teigwaren: 3 g
Mais aus der Dose: 2,5 g
Naturreis, gekocht: 2,5 g
Weißbrot: 2,5 g
Kartoffeln, gekocht: 2 g

Doch auch hier muß das richtige Maß gehalten werden. Reis und Weizenmehl enthalten kein Lysin; in Maismehl fehlen Tryptophan und Lysin; weiße Bohnen beinhalten kein Cystein und Methionin; Sojabohnen, Erbsen und Erdnüsse liefern kein Methionin. Einmal mehr gilt also: Abwechslung ist der einzige Weg zu einer perfekt ausgewogenen Ernährung!

Der Sonderfall Carnitin

Carnitin ist ein einzigartiges Derivat der Aminosäuren, da dieser vitaminähnliche Wirkstoff im Organismus eine ganz spezielle Aufgabe erfüllt.

Carnitin wird in Leber und Niere hergestellt. Durch das Blut wird es zu den Zellen transportiert. Es dringt in das Innere der Zellen, insbesondere der Muskelzellen ein, die bis zu vierzigmal mehr Carnitin enthalten als alle anderen. Es hat die Aufgabe, die Energieproduktion durch Fettverbrennung zu fördern.

Ohne Carnitin können die Muskeln kein Fett verbrennen – die Folge ist Müdigkeit, Kälteempfindlichkeit und Gewichtszunahme.

Mögliche Folgen eines Proteinmangels

Ein Mangel an proteinreichen Nahrungsmitteln kann langfristig folgende Auswirkungen haben:

- Gewichtsverlust. Dabei wird allerdings nicht Fett, sondern Muskelmasse abgebaut. Darum sind Diäten, die ausschließlich aus Obst oder Gemüse bestehen, zu Beginn augenscheinlich äußerst wirksam, für die Gesundheit jedoch sehr gefährlich. Denn der Muskelschwund betrifft alle Muskeln, unter anderem auch den wichtigsten: das Herz! So erlitten junge Frauen, die sich ohne medizinische Betreuung einer drastischen Diät unterzogen, einen Herzinfarkt. Dies ist der Beweis dafür, daß niemals herumexperimentiert werden sollte, ohne die tatsächlichen Auswirkungen der Vernachlässigung eines für den Körper unerläßlichen Nährstoffes zu kennen.
- Müdigkeit oder Asthenie, hervorgerufen durch eine Schwächung des gesamten Organismus.
- Verdauungsbeschwerden, da Aminosäuren, wie bereits erwähnt, eine grundlegende Rolle bei der Magensaftproduktion spielen.
- Konzentrations- und Gedächtnisprobleme, da Aminosäuren un-

erläßlich für die Bildung der Gehirnzellen sind. Es ist erwiesen, daß ein Mangel an Aminosäuren beim Fötus aufgrund einer Unterernährung der Mutter oder des Säuglings während der ersten Lebensmonate zu einer irreparablen, mehr oder weniger schweren geistigen Unterentwicklung führen kann.

Ältere Menschen

Bei dieser Personengruppe ist die Fähigkeit zur Bildung von Proteinen eingeschränkt. Das bedeutet, daß ältere Menschen mehr Proteine zu sich nehmen müssen, um einem Mangel vorzubeugen. Ihr Bedarf an mit der Nahrung aufzunehmenden Aminosäuren ist dreimal höher als bei jüngeren Menschen.

Viele essen jedoch mit fortschreitendem Alter immer weniger Fleisch. Dafür gibt es mehrere Gründe: Ältere Menschen finden immer weniger Geschmack an Fleisch. Zudem wird es für sie aufgrund des Verlustes ihrer Zähne oft schwierig, das Fleisch richtig zu kauen. Und schließlich erlaubt es ihr geringeres Einkommen vielen nicht mehr, dieses immer noch relativ teure Nahrungsmittel in ausreichender Menge zu kaufen.

Dazu kommt hinzu, daß ältere Menschen oft kein Interesse mehr am Kochen haben, so wie sie sich immer weniger für das Leben selbst interessieren. Sie leiden unter Appetitlosigkeit und sind depressiv. Daher nehmen sie häufig zu wenig Proteine zu sich.

Diese Unterernährung schwächt das Immunsystem, und der Organismus wird anfälliger für Infektionen. Forschungen haben bewiesen, daß das Risiko einer Infektion, gegen die der Körper machtlos ist, bei älteren Menschen auf das Dreifache ansteigt. Daher können an und für sich selbst harmlose Krankheiten, wie zum Beispiel eine Grippe, verheerende Auswirkungen haben.

Auch mehr oder weniger medizinisch ausgerichtete öffentliche Einrichtungen haben die wichtige Rolle der Ernährung immer noch nicht wirklich verstanden. Jüngste Statistiken zeigen, daß in Altersheimen über 50 %, in Pflegeheimen gar über 70 % der Bewohner an Proteinmangel leiden. Alte Menschen, die noch zu Hause wohnen, sind davon wesentlich seltener betroffen. Das liegt sicher auch daran, daß ihnen ihre eigene Küche besser schmeckt oder sie einen Mangel instinktiv besser kompensieren.

Bis vor kurzem basierten die Empfehlungen für ältere Menschen auf Schlußfolgerungen, die aus Forschungen an jüngeren Erwachsenen gezogen wurden. Diese ergaben einen täglichen Proteinbedarf von 0,6 g je Kilogramm Körpergewicht. Mit Hilfe der diagnostischen Verfahren der Nuklearmedizin konnte der Proteinstoffwechsel älterer Menschen präziser analysiert werden. Es wurde festgestellt, daß die Verwertung von Aminosäuren oft durch die verminderte Zufuhr von Kalorien verschlechtert wird. Der tägliche Bedarf sollte also vorzugsweise bei einem Gramm je Kilogramm Körpergewicht festgelegt werden.

Darüber hinaus muß auf zwei Fakten hingewiesen werden:

- Der Bedarf an Aminosäuren steigt infolge der in höherem Alter so häufigen verschiedenen Infektionen und Belastungen, insbesondere durch Erkrankungen des Magen-Darm-Traktes, die die Verwertung von Proteinen im Zuge der Verdauung vermindern.
- Die genannten Werte bezeichnen nur den minimalen, nicht aber den optimalen Bedarf, der eine gute Gesundheit und ein langes Leben ermöglicht. Zur Feststellung des optimalen Bedarfs gibt es vielversprechende Tests zur Analyse der zellvermittelten Immunität. Dillon und Debry erzielten bei älteren Personen mit Proteinmangel eine signifikante Verbesserung dieser Parameter durch die Verabreichung zusätzlicher Milcheiweiße (15 g täglich). Die Reaktivität der Lymphozyten wird in Zukunft vielleicht ein guter Indikator für den Proteinstatus bei älteren Menschen sein und die Ermittlung ihres optimalen Bedarfs ermöglichen.

Proteinlieferanten

Fleisch ist sicherlich einer der wichtigsten Proteinlieferanten. Es enthält außerdem Eisen, bestimmte Vitamine (insbesondere des B-Komplexes) und eine essentielle Fettsäure (Arachidonsäure). Es gehört unbedingt auf den Speiseplan älterer Menschen, muß aber nicht zu jeder Mahlzeit gegessen werden.

Tierische Proteine sind auch in anderen Nahrungsmitteln enthalten, zum Beispiel in Fisch, Eiern und Milchprodukten. Sie liefern Eiweiß mit demselben Nährwert und sind meist billiger als Fleisch.

Auch pflanzliche Proteine (Hülsenfrüchte und Getreideprodukte) sind wichtig; sie haben jedoch einen niedrigeren Nährwert. Um diesen zu erhöhen, müssen Getreideprodukte und Hülsenfrüchte in einer Mahlzeit gemeinsam oder in Kombination mit tierischen Proteinen verzehrt werden.

Sie nehmen zu viele tierische und zu wenig pflanzliche Proteine zu sich

Diese Feststellung trifft sehr häufig auf Menschen zu, die zweimal täglich Fleisch essen, Hülsenfrüchte jedoch völlig außer acht lassen.

Bei einer Ernährung mit zuviel Fleisch, Fisch, Eiern und Käse werden das Blut und damit auch die Zellen durch zu viele Giftstoffe belastet, die in den Proteinen enthalten sind, wie zum Beispiel Purine oder Harnsäure. Leber und Niere, die diese große Menge an Giftstoffen ausscheiden müssen, werden langfristig mehr und mehr überfordert und schließlich in ihrer Funktion beeinträchtigt. Blut und Zellen werden nach und nach vergiftet, da die für die Ausscheidung der Giftstoffe zuständigen Organe nicht mehr einwandfrei arbeiten. Der gesamte Organismus wird verunreinigt und droht zu versagen.

Im Laufe der Zeit führt diese Vergiftung zu wachsendem Unwohlsein und schließlich zu Erkrankungen wie Nierenproblemen, Leberbeschwerden, Arthritis und Herz-Gefäß-Erkrankungen.

Es ist offensichtlich, daß bei all diesen Erkrankungen eine Ernährung mit wesentlich weniger tierischen Proteinen ein besseres Funktionieren von Leber und Niere bewirken kann. Eine ausgewogene Ernährung spielt hier eine maßgebliche Rolle und kann vor Erkrankungen dieser wichtigen Organe schützen.

Zudem belegen einige epidemiologische Studien, daß der Verzehr von zuviel Fleisch das Risiko erhöht, an Grimmdarmkrebs zu erkranken.

KOHLENHYDRATE (ZUCKERSTOFFE)

Kohlenhydrate bilden einen weiteren Rohstoff, der für das einwandfreie Funktionieren des Organismus notwendig ist. Bei der Verdauung kohlenhydrathaltiger Nahrung entsteht Glukose (Blutzucker). Diese wird an das Blut abgegeben und dient als Energielieferant.

Sie wird in Leber und Muskeln gespeichert und bildet so die Energiereserve des Körpers.

Gehirn und Muskeln benötigen viel Glukose. Diese Substanz ist so lebenswichtig, daß der Organismus bei Glukosemangel aus Protein- und Fettreserven seine eigene Glukose bilden kann, so daß die Versorgung des Gehirns stets sichergestellt ist.

Die Natur hat es so eingerichtet, daß der menschliche Organismus Insulin produziert, ein Hormon, das für einen konstanten Blutzuckerspiegel sorgt. Es beeinflußt zudem den Stoffwechsel und fördert die Fettspeicherung, so daß, was immer auch geschieht, stets Notreserven vorhanden sind!

Kohlenhydrate sind also unentbehrlich für das Funktionieren des menschlichen Organismus. Sie sind Grundlage für jede seiner Leistungen und stellen den einzigen nutzbaren Treibstoff für das Gehirn dar.

Welche Nahrungsmittel enthalten Kohlenhydrate?

Nicht alle Kohlenhydrate sind von gleicher Qualität und Leistungsfähigkeit. Sie kommen zum einen als **Monosaccharide** (Einfachzucker) vor, die beispielsweise in folgenden Nahrungsmitteln enthalten sind:

- Haushaltszucker
- Honig
- Marmelade
- Schokolade
- Trockenobst
- Süßwaren
- Gebäck, Keksen
- Cornflakes und Popcorn
- gezuckerten Getränken
- Sirup

Monosaccharide gehen sehr schnell ins Blut über. Ihr Konsum ist in den letzten Jahren stark angestiegen. Während vor 100 Jahren der durchschnittliche jährliche Verzehr pro Kopf bei 0,6 kg lag, beträgt er heute 35 kg!

Benötigt der Organismus Energie, greift er zunächst auf die Monosaccharide zurück. Erst dann verbrennt er Fett.

Ein zu hoher Konsum von Monosacchariden führt zu Fettspeicherung und kann so eine übermäßige Gewichtszunahme verursachen.

Polysaccharide (Mehrfachzucker) oder **komplexe Kohlenhydrate** sind enthalten in:

- stärkehaltigen Nahrungsmitteln: Kastanien, Kartoffeln, Topinambur usw.

- Getreide: Weizen, Gerste, Hafer, Reis, Roggen, Mais usw.
- Hülsenfrüchten: Erbsen, dicken Bohnen, Linsen, grünen Bohnen usw.
- Obst

Komplexe Kohlenhydrate liegen außerdem als Zellulose vor, die die Zellwände von Obst und Gemüse bildet und ebenfalls in der äußeren Umhüllung von Getreide enthalten ist.

Da sie sehr viel langsamer verdaut werden als Monosaccharide, liefern komplexe Kohlenhydrate den ganzen Tag über Energie.

Eine unzureichende Versorgung des Organismus mit Kohlenhydraten führt zu Energiemangel und Überbeanspruchung von Leber und Niere! Daher sind Polysaccharide Monosacchariden vorzuziehen: Sie werden leicht freigesetzt und verbrannt, um die für den Energiebedarf des Organismus notwendigen Kalorien zu gewinnen.

Darüber hinaus enthalten zum Beispiel Teigwaren Stärke, einen Mehrfachzucker, der erst nach längerer Zeit ins Blut gelangt und daher den Blutzuckerspiegel nicht abrupt anhebt.

Auch hier zeigt sich, wie ausgefeilt das System unseres Organismus ist: Ein plötzlicher Anstieg des Blutzuckerspiegels löst eine massive Freisetzung von Insulin aus, welches die vorübergehende Hyperglykämie mindert und überschüssige Kohlenhydrate in Form von Fett speichert.

Wenn Sie Gebäck, zuckerhaltige Getränke oder Alkohol zu sich nehmen, wird also vermehrt Insulin ausgeschieden, das den Blutzuckerspiegel sofort wieder senkt. Aufgrund des nun ablaufenden Vorgangs, von Fachleuten als „Trilogie“ bezeichnet, bekommen Sie sehr bald wieder Hunger: Hyperglykämie – Abgabe von Insulin – Hypoglykämie.

So verspüren Sie bereits nach kurzer Zeit wieder Appetit auf Zucker! Und damit ist die Voraussetzung gegeben, daß Sie zuviel davon konsumieren!

Wie viele Kohlenhydrate sollten dem Körper täglich zugeführt werden?

Einfache und komplexe Kohlenhydrate sollten 50 bis 55 % der gesamten täglichen Kalorienzufuhr ausmachen. Ernährungsfachleute präzisieren jedoch, daß der Anteil an Einfachzucker 10 % der täglichen Energiezufuhr nicht überschreiten darf.

Vernünftig ist der Verzehr von 50 g Einfachzucker täglich.

Eine Orange enthält 10 g, ein Apfel 18 g. 100 g Bonbons liefern jedoch bereits 90 g Zucker, die gleiche Menge Honig 75 g und Speiseeis 25 g.

Nicht zu vergessen ist der sogenannte versteckte Zucker, der in Keksen und anderen industriell hergestellten Lebensmitteln wie Konserven, Schinken oder Mayonnaise enthalten ist!

Mehrfachzucker:
20 g Kohlenhydrate = 40 g Brot oder 100 g Kartoffeln oder 100 g gekochte Hülsenfrüchte oder 100 g gekochte Teigwaren oder 100 g gekochter Reis oder 130 g grüne Erbsen.

Einfachzucker:
20 g Kohlenhydrate = 1 mittelgroße Frucht (150 g) oder 100 g Bananen oder Trauben oder 400 g Milch.

Was ist von Süßstoffen zu halten?

Süßstoffe werden häufig als die ideale Lösung präsentiert. Diese Darstellung muß jedoch stark eingeschränkt werden. Die Angabe „ohne Zucker" auf der Verpackung von Lebensmitteln bedeutet lediglich „ohne Saccharose" – das Produkt kann jedoch andere Zuckerarten enthalten!

Produkte mit verringertem Zuckeranteil (Schokolade, Kekse, Marmelade, Getränke usw.) enthalten Fruktose, Sorbit, Mannit oder eine Mischung aus all diesen Zuckerarten, eventuell ergänzt durch einen synthetischen Süßstoff.

Man muß sich also dessen bewußt sein, daß sie Einfachzucker enthalten.

Fruktose ist Fruchtzucker, von dem 1 Gramm 4 Kalorien enthält. Sie hat eine stärkere Süßkraft als Saccharose; es wird also weniger Fruktose benötigt, um den gleichen Geschmack zu erzielen. Darum wird Fruchtzucker in vielen diätetischen Nahrungsmitteln mit verringertem Zuckeranteil verwendet, insbesondere in Marmelade, Keksen und Schokolade.

Es können zwei Arten von Süßstoffen unterschieden werden:

– körpergebende Süßstoffe: Dies sind Zuckeralkohole (Sorbit, Mannit, Maltit, Xylit, Polyol usw.). Sie enthalten zwei bis vier Kalorien pro Gramm und können Erkrankungen des Magen-

Darm-Traktes verursachen. Diese Süßstoffe werden häufig diätetischen Lebensmitteln mit verringertem Zuckergehalt zugesetzt.

- synthetische Süßstoffe (Intensivsüßstoffe): Dies sind chemische Substanzen mit sehr hoher Süßkraft und ohne Kalorien. Sie sind in Form von Tabletten, Pulver oder Flüssigkeit erhältlich. Einige von ihnen dürfen nicht gekocht werden, da dadurch ihre Süßkraft verringert und häufig ein bitterer Geschmack entsteht. In kleinen Mengen können sie gefahrlos verzehrt werden.

Mögliche Folgen eines Kohlenhydratüberschusses

Der Verzehr von zuviel Einfachzucker verursacht einen sofortigen Anstieg des Blutzuckerspiegels (Hyperglykämie). Dieser ruft die Ausschüttung von Insulin hervor, die ihrerseits zu einer drastischen Abnahme des Blutzuckerspiegels (Hypoglykämie) und Appetit auf Zucker führt. Es entsteht also ein Teufelskreis, der durch die übermäßige Speicherung von Fett verschlimmert wird. Ein Übermaß an Fettreserven hat der Gesundheit wenig zuträgliche Folgen: Übergewicht und schließlich Fettleibigkeit. Entsteht Fettleibigkeit bereits im Kindesalter, ist sie außerordentlich schwer zu beheben.

Zudem fördert Fettleibigkeit die Entstehung von insulinunabhängigem Diabetes sowie von Erkrankungen der Herzkranzgefäße.

Dafür gibt es zwei Ursachen:

- Hyperinsulinismus verdickt das Blut und fördert so die Entstehung von Blutgerinnseln, die die Gefäße verstopfen können.
- Werden zu viele Fette, insbesondere Triglyzeride, gespeichert, lagern sich diese in den Arterien ab, verursachen deren Verengung und fördern die Entstehung von Thrombosen.

Darüber hinaus führt Fettleibigkeit zu einem Anstieg des Cholesterinspiegels, was ebenfalls zur Schädigung der Blutgefäße beiträgt.

Ein übermäßiger Zuckerkonsum verstärkt den Gärungsprozeß im Darm und fördert so die Entstehung von Lebensmittelallergien.

Laut Professor Albert-François Creff, einem französischen Ernährungsspezialisten, kann ein Zuckerüberschuß auch die Entstehung von Rektum- und Grimmdarmkrebs fördern.

Zudem verursacht zuviel Zucker einen Chrommangel, der zu Diabetes führen kann. Zur Verwertung von Zucker benötigt der Organismus Chrom und Vitamin B1 (Thiamin). Ein durch einen zu hohen

Zuckerkonsum hervorgerufener Vitamin-B1-Mangel führt zu folgenden Beschwerden:

- Müdigkeit
- verminderter geistiger Aktivität
- Reizbarkeit
- Gedächtnisproblemen
- Muskelschwäche
- Depressionen

Eine besser bekannte Folgeerscheinung des Verzehrs von zuviel Zucker ist die Entstehung von Karies. Dabei geht es nicht nur um Bonbons und Limonade – Brot, Kartoffeln (insbesondere Pommes frites), Bananen und Weintrauben haben dieselbe Wirkung.

Mögliche Folgen eines Kohlenhydratmangels

Der völlige Verzicht auf Einfach- und Mehrfachzucker, zum Beispiel während einer Schlankheitskur, ist ebenso schädlich wie die Aufnahme von zuviel Zucker.

Kohlenhydrate sind ein unentbehrlicher Energielieferant. Ein Mangel kann daher körperliche Erschöpfung sowie eine Schwächung der Abwehrkräfte verursachen, die sehr bald zu einer erhöhten Anfälligkeit für bakterielle und virale Infektionen führt.

Der Organismus ist gezwungen, ununterbrochen auf seine Fettreserven zurückzugreifen, um die benötigte Glukose selbst herzustellen, und befindet sich in einem Zustand ständiger Überlastung und Erschöpfung. Leber und Niere werden ganz besonders beansprucht und demnach auch geschwächt. Bereits nach kurzer Zeit kommt es zu Ermüdungserscheinungen des Gehirns.

Weitere mögliche Folgen eines Kohlenhydratmangels sind:

- Alpträume
- Ängste, Phobien
- asoziales Verhalten
- Benommenheit
- Depressionen
- Erschöpfung
- Gedächtnisprobleme
- Gefühllosigkeit in den Gliedmaßen
- Konzentrationsprobleme

- Kopfschmerzen
- kurzfristige Bewußtlosigkeit
- Libidostörung, vor allem bei Frauen
- morgendliche Müdigkeit
- Muskelschmerzen
- Nervosität
- Reizbarkeit
- Schlaflosigkeit
- Schläfrigkeit
- Schwächegefühl
- Schwindelanfälle
- ständiges Gähnen
- Steigerung der Libido bei Männern bis hin zu sexueller Aggressivität
- unbewußtes Hungergefühl
- Unentschlossenheit
- Unwohlsein
- Verdauungsbeschwerden
- Wadenkrämpfe
- Weinkrämpfe

Höchstwahrscheinlich werden all jene, die sich unausgewogen ernähren und dabei vollkommen auf Zucker und Stärke verzichten, um abzunehmen oder schlank zu bleiben, in dieser ansehnlichen Liste viele ihrer Beschwerden wiederfinden!

In Fällen extremer Hypoglykämie besteht sogar die Gefahr von Schüttelkrämpfen!

LIPIDE (FETTE)

Lipide sind ebenfalls eine Energiequelle. Sie liefern Energie in konzentrierter Form, insbesondere für die Muskeltätigkeit. Sie sind an der Bildung bestimmter Gewebe beteiligt und dienen als Reserve im Fall eines Protein- oder Kohlenhydratmangels.

Lipide sind darüber hinaus wesentlich an der Struktur der Zellmembranen beteiligt und ermöglichen die Produktion von Hormonen und Prostaglandinen. Sie sind unentbehrlich für den Transport fettlöslicher Vitamine und beugen so möglicherweise bestimmten Krebserkrankungen vor. Zudem schützen sie den Körper vor Kälte.

Damit der Organismus einwandfrei funktionieren kann, muß der tägliche Konsum von Lipiden unter 40 % der gesamten Kalorienzufuhr liegen. Ideal ist also die Aufnahme von etwa 75 g Lipiden täglich. Diese Menge ist folgendermaßen aufzuteilen:

- 25 g gesättigte Fettsäuren
- 25 g einfach ungesättigte Fettsäuren
- 25 g mehrfach ungesättigte Fettsäuren

Um zu vermeiden, daß zu viele Lipide gespeichert werden, ist ihre richtige Dosierung im Rahmen einer ausgewogenen Ernährung erforderlich.

Diese enthält zum einen sichtbare Fette, die zum Würzen verwendet werden, zum anderen Fette, die für bestimmte Arten der Zubereitung, wie zum Beispiel das Fritieren, erforderlich sind, und schließlich sogenannte versteckte Fette, die Bestandteil der Struktur der Nahrungsmittel sind. So enthalten zum Beispiel 100 g Fleisch zwischen 5 und 25 g Lipide, je nachdem, ob es sich um mageres oder fettes Fleisch handelt. Wurstwaren sind besonders trügerisch: 100 g Rillettes (Pastete aus gehacktem Schweine- oder Gänsefleisch) können bis zu 50 g Fett enthalten.

Ein Ei enthält etwa 10 g, ein Spiegelei jedoch bereits 25 g Fett.

Welche Nahrungsmittel enthalten Lipide?

Lipide, ob sichtbar oder versteckt, bestehen aus drei Arten von Fettsäuren:

- gesättigten Fettsäuren
- einfach ungesättigten Fettsäuren
- mehrfach ungesättigten Fettsäuren

Die beiden letztgenannten Fettsäuren kann der Organismus nicht selbst herstellen. Er benötigt sie jedoch zur Bildung von Substanzen, die Bestandteile von Zellen und Nervengewebe sind.

Mit der Nahrung sollten vorzugsweise ungesättigte Fettsäuren aufgenommen werden. Alle Öle bestehen zu 100 % aus Lipiden. Sie unterscheiden sich in ihrem Gehalt an verschiedenen Fettsäuren. Aus diesem Grund sind bestimmte Öle anderen vorzuziehen.

Es ist wissenschaftlich belegt, daß gesättigte Fettsäuren eine Erhöhung des Cholesterinspiegels sowie des Blutdrucks bewirken und so die Entstehung von Herz-Gefäß-Erkrankungen fördern.

Gesättigte Fettsäuren sind enthalten in:
- tierischen Fetten: Butter, Sauerrahm, Speck, Schweineschmalz usw.
- Fleisch, Wurstwaren, Innereien
- Eiern
- Milch und Milchprodukten, Käse
- bestimmten Meeresfrüchten
- Erdnuß- und Kokosnußöl

Einfach ungesättigte Fettsäuren sind enthalten in:
- Oliven- und Rapsöl
- Ölfrüchten (Erdnüssen, Mandeln, Oliven, Avocados usw.)
- Enten- und Gänsefett

Mehrfach ungesättigte Fettsäuren sind enthalten in:
- Sonnenblumen-, Maiskeim- und Traubenkernöl
- (kalorienreduzierter) Margarine aus Sonnenblumen- oder Maiskeimöl
- Fischöl, Fisch und Krustentieren

Es gibt zwei Arten mehrfach ungesättigter Fettsäuren:

1. Zu den mehrfach ungesättigten Fettsäuren *pflanzlicher* Herkunft gehören zwei essentielle Fettsäuren (Linolsäure und Alphalinolensäure), die von unseren Zellen benötigt werden und den Gesamtcholesterinspiegel senken. Sie dienen auch der Hormonproduktion. Ihr hoher Gehalt an den Vitaminen A, D und E ist ein zusätzlicher Gewinn für den menschlichen Organismus.

   Linolsäure ist in Sonnenblumen-, Maiskeim-, Soja- und Erdnußöl enthalten, Alphalinolensäure in Walnuß-, Soja- und Rapsöl.

2. Mehrfach ungesättigte Fettsäuren *tierischer* Herkunft sind in Fisch enthalten. Zu ihnen gehören die Eicosapentaensäure (EPA) und die Docosahexaensäure (DHA), die den Gehalt an Triglyzeriden senken und das Blut verdünnen.

Neueste Forschungen haben gezeigt, daß ungesättigte Fettsäuren den Gesamtcholesteringehalt im Blut reduzieren. Olivenöl senkt zudem nicht nur den Spiegel des schädlichen Cholesterins, es erhöht auch den des nützlichen!

Es gibt in der Tat ein „nützliches Cholesterin“ (HDL), das die Arterien von Fettablagerungen befreit, und ein „schädliches Cholesterin“ (LDL), das sich an den Arterienwänden festsetzt und langfristig Herz-Gefäß-Erkrankungen verursacht.

Die Existenz dieser unterschiedlichen Cholesterinarten wurde entdeckt und bewiesen durch eine vergleichende Untersuchung des Cholesterinspiegels und der Häufigkeit von Herzinfarkten bei zwei Volksgruppen mit völlig unterschiedlichen Ernährungsgewohnheiten: Sowohl die Kreter, die praktisch ausschließlich Olivenöl verwenden, als auch die Bewohner des französischen Departements Gers, die viel Enten- und Gänsefett zu sich nehmen, sterben selten an Herz-Gefäß-Erkrankungen!

Diese Entdeckungen sind sehr wichtig: Jahrelang verlangten die Ärzte von Patienten mit einem zu hohen Cholesterinspiegel den Verzicht auf alle Arten von Fett, in völliger Unkenntnis der Tatsache, daß einige von ihnen den Cholesterinspiegel senken können!

Es ist also sinnvoll, vorzugsweise kaltgepreßte Öle mit ungesättigten Fettsäuren zu verwenden und diese zu variieren (Oliven-, Sonnenblumen-, Raps- und Sojaöl) oder statt Butter und Margarine Gänse- oder Entenfett zu benutzen. Dies bedeutet aber nicht, daß man nur noch ungesättigte Fettsäuren verwenden soll, denn der Organismus benötigt auch gesättigte.

Mögliche Folgen eines Lipidüberschusses

Ein Lipidüberschuß verursacht nicht nur Übergewicht oder Fettleibigkeit, sondern auch einen erhöhten Cholesterinspiegel, Herz-Gefäß-Erkrankungen mit Fettablagerungen in den Arterien (Atheromatose) sowie eine Verdickung des Blutes, die zur Bildung von Blutgerinnseln führt.

Aber auch das Krebsrisiko wird erhöht. Die in der Zeitschrift *Lancet* veröffentlichten Arbeiten von Lea und Waard belegen den Zusammenhang zwischen einem Übermaß an Lipiden und Brustkrebs. Diese Korrelation besteht auch bei Krebserkrankungen des Grimmdarms und Rektums.

Prof. Henri Joyeux schreibt: „Die Sterblichkeitsrate durch Krebs ist bei Personen mit einem Übergewicht von über 40 % des Normalgewichts wesentlich erhöht.“

Mögliche Folgen eines Lipidmangels

Einfach ungesättigte Fettsäuren senken den Gehalt an schädlichem Cholesterin, den Blutzuckerspiegel sowie den Blutdruck. Bei einem

Lipidmangel können diese nützlichen Aufgaben nicht wahrgenommen werden.

Mehrfach ungesättigte Fettsäuren tierischer Herkunft senken außerdem den Gehalt an Triglyzeriden und verdünnen das Blut. Sie verbessern die Sauerstoffaufnahme des Gewebes und senken ebenfalls den Blutdruck. Zwei bis drei Fischmahlzeiten wöchentlich liefern die optimale Dosis zur Erfüllung dieser wichtigen Funktionen.

Ein Linolsäuremangel verursacht unter Umständen:

- Wachstumsstörungen
- Zellanomalien der Haut, der Schleimhäute und der endokrinen Drüsen
- arteriosklerotische Gefäßveränderungen mit dem Risiko von Herz-Gefäß-Erkrankungen

Ein Mangel an Alphalinolensäure kann schwerwiegende Folgen haben:

- Schädigung der Gehirnzellen
- Beeinträchtigung der Netzhaut der Augen
- eingeschränkte Widerstandskraft gegenüber Schadstoffen im allgemeinen und Alkohol im besonderen

Ältere Menschen – ein Sonderfall

Epidemiologische Studien haben eine enge Beziehung zwischen dem Cholesterinspiegel und dem Risiko einer Erkrankung der Herzkranzgefäße bewiesen. Darum wurde der Bevölkerung vorbeugend eine Verringerung des Konsums von Nahrungsmitteln mit einem hohen Gehalt an gesättigten Fettsäuren und Cholesterin empfohlen.

Es ist sicher sinnvoll, einem erhöhten Cholesterinspiegel vorzubeugen, da dieser neben Rauchen, Bewegungsmangel, Streß usw. eine der häufigsten Ursachen für Erkrankungen der Herzkranzgefäße darstellt.

Um eine zweckmäßige Umsetzung dieser Prävention zu gewährleisten, müssen jedoch drei grundlegende Tatsachen berücksichtigt werden:

- Nur ein kleiner Teil der Bevölkerung (10 bis 15 %) leidet unter Störungen des Fettstoffwechsels.
- Was für den Cholesteringehalt im Blut gilt, ist nicht ohne weiteres auf das mit der Nahrung aufgenommene Cholesterin zu übertra-

gen. Der größte Teil (zwei Drittel) des Gesamtcholesterins wird nämlich vom Organismus selbst produziert. Eine vergleichende Untersuchung des Konsums von Cholesterin sowie tierischen Fetten und der Häufigkeit von Herz-Gefäß-Erkrankungen als Todesursache hat ergeben, daß hier überhaupt kein Zusammenhang besteht.

- Die Reaktion des Cholesterinspiegels auf eine Änderung der Ernährung ist individuell sehr unterschiedlich: Sie reicht von einem mehr oder weniger starken Absinken des Cholesterinspiegels bei den einen bis zu praktisch gar keiner Veränderung bei anderen. Dies gilt für cholesterinarme Diäten und in geringerem Maße für eine Ernährung, bei der gesättigte Fettsäuren teilweise durch ungesättigte Fette ersetzt werden. Durchschnittlich ermöglicht eine cholesterinarme Diät lediglich ein Absinken des Cholesterinspiegels um 10 %.

Bei älteren Menschen müssen zudem folgende Faktoren berücksichtigt werden:

- Die Bedeutung des Cholesterinspiegels als Risikofaktor ist mit steigendem Alter immer weniger eindeutig. Ab 60 Jahren liegt sie praktisch bei Null. Es gibt auch keinen Beweis dafür, daß eine Änderung der Ernährungsweise, insbesondere bei ältere Menschen, der Entstehung von Erkrankungen der Herzkranzgefäße entgegenwirkt.
- Der Alterungsprozeß geht mit Veränderungen des Stoffwechsels essentieller Fettsäuren einher. Um einem Mangel vorzubeugen, der zu einer vermehrten Bildung von Plaques führen kann, ist eine abwechslungsreiche Ernährung erforderlich, die dem Körper nicht nur Linolsäure (Sonnenblumen-, Maiskeim- und Erdnußöl) liefert, sondern auch Linolensäure (Raps- und Sojaöl, Butter), Arachidonsäure (rotes Fleisch, Leber, Eier) und Eicosapentaensäure (fetter und magerer Fisch).

Es ist fraglich, ob es sinnvoll ist, Patienten ab dem 60. Lebensjahr eine Diät mit weniger gesättigten Fettsäuren und Cholesterin zu empfehlen. Schränkt man den Konsum von Eiern, Milchprodukten und Butter ein, vernachlässigt man die große Bedeutung dieser Nahrungsmittel als Nährstofflieferanten, also ihren hohen Gehalt an Eiweiß, Calcium sowie Linolen- und Arachidonsäure.

BALLASTSTOFFE

Wie bereits erwähnt, werden heutzutage viel weniger pflanzliche Nahrungsmittel wie Getreide, Kartoffeln und Hülsenfrüchte gegessen und statt dessen Fleisch, Milchprodukte und industriell verarbeitete Lebensmittel mit schnell verwertbaren Monosacchariden bevorzugt.

Jüngste Studien belegen jedoch, daß Ballaststoffe, die vor allem in der Hülle von Hülsenfrüchten und Getreide sowie in der Zellulose von Frischgemüse, Salaten, dem Pektin von Obst und der zum Beispiel bei der Herstellung von Vollkornbrot verarbeiteten Kleie enthalten sind, die Aufnahme von Fetten und Kohlenhydraten in das Blut vermindern und somit Nährstoffüberschüsse verhindern können.

Der Körper benötigt mindestens 30 bis 40 g Ballaststoffe täglich.

Ballaststoffgehalt in Gramm je 100 Gramm

Kleie: 44
Aprikosen, getrocknet: 24
Feigen, getrocknet: 18,3
Pflaumen: 16
Mandeln: 14
Kokosnüsse: 13
Vollkornprodukte: 11
Haselnüsse: 9
Datteln: 8,7
Schwarze Oliven: 8,2
Erdnüsse: 7,5
Himbeeren: 7,4
Bohnen: 7,2
Rote Johannisbeeren: 6,8
Rosinen: 6,8
Vollkornbrot: 6,5
Kichererbsen, gekocht: 6
Sellerie: 6
Maiskörner: 5,7
Erbsen: 5,3
Spinat, gekocht: 5
Walnüsse: 5
Kohl: 4,6
Dörrbohnen: 4,5
Naturreis: 4,5
Grüne Oliven: 4,4
Brokkoli: 4,3
Feldsalat: 4,3
Artischocken: 4,2
Linsen: 4
Rote Bohnen: 3,5
Karotten: 3,4
Lauch: 3,1
Birnen: 3
Orangen: 2,9
Weißbrot: 2,7
Äpfel: 2,5
Pfirsiche: 2,3
Bananen: 2
Weißer Reis: 2
Kartoffeln: 1

Man unterscheidet zwischen wasserunlöslichen und wasserlöslichen Ballaststoffen. Wasserunlösliche Ballaststoffe haben den Vorteil, daß sie den Durchgang des Speisebreis (der Masse aus zerkauter und durch den Speichel vorverdauter Nahrung) aus dem Magen in den Darm verlangsamen. Dies ermöglicht eine bessere Verdauung und vermindert das Hungergefühl. Sie verbessern zudem die Darmtätigkeit und senken den Cholesterinspiegel, indem sie durch Anregung der Peristaltik den Transport des Darminhalts fördern. Sie beugen auch der Entstehung von Gallensteinen vor.

Da Ballaststoffe während des Verdauungsprozesses nicht zersetzt werden und ihre homogene Struktur bewahren, erleichtern sie den Stuhlgang und sind somit das beste natürliche Mittel gegen Verstopfung. Darüber hinaus sind sie hervorragend zur Vorbeugung von Krebserkrankungen des Grimmdarms und Rektums geeignet.

Wasserunlösliche Ballaststoffe, wie zum Beispiel Pektine, Gummi und Alginate, können viel Wasser aufnehmen, vermitteln schnell ein Gefühl der Sättigung, verringern die Resorptionsgeschwindigkeit von Kohlenhydraten und Lipiden im Dünndarm, regulieren den Kohlenhydratstoffwechsel und bremsen so die Insulinproduktion.

Sie sind also sehr gut zur Bekämpfung von Fettleibigkeit und insulinunabhängigem Diabetes geeignet.

Mögliche Folgen eines Ballaststoffüberschusses

Wenn Sie zu viele Ballaststoffe zu sich nehmen, also wesentlich mehr als die empfohlene Menge von 30 bis 40 g täglich, kann dies zu einer Dickdarmentzündung führen.

Der übermäßige Verzehr von Ballaststoffen, die Phytinsäure enthalten (mehr als 30 g Ballaststoffe aus Vollkornprodukten) kann zu Calciummangel führen. Die schädliche Wirkung der Phytinsäure sollte durch einen vermehrten Verzehr von Käse und Milchprodukten kompensiert werden.

Mögliche Folgen eines Ballaststoffmangels

Die Liste der möglichen Beschwerden und Krankheiten spricht für sich selbst:

- Blasensteine
- Blinddarmentzündung
- Diabetes
- Fettleibigkeit

- Hämorrhoiden
- Kolondivertikulose
- Koronarinsuffizienz
- Rektum- und Grimmdarmkrebs
- Verstopfung
- Zwerchfellbruch

VITAMINE

Vitamine werden als lebenswichtige Substanzen definiert, die in geringen Mengen in der Nahrung enthalten sind. Der Name „Vitamine" wurde 1912 von Casimir Funk aus *„vita"* (Leben) und *„Amine"* geprägt, da er fälschlicherweise annahm, daß es sich bei allen Vitaminen um Amine handle. Dies ist jedoch nur bei dem von ihm entdeckten Vitamin B1 der Fall, während alle anderen Vitamine den verschiedensten chemischen Gruppen (Kohlenhydraten, Purinen, Sterinen usw.) angehören, die vom Organismus in stark variierenden Mengen benötigt werden. Die erforderliche Dosis reicht von einem Mikrogramm bis zu mehreren hundert Milligramm.

Einige dieser Substanzen sind wasser-, andere fettlöslich.

Die meisten Vitamine werden über die Dünndarmwand in den Organismus aufgenommen, einige bereits über den Magen. Wieder andere kann der Körper selbst herstellen, wie zum Beispiel die Vitamine des B-Komplexes, die von der Darmflora produziert werden.

Diese Möglichkeit der körpereigenen Herstellung stellt jedoch eine Ausnahme dar, und wir sind gezwungen, die für unseren Organismus unentbehrlichen Vitamine mit der Nahrung aufzunehmen. Andernfalls kann ein schwerwiegender Vitaminmangel zu gesundheitlichen Schäden führen. Denn Vitamine sind grundlegende Bestandteile chemischer Reaktionen unseres Organismus, auf die wir keinesfalls verzichten können.

Es werden immer neue Substanzen entdeckt, die zu den Vitaminen gezählt werden, so daß diese Gruppe ständig weiter anwächst. So wurden aus den ursprünglichen zwölf bis heute über zwanzig erfaßte Vitamine.

Am bekanntesten sind die Vitamine A, B, C, D, E, F und K, wobei der B-Komplex die Vitamine B1 bis B15 oder auch B17 umfaßt, wenn man das wenig bekannte Laetril hinzunimmt, dessen Qualifizierung als Vitamin umstritten ist.

Viele Nahrungsmittel können uns diese wertvollen Vitamine liefern. Um uns das Leben nicht unnötig zu erschweren, genügt es zu wissen, daß die Gefahr eines Vitaminmangels um so geringer ist, je abwechslungsreicher wir uns ernähren.

Wenn Sie jedoch aus irgendeinem Grund bestimmte Gruppen von Lebensmitteln von Ihrem täglichen Speiseplan gestrichen haben, leiden Sie bestimmt an einem Vitaminmangel, und wir können Ihnen gar nicht dringend genug ans Herz legen, auf Nahrungsergänzungen zurückzugreifen, um Ihre Gesundheit zu erhalten.

Bei der Lektüre der folgenden Seiten können Sie einen eventuellen Vitaminmangel in Ihrer Ernährung ausmachen und mit Sachkenntnis die Nahrungsergänzungen wählen, die Sie benötigen.

Da seit der Aufklärung der chemischen Struktur häufig nur noch der Name der Wirksubstanz verwendet wird, soll Ihnen die folgende Liste bei der Zuordnung der Vitamine behilflich sein:

- Ascorbinsäure: Vitamin C
- Biotin: Vitamin B8, auch Vitamin H genannt
- Calciferole: Vitamin D
- Carnitin: Vitamin B11 oder T
- Carotin: Vorstufe von Vitamin A (Provitamin A)
- Cholin: Vitamin B7
- Cobalamin bzw. Cyanocobalamin: Vitamin B12
- Fettsäuren, essentielle (mehrfach ungesättigt): Vitamin F
- Flavonoide: Vitamin P (fördert die Durchlässigkeit der Gefäßwände)
- Folsäure: Vitamin B9 oder B_C
- Niacin, Nicotinsäure bzw. Nicotinamid: Vitamin B3, auch PP-Faktor genannt *(Pellagra Preventing Factor)*
- p-Aminobenzoesäure (PABA): Vitamin B10 oder H2
- Pangam- bzw. Pangaminsäure: Vitamin B15
- Pantothensäure: Vitamin B5
- Phyllochinone: Vitamin K
- Pyridoxin bzw. Pyridoxamin: Vitamin B6
- Retinol, Retinal, Retinsäure: Vitamin A
- Riboflavin: Vitamin B2
- Thiamin: Vitamin B1
- Tocopherole: Vitamin E

Maßeinheiten für Vitamine

Fettlösliche Vitamine (A, D, E, F und K) werden in Internationalen Einheiten (IE) angegeben. Die Mengenangaben für die übrigen Vitamine erfolgen in der Regel in Milligramm (mg) oder Mikrogramm.

VITAMIN A

Vitamin A ist fettlöslich und liegt in zwei Formen vor: Carotin oder Beta-Carotin ist in pflanzlichen Nahrungsmitteln enthalten, Retinol in Produkten tierischer Herkunft.

Welche Nahrungsmittel enthalten Vitamin A?

Retinol:
- Leber von Fischen und anderen Tieren
- Fett von Milchprodukten
- Eigelb

Carotin:
- Karotten, Spinat, Tomaten, grünes Blattgemüse (Kopfsalat usw.), Spargel, Mais, Melone, Aprikosen, Orangen usw.
- Trockenobst enthält mehr Vitamin A als frisches.

Für Erwachsene beträgt die empfohlene Tagesdosis 5.000 IE, für Kinder je nach Alter 1.500 bis 4.500 IE, für schwangere oder stillende Frauen etwas mehr als 5.000 IE.

Dieses Vitamin ist luft- und lichtempfindlich und kann durch einige Arten der Zubereitung zerstört werden. Beim Schmoren, Dämpfen oder im Schnellkochtopf bleibt es besser erhalten als beim Braten, bei dem ein Drittel des Vitamins verlorengeht.

Vitamin A ist sehr wichtig für die Sehfähigkeit, vor allem für das Sehen bei Nacht. Gemeinsam mit Vitamin D beeinflußt es den Wachstumsprozeß und die Entwicklung der Knochen. Es fördert die Wundheilung und hilft dem Organismus bei der Bekämpfung von Infektionen, insbesondere der Atemwege. Es unterstützt die Behandlung von Hautkrankheiten wie Akne, Eiterflechte (Impetigo), Schuppenflechte (Psoriasis) usw. und erhält die Haut geschmeidig. Es verlangsamt den Alterungsprozeß und wirkt insbesondere als Carotin (Provitamin A) der Entstehung von Krebs entgegen.

Wenn Sie mit Medikamenten zur Senkung des Cholesterinspiegels behandelt werden, sollten Sie zusätzlich Vitamin A zu sich nehmen, da seine Aufnahme im Organismus durch diese Präparate vermindert wird.

Auch bei einem Progesteronmangel, insbesondere während der Menopause, sollten Sie Vitamin A einnehmen, da dieses die Bildung dieses Hormons fördert.

Mögliche Folgen eines Vitamin-A-Überschusses

Symptome sind Kopfschmerzen, Übelkeit, Haarausfall und eingeschränkte Sehfähigkeit.

Während der Schwangerschaft und bei Niereninsuffizienz darf Vitamin A nicht in hohen Dosen und ohne vorherige Absprache mit einem Arzt eingenommen werden.

Mögliche Folgen eines Vitamin-A-Mangels

- Austrocknung der Binde- und Hornhaut der Augen
- Hauterkrankungen
- Nachtblindheit
- Wachstumsstörungen

VITAMIN B1 (THIAMIN)

Vitamin B1 oder **Thiamin** ist wasserlöslich. Wie alle anderen Vitamine des B-Komplexes wird es vom Organismus nicht gespeichert, und jeglicher Überschuß wird ausgeschieden. Es muß daher täglich aufgenommen werden. Für Erwachsene liegt die empfohlene Tagesdosis bei etwa 1,5 mg, bei älteren Menschen kann diese Dosis erhöht werden. Für Kinder werden 0,5 bis 1 mg empfohlen.

Dieses Vitamin unterstützt die Verwertung von Kohlenhydraten. Es hat einen positiven Einfluß auf das Nervensystem und lindert die negativen Folgen von Streß. Es unterstützt die Behandlung von Herpes und schützt das Herz-Kreislaufsystem sowie die Arterien. Darum ist die Einnahme von Vitamin B1 für ältere Menschen besonders wichtig, um ihr Herz-Kreislaufsystem gesund zu erhalten.

Rauchen, regelmäßiger Alkoholgenuß und der Verzehr von viel Zucker steigern den Bedarf an Vitamin B1. Auch Schwangere und stillende Mütter sowie Frauen, die die Pille nehmen, benötigen mehr Vitamin B1.

Wenn Sie nach den Mahlzeiten Antazida (Medikamente zur Neutralisierung der Magensalzsäure) einnehmen, wird das mit der Nahrung aufgenommene Vitamin B1 zerstört.

Welche Nahrungsmittel enthalten Vitamin B1?

Die wichtigsten Vitamin-B1-Lieferanten sind Weizenkeime, Vollkornprodukte und Hefe. Behandeltes Getreide ohne Kleie enthält jedoch kein Vitamin B1 mehr. In sehr viel kleineren Mengen findet man es in Walnüssen, Schweinefleisch, Milch- und Milchprodukten, Eigelb sowie in den grünen Bestandteilen pflanzlicher Nahrung.

Kaffee, Alkohol sowie die Antibabypille zerstören dieses Vitamin.

Mögliche Folgen eines Vitamin-B1-Überschusses

Ein Überschuß wird mit dem Urin ausgeschieden. Es sind keine Vergiftungserscheinungen bekannt.

Mögliche Folgen eines Vitamin-B1-Mangels

Ein langfristiger Mangel führt zu Beriberi, einer Krankheit, die in den Industrieländern heute praktisch nicht mehr auftritt. Ein weniger ausgeprägter Mangel kann Verdauungsbeschwerden (Durchfall), nervliche Störungen (Depressionen, Müdigkeit, Reizbarkeit) und Hautprobleme verursachen.

VITAMIN B2 (RIBOFLAVIN)

Vitamin B2 oder **Riboflavin** wird in geringen Mengen von der Darmflora hergestellt. Die Produktion reicht nicht zur Deckung des täglichen Bedarfs, verhindert jedoch einen schwerwiegenden Mangel. Die empfohlene Tagesdosis liegt zwischen 1,2 und 1,6 mg. Bei schwangeren oder stillenden Frauen muß diese Dosis bis auf 2 mg erhöht werden.

Dieses Vitamin ist Bestandteil der Synthese von Enzymen, die am Zell-, Kohlenhydrat-, Protein- und Fettstoffwechsel beteiligt sind. Es ist wichtig für die Gesundheit von Haut und Augen sowie für eine gute Sehfähigkeit. Es wirkt heilend bei Erkrankungen von Mund, Lippen und Zunge.

Welche Nahrungsmittel enthalten Vitamin B2?

Vitamin B2 ist in Hefe, Leber, Nieren, Weizenkeimen, Käse, fettem Fisch, Ölfrüchten und Eigelb enthalten. Es wird durch Licht zerstört.

Mögliche Folgen eines Vitamin-B2-Überschusses

Selbst bei sehr hoher Dosierung sind keine Vergiftungserscheinungen bekannt. Der Organismus scheidet einen Überschuß mit dem Urin aus, der sich bei einem hohen Gehalt an Vitamin B2 gelb verfärbt.

Mögliche Folgen eines Vitamin-B2-Mangels

- Sehstörungen bis hin zum grauen Star
- Erkrankungen von Mund, Lippen und Zunge (grellrote, glatte Zunge)
- Seborrhoe (gesteigerte Sebumproduktion der Talgdrüsen)
- Hauterkrankungen

Wenn Sie regelmäßig unter Streß stehen, steigt Ihr Bedarf an Vitamin B2. Symptom ist eine anormal starke Müdigkeit. Dieses Vitamin wird durch Alkohol und die Antibabypille zerstört.

VITAMIN B3 (NIACIN)

Vitamin B3 wird auch als **Nicotinsäure, Niacin** oder **PP-Faktor** *(Pellagra Preventing Factor)* bezeichnet. Dieses wasserlösliche und lichtstabile Vitamin wird durch Alkohol, die Antibabypille, Schlafmittel und Sulfonamide[(1)] zerstört. Es ist an der Bildung verschiedener Hormone, insbesondere der Sexualhormone Östrogen, Progesteron und Testosteron sowie der Hormone zur Regulierung der Schilddrüsenfunktion und des Insulinspiegels, beteiligt.

Jüngste Forschungen haben eine Verringerung des Niacingehalts in Krebszellen festgestellt.

Vitamin B3 beugt Herz-Gefäß-Erkrankungen vor.

In hohen Dosen kann es zu einem Absinken des Cholesterinspiegels beitragen, indem es die Cholesterinträger im Organismus beeinflußt. Es wird zur Behandlung psychischer Störungen wie Labilität, Verfolgungswahn, Unsicherheit und Schizophrenie eingesetzt. Es ist am Verdauungsprozeß beteiligt und beugt einigen Magen-Darm-Erkrankungen vor.

[(1)] Sulfonamidhaltige Wirkstoffe sind in folgenden Arzneimitteln vertreten: Antidiabetika, Diuretika, Chemotherapeutika und Neuroleptika.

Welche Nahrungsmittel enthalten Vitamin B3?

Vitamin B3 ist in Nahrungsmitteln im allgemeinen reichlich vorhanden. Den höchsten Gehalt weisen Leber (von Schwein, Rind und Kalb), Vollkornprodukte, Fisch, weißes Fleisch, Eier, Datteln, Feigen und Mandeln auf.

Für Erwachsene beträgt die empfohlene Tagesdosis 15 bis 20 mg, für Kinder unter 10 Jahren 6 bis 8 mg. Um einen Mangel zu beheben, können problemlos höhere Dosen von 50 bis 100 mg in Form von Nicotinamid aufgenommen werden.

Mögliche Folgen eines Vitamin-B3-Mangels

Der menschliche Organismus kann Vitamin B3 aus der essentiellen Aminosäure Tryptophan synthetisieren. Ein Mangel kann entstehen, wenn Sie mehr Fisch als Fleisch essen. Mögliche Folgen sind Herz-Gefäß-Erkrankungen, Dermatosen (Hauterkrankungen) und Gedächtnisstörungen.

Vitamin B3 ist der wichtigste Faktor bei der Behandlung von Pellagra, einer Krankheit, die mit Hautveränderungen, Durchfall und Anzeichen von Demenz einhergeht. Ein Mangel kann also entsprechende Störungen verursachen.

Eine sehr sonnenempfindliche Haut kann ein Anzeichen für einen Vitamin-B3-Mangel sein, nehmen Sie daher vor einem Sonnenbad Niacin ein.

Mögliche Folgen eines Vitamin-B3-Überschusses

In sehr hohen Dosen (über 100 mg) kann Niacin schädliche Nebenwirkungen haben:

- Juckreiz
- Brennen der Haut
- Übelkeit

Diese Beschwerden sind für sich gesehen kein Grund zur Besorgnis, sie können aber zu anderen Erkrankungen hinzukommen und gesundheitliche Probleme hervorrufen, die behandelt werden müssen.

VITAMIN B5 (PANTOTHENSÄURE)

Vitamin B5, auch **Pantothensäure** genannt, wird von den Darmbakterien hergestellt und im Organismus aus Calcium synthetisiert.

Es wird durch Alkohol, Coffein, die Antibabypille, Schlafmittel und Sulfonamide zerstört.

Die Tagesdosis sollte bei etwa 10 mg liegen; zur Behebung eines Mangels können problemlos höhere Dosen bis zu 100 mg eingenommen werden.

Welche Nahrungsmittel enthalten Vitamin B5?

Vitamin B5 ist vor allem in Kohl, Austern, Honig, Milch, Eiern, Sojabohnen, Tomaten, Sonnenblumenkernen, Rindfleisch, Geflügel, Getreide und Getreidekeimlingen, Spinat, Gelée royale, Melasse, Reis- und Weizenkleie, Leber, Herz, Nieren und Bierhefe enthalten.

Innerhalb des Stoffwechsels spielt Vitamin B5 eine wichtige Rolle bei der Energiegewinnung aus Lipiden und Kohlenhydraten sowie bei der Produktion von Nebennierenrindenhormonen. Es mindert Müdigkeit und Streß und ist mitverantwortlich für das gesamte Immunsystem, da es an der Bildung von Antikörpern beteiligt ist. Es ist unentbehrlich bei der Behandlung von Hautkrankheiten (Mykosen, Herpes) und fördert die Wundheilung (gemeinsam mit Vitamin A). In sehr hohen Dosen kann es den Alterungsprozeß verlangsamen.

Vitamin B5 ist in Verbindung mit Vitamin B8 (Biotin) hervorragend für die Behandlung von Haarausfall geeignet. Bei älteren Männern wird dadurch das Entstehen einer Glatze hinausgezögert. Es kann ebenfalls wirksam zur Behandlung krankhaften Haarausfalls (Alopezie) mit Depigmentierung der verbleibenden Haare bei Frauen und kreisförmigen Haarausfalls (Pelade) bei Kindern sowie bei brüchigen Nägeln eingesetzt werden.

VITAMIN B6 (PYRIDOXIN)

Vitamin B6 wird auch als **Pyridoxin** bezeichnet. Bei einer stark eiweißhaltigen Ernährung ist die Einnahme Vitamin-B6-haltiger Nahrungsergänzungen zu empfehlen. Je höher der Fleischkonsum, um so größer ist der Bedarf an Vitamin B6.

Vitamin B6 wird durch Alkohol, die Antibabypille und bestimmte Garmethoden zerstört.

Der Organismus kann dieses Vitamin mit Hilfe der Darmflora produzieren, in der Regel jedoch nicht in ausreichender Menge. Für Erwachsene beträgt die empfohlene Tagesdosis etwa 2 mg.

Bei prämenstruellen Beschwerden, während der Schwangerschaft sowie bei hohem Fleischkonsum ist eine wesentlich höhere Dosis erforderlich. Zur Behebung eines Mangels können problemlos Dosen von 250 bis 500 mg eingenommen werden.

Welche Nahrungsmittel enthalten Vitamin B6?

Vitamin B6 ist in vielen Nahrungsmitteln enthalten, so zum Beispiel in Getreide und Getreidekeimlingen, Vollkornbrot, Hefe, Eigelb und Sojabohnen.

Darüber hinaus findet man es in:

- rotem Fleisch, Hirn, Leber und Nieren
- Fisch
- frischem Gemüse (Kohl, Spinat usw.)
- Trockenerbsen
- frischem Obst
- Käse und Milch
- Melasse

Für Säuglinge ist die Muttermilch eine wichtige Vitamin-B6-Quelle. Industriell hergestellte Säuglingsmilch muß mit diesem Vitamin angereichert sein.

Vitamin B6 ist am Stoffwechsel der Aminosäuren und Proteine beteiligt. Es ist notwendig für die Aufnahme von Magnesium und die Umwandlung von Tryptophan in Vitamin B3. Es spielt eine wichtige Rolle bei der Linderung aller Symptome, die in Verbindung mit dem prämenstruellen Syndrom, einer Schwangerschaft (Übelkeit) oder der Einnahme der Antibabypille auftreten. Es lindert bestimmte Störungen des Nervensystems und der Haut, wie zum Beispiel Akne. Es hat eine regulierende Wirkung bei manchen Formen des Diabetes und stimuliert das gesamte Immunsystem.

Mögliche Folgen eines Vitamin-B6-Mangels

In der Nahrung sind relativ große Mengen Vitamin B6 enthalten. Ein Mangel entsteht also vor allem, wenn es im Organismus zerstört oder nur unzureichend verwertet wird.

Mögliche Folgen eines Mangels sind Blutarmut, nervöse Störungen, Krämpfe, Schlaflosigkeit, Hautentzündung im Nasen- und Augenbereich sowie Entzündungen im Mund (Zunge) und an den Lippen. Manche Wissenschaftler vertreten die Meinung, daß ein Mangel bei schwangeren Frauen eine Schwangerschaftsvergiftung (Gestose) und damit den Tod des Fötus verursachen kann.

Wenn Sie unter prämenstruellen Beschwerden wie Nervosität, Gewichtszunahme durch Wassereinlagerung, schmerzenden Brüsten, Migräne und Erschöpfung leiden, kann Ihnen eine kurmäßige Anwendung von Vitamin B6 in Verbindung mit Nachtkerzenöl in den zehn Tagen vor Einsetzen der Monatsblutung Linderung verschaffen.

Mögliche Folgen eines Vitamin-B6-Überschusses

Bei einer sehr hohen Tagesdosis von über 1.500 mg treten manchmal nervöse Störungen auf.

VITAMIN B8 (BIOTIN)

Vitamin B8 ist besser bekannt unter dem Namen **Biotin**. Wie Vitamin B6 ist es wichtig für die Gesundheit von Haut und Haaren. Es ist ein wesentlicher Bestandteil des Protein-, Fett- und Kohlenhydratstoffwechsels.

Sie finden es in Verbindung mit allen anderen Vitaminen des B-Komplexes in Bierhefe. Biotin ist wasserlöslich und in der Regel sehr stabil. Unter dem Einfluß von Avidin, einer in rohem Hühnereiweiß enthaltenen Substanz, wird es jedoch inaktiv. Die empfohlene Tagesdosis beträgt 100 bis 300 Mikrogramm.

Welche Nahrungsmittel enthalten Vitamin B8?

In kleinen Mengen ist Biotin in allen tierischen und pflanzlichen Nahrungsmitteln enthalten. Den höchsten Gehalt findet man in:

- Bierhefe
- Eigelb
- Erdnüssen
- Leber und Nieren
- Pilzen
- Schokolade
- Trockenerbsen

Es wirkt vor allem gegen Haarausfall (Alopezie, Pelade), Akne, seborrhoische Dermatitis bei Erwachsenen und Säuglingen, Ekzeme, Furunkulose, Glossitis mit belegter Zunge und Papillenverlust sowie Geschmacksstörungen.

Seine positive Wirkung auf Haare und Haut ist wohlbekannt. Zudem wird es auch bei Appetitmangel empfohlen.

Mögliche Folgen eines Vitamin-B8-Mangels

Ein Vitamin-B8-Mangel führt zu Haarausfall, neuromuskulären Störungen, verschiedenen Hautkrankheiten, seborrhoischer Dermatitis mit Atrophie (Rückbildung) der Zungenpapillen und Geschmacksstörungen sowie Hauttrockenheit. Unter normalen Umständen kommt es nur selten zu einem Vitamin-B8-Mangel.

VITAMIN B9 (FOLSÄURE)

Dieses wasserlösliche Vitamin ist besser bekannt unter der Bezeichnung **Folsäure**, früher wurde es auch Vitamin B_C genannt. Es spielt eine wesentliche Rolle bei wichtigen biologischen Abläufen wie der Herstellung von DNA (Desoxiribonukleinsäure) und der Produktion roter Blutkörperchen. Alle weiter unten genannten Funktionen lassen sich davon ableiten.

Der Tagesbedarf beträgt 0,4 mg. Erwachsene erreichen diesen Wert oft nur knapp. Bei Schwangeren und Stillenden mit erhöhtem Bedarf wurde oft ein Mangel festgestellt.

Vitamin B9 ist lichtempfindlich und wird durch Kochen, bestimmte Metalle (Eisen, Kupfer, Mangan), Sulfonamide sowie die Antibabypille zerstört.

Welche Nahrungsmittel enthalten Vitamin B9?

Folsäure kommt in zahlreichen Nahrungsmitteln vor, insbesondere in:

- Spinat
- Brokkoli
- Chicorée
- Bierhefe
- Weizenkeimen
- Erdnüssen, Mandeln
- Leber

Folgende Nahrungsmittel enthalten größere Mengen dieses Vitamins in gebundener Form (Polyglutamat):

- Kalbsbries, Nieren, Muskelfleisch, Geflügel
- Käse und Hülsenfrüchte

Vitamin B9 beugt allen Formen von Blutarmut und deren Folgen vor und unterstützt die Heilung (gemeinsam mit Vitamin B12). Es schützt vor Darmparasiten und Vergiftungen. Es verzögert das Ergrauen der Haare (gemeinsam mit Vitamin B5).

Nach Meinung einiger Wissenschaftler wirkt Folsäure der Entstehung von Krebs entgegen.

Folsäuremangel ist der häufigste Nährstoffmangel bei schwangeren Frauen. Für sie ist es also besonders wichtig, Nahrungsmittel mit einem hohen Folsäuregehalt sowie Bierhefe als Nahrungsergänzung zu sich zu nehmen.

Ein Vitamin-B9-Mangel verursacht Darmstörungen und Blutarmut.

Bei Schuppenflechte (Psoriasis) hat Folsäure in Verbindung mit den Vitaminen B12 und C positive Wirkung.

VITAMIN B12 (COBALAMIN)

Vitamin B12 oder **Cobalamin** entfaltet seine Wirkung bereits in sehr kleinen Dosen und wird in Millionstel Gramm gemessen. Es ist wasserlöslich, reagiert empfindlich auf Hitze und Licht und wird durch Alkohol, die Antibabypille und Schlafmittel zerstört.

Seine wichtigste Aufgabe ist die Mithilfe bei der Bildung roter Blutkörperchen. Zudem ist es notwendig für den Eisenstoffwechsel im Organismus. Es trägt aber nicht nur zur Heilung von Blutarmut, sondern auch von Neuralgien (Schmerzsyndromen im Ausbreitungsgebiet eines Nervs) bei.

Für Erwachsene beträgt die empfohlene Tagesdosis etwa 3 bis 6 Mikrogramm. Größere Mengen bis zu 50 Mikrogramm täglich können beispielsweise während der Schwangerschaft problemlos eingenommen werden.

Welche Nahrungsmittel enthalten Vitamin B12?

Cobalamin ist insbesondere in Leber, Bierhefe, Muskelfleisch, Milch und Käse, Eigelb, Nieren und Austern enthalten. Pflanzliche Nahrung enthält kein Vitamin B12, daher müssen strenge Vegetarier, die keinerlei tierische Produkte verzehren, eine entsprechende Nahrungsergänzung (zum Beispiel Bierhefe) zu sich nehmen.

Vitamin B12 besteht zu 4 % aus Cobalt, was seine Wirksamkeit bei Blutarmut erklärt.

Die folgende Empfehlung gilt besonders für schwangere Frauen und all jene, die ständig unter einer augenscheinlich grundlosen Müdigkeit leiden: Lassen Sie eine Blutkörperchenzählung durchführen, um zu überprüfen, ob diese in ausreichender Zahl vorhanden sind.

Mögliche Folgen eines Vitamin-B12-Mangels

Ein Vitamin-B12-Mangel verursacht die Biermer-Krankheit (auch perniziöse Anämie oder Vitamin-B12-Mangelanämie genannt). Diese ist durch drei Symptome gekennzeichnet: Blutarmut und ihre Folgen, Verdauungsbeschwerden (Appetitlosigkeit, Durchfall) sowie neurologische Störungen wie Parästhesie (subjektive Mißempfindung wie Kribbeln oder taubes, schmerzhaft brennendes Gefühl) und Störungen der Tiefensensibilität.

VITAMIN B15 (PANGAMSÄURE)

Vitamin B15 oder **Pangamsäure** gilt in erster Linie als „Sportlervitamin". Es hilft aber auch allen, die tagsüber unter plötzlich auftretender Müdigkeit leiden. Es fördert die Sauerstoffversorgung des Gewebes und wirkt einer Vergiftung des Organismus entgegen, indem es ihn vor Umweltschadstoffen schützt und von Giftstoffen befreit. Es steigert die Resistenz gegenüber Müdigkeit und beschleunigt die Regeneration, indem es den Verbrauch an Glykogen herabsetzt, das dem Organismus als Energiereserve dient.

Wenn Sie in einer Gegend mit hoher Umweltverschmutzung leben, wie zum Beispiel in einem städtischen Ballungsraum, sollten Sie regelmäßig Vitamin B15 zu sich nehmen, um Ihren Organismus zu entgiften und wieder Energie zu tanken.

Welche Nahrungsmittel enthalten Vitamin B15?

Aprikosenkerne (in denen Vitamin B15 erstmals entdeckt wurde), Reiskleie, Vollkornprodukte, Pflanzensamen, insbesondere Sesam, sowie Pferdeleber und Rinderblut.

VITAMIN C (ASCORBINSÄURE)

Vitamin C oder **Ascorbinsäure** ist an sehr vielen Abläufen beteiligt, die zum Teil noch nicht gänzlich bekannt sind.

Dieses wichtige Vitamin wird durch Erhitzen, Rauchen (eine Zigarette bewirkt den Verlust von ungefähr 25 mg Vitamin C) und bestimmte Medikamente (Aspirin, Cortison) zerstört.

Die empfohlene Tagesdosis beträgt etwa 60 mg. Einige Experten halten diese Menge für eindeutig unzureichend. Besonders in Streßsituationen scheint eine Dosis von 500 mg bis 1 g angezeigt.

Vitamin C wird im Organismus nicht gespeichert und ist sehr empfindlich; es muß dem Körper täglich in ausreichender Menge zugeführt werden. Bei einer Ernährung ohne Obst und Gemüse besteht ein hohes Risiko eines Vitamin-C-Mangels.

Welche Nahrungsmittel enthalten Vitamin C?

- Frisches Obst wie schwarze und rote Johannisbeeren, Zitronen, Orangen, Grapefruits, exotische Früchte (Acerola(2), Kiwis) sowie Hagebutten.
- Frisches Gemüse wie Blumen- und Rosenkohl, Brokkoli, Paprikaschoten, Kartoffeln und Petersilie.

Vitamin C spielt eine wichtige Rolle im Immunsystem. Es beugt bakteriellen und viralen Infekten (Schnupfen, Grippe usw.) vor und fördert deren Heilung. Aufgrund seiner Beteiligung an der Bildung von Kollagen und seiner entzündungshemmenden Wirkung unterstützt es die Wundheilung. Es schützt in gewissem Maße vor den schädlichen Auswirkungen von Umweltschadstoffen und Tabakrauch. Es wirkt oxidationshemmend und wird häufig in Kombination mit anderen Antioxidantien wie Selen und Vitamin E zur Verlangsamung des Alterungsprozesses empfohlen. Es bekämpft einige Formen der männlichen Sterilität. Es wirkt vorbeugend gegen Krebserkrankungen und unterstützt deren Heilung – diese Wirkung des Vitamins bei sehr hoher Dosierung (10 g und mehr) war Gegenstand der Arbeiten des Nobelpreisträgers Linus Pauling.

Mögliche Folgen eines Vitamin-C-Mangels

Die typische Vitamin-C-Mangelerkrankung ist Skorbut; diese Krankheit ist mittlerweile jedoch sehr selten geworden. Früher war Skorbut eine schwere Krankheit, die häufig auf hoher See auftrat. Sehr viele

---

(2) Die Acerolakirsche ist die Vitamin-C-reichste Frucht. Sie ist auch unter den Namen Barbadoskirsche, Antillenkirsche, Ahornkirsche, Westindische Kirsche, Puerto-Rico-Kirsche, Jamaika-Kirsche oder Malpighie bekannt.

Matrosen sind ihr zum Opfer gefallen, bis ihr Proviant durch Zitronen (Limetten) ergänzt wurde.

Ein Vitamin-C-Mangel ist noch bei Säuglingen zu beobachten, die weder gestillt werden noch Fruchtsäfte erhalten, bei unterernährten Bevölkerungsgruppen sowie unter bestimmten Bedingungen physiologischer (Schwangerschaft, Stillzeit) oder pathologischer Natur (Schilddrüsenüberfunktion), in denen der Bedarf des Organismus erhöht ist.

Ein Vitamin-C-Mangel kann sich in Erschöpfungszuständen, Gewichtsverlust, Unwohlsein, Kopf- und Gliederschmerzen sowie einer verminderten Abwehrkraft gegenüber Infektionen äußern. Auch Schwellungen der unteren Gliedmaßen, Purpura (Hautblutungen) sowie Zahnfleisch- und Nasenbluten können auftreten.

Mögliche Folgen eines Vitamin-C-Überschusses

Wird Vitamin C abends eingenommen, kann es Einschlafprobleme verursachen. Die Einnahme höherer Dosen ist jedoch ungefährlich und kann manchmal sogar die Heilung bestimmter Erkrankungen bewirken.

In synthetischer Form kann es zu Erregungszuständen führen.

VITAMIN D (CALCIFEROLE)

Vitamin D, der Sammelbegriff für **Calciferole**, ist fettlöslich und ermöglicht die Bindung von Calcium und Phosphor. Im Organismus liegt es in zwei Formen vor: Die eine entsteht durch Umwandlung der in der Haut gespeicherten Vorstufe des Vitamins (Provitamin D2) in die biologisch aktive Form unter Sonneneinwirkung, die andere wird mit der Nahrung aufgenommen.

Vitamin D ist luft- und lichtempfindlich, jedoch relativ hitzebeständig. Es kann in der Leber, den Muskeln und vor allem im Fettgewebe gespeichert werden. In der Regel ist die Vitamin-D-Reserve des Organismus so groß, daß eine einmalige Aufnahme alle sechs Monate zur Deckung seines Bedarfs ausreicht.

In hohen Dosen (25.000 IE täglich) kann dieses Vitamin Vergiftungen verursachen; bei manchen Menschen wirkt es jedoch bereits in geringerer Menge (5.000 IE) toxisch. Vergiftungserscheinungen sind Übelkeit, Appetitverlust, Juckreiz, Durchfall und Bauchschmerzen sowie Dehydratation (Abnahme des Körperwassers). Zudem besteht das Risiko eines Anstiegs des Calciumspiegels und der möglichen Folgen wie Bildung von Steinen, Müdigkeit und neurologische Störungen.

Welche Nahrungsmittel enthalten Vitamin D?

Vitamin D ist nur in wenigen Nahrungsmitteln enthalten. Man findet es hauptsächlich in Fischleberöl und dem Fleisch bestimmter Fische wie Sardinen, Lachs und Hering, in kleinen Mengen auch in Eigelb, Milch und Milchprodukten.

Der wichtigste Vitamin-D-„Lieferant" ist immer noch die Sonne, die die in der Haut gespeicherte Vorstufe des Vitamins mit Hilfe der ultravioletten Strahlen in das biologisch aktive Vitamin D umwandelt.

Dieses Vitamin ist in erster Linie an der Bildung und Stärkung von Knochen und Zähnen beteiligt, was für den Körper von lebenswichtiger Bedeutung ist. Es unterstützt die Aufnahme von Vitamin A und beugt in Verbindung mit den Vitaminen A und C Schnupfen vor.

Die empfohlene Tagesdosis für Erwachsene liegt bei 200 bis 400 IE; Kinder sowie schwangere und stillende Frauen benötigen eine höhere Dosis.

Im Wachstum befindliche Kinder, Menschen mit matter Haut, die in Gebieten mit wenig Sonne leben, sowie Nachtarbeiter haben einen erhöhten Vitamin-D-Bedarf. Schwangere Frauen, insbesondere wenn sie an Spasmophilie (Neigung zu Krämpfen) leiden, sollten ab dem dritten Schwangerschaftsmonat Vitamin D in natürlicher Form zu sich nehmen.

Mögliche Folgen eines Vitamin-D-Mangels

Ein in der Kindheit entstandener Vitamin-D-Mangel kann Rachitis, verschiedene Knochenerkrankungen, brüchige Zähne, Arthritis sowie Erschöpfung verursachen. Diese Symptome sind jedoch häufig als Spätfolgen bei älteren Menschen zu beobachten.

VITAMIN E (TOCOPHEROLE)

Vitamin E, der Sammelbegriff für **Tocopherole**, ist hitze-, luft- und lichtempfindlich (insbesondere bei ultravioletter Strahlung) und wird durch tiefe Temperaturen, Chlor (zum Beispiel im Trinkwasser) und Mineralöle zerstört.

Vitamin E wird in der Leber gespeichert; diese Reserve wird auf einige Gramm geschätzt. Relativ große Mengen Vitamin E sind außerdem in Fettgewebe, Hypophyse, Nebenniere sowie Hoden bzw. Gebärmutter vorhanden.

Der Tagesbedarf ist schwer festzulegen. Für Erwachsene variieren die Angaben zwischen 30 und 200 IE.

Vitamin E wirkt stark oxidationshemmend und schützt so Zellen und Gewebe; gemeinsam mit Selen und den Vitaminen A und C ist es einer der wichtigsten Nährstoffe zur Verlangsamung des Alterungsprozesses sowie zur Krebsvorbeugung. Dank seiner gefäßerweiternden Wirkung ist es sehr nützlich bei Herz- und Kreislaufbeschwerden.

Sein Einfluß auf die weibliche Sterilität ist zur Zeit umstritten, nicht jedoch seine positive Wirkung auf die Genitalregion. Frauen, die die Pille nehmen, sowie Schwangere und stillende Mütter sollten ihre Vitamin-E-Einnahme erhöhen. Wer vorwiegend Pflanzenöle mit mehrfach ungesättigten Fettsäuren (Weizenkeim-, Maiskeim-, Sonnenblumen- oder Erdnußöl) zu sich nimmt, benötigt ebenfalls mehr Vitamin E.

Wegen seiner antioxidativen und den Alterungsprozeß verlangsamenden Wirkung sollten Sie ausreichend Vitamin E zu sich nehmen, wenn Sie sich in der kritischen Phase der Menopause befinden, bereits ein höheres Alter erreicht haben oder unter Streßsymptomen leiden.

Welche Nahrungsmittel enthalten Vitamin E?

Die wichtigsten Vitamin-E-Lieferanten sind Weizenkeime, Haselnüsse, Mandeln, grünes Blattgemüse, insbesondere Kopfsalat und Spinat, Tomaten, Vollkornprodukte, Lebertran und pflanzliche Öle.

Mögliche Folgen eines Vitamin-E-Mangels

Ein Vitamin-E-Mangel macht sich durch Kreislaufprobleme, Muskelschwäche, Blutarmut und Hautprobleme bemerkbar.

VITAMIN F (MEHRFACH UNGESÄTTIGTE ESSENTIELLE FETTSÄUREN)

Mit Vitamin F bezeichnen Ernährungswissenschaftler **mehrfach ungesättigte essentielle Fettsäuren**: Linolsäure, Linolensäure, Gammalinolensäure, Arachidonsäure, Eicosapentaensäure usw.

Vitamin F ist fettlöslich und wird im Organismus auf dieselbe Weise gespeichert wie Vitamin E.

Es wird durch Hitze und Sauerstoff zerstört. Seine Wirkung wird durch einen zu hohen Anteil an gesättigten Fettsäuren in der Nahrung herabgesetzt. Je mehr Fett, insbesondere tierisches Fett, mit der Nahrung aufgenommen wird, desto größer ist der Bedarf an Vitamin F.

Welche Nahrungsmittel enthalten Vitamin F?

- Vitamin F ist in Pflanzenölen wie Weizenkeim-, Sonnenblumen-, Soja- und Erdnußöl aus erster Kaltpressung enthalten. Durch Erhitzen und Raffinieren werden ihre wertvollen Fettsäuren zerstört.
- Linolsäure findet man in Erdnüssen, Walnüssen, Mandeln und Avocados,
- Gammalinolensäure in Nachtkerzen- und Borretschöl,
- Linolensäure in Fischöl und fettem Fisch.

Vitamin F wird für die Produktion von Prostaglandinen benötigt. Diese sehr wichtigen hormonähnlichen Substanzen sind an zahlreichen Abläufen im Organismus beteiligt und tragen daher indirekt zum allgemeinen Wohlbefinden bei.

Vitamin F ist an der Bildung der Zellmembranen beteiligt, beugt Cholesterinablagerungen in den Arterien vor und schützt vor Herz-Gefäß-Erkrankungen sowie vor Bluthochdruck. Es trägt zur Gesundheit von Haut und Haaren bei. Da es die Verbrennung gesättigter Fettsäuren fördert, kann es eine Gewichtsabnahme wirksam unterstützen.

Gammalinolensäure lindert prämenstruelle Beschwerden, Arthritis, Ekzeme, Augentrockenheit und -ermüdung usw.

Mögliche Folgen eines Vitamin-F-Mangels

Arthritis, Ekzeme, brüchige Nägel und Haare sowie ein erhöhter Cholesterinspiegel sind mögliche Folgen eines Vitamin-F-Mangels.

VITAMIN K (PHYLLOCHINONE)

Vitamin K (K steht für Koagulation) ist der Sammelbegriff für **Phyllochinone**. Diese besitzen blutgerinnungsfördernde Eigenschaften und werden eingesetzt, um den Prothrombinspiegel zu erhöhen.

Ursprünglich wurde Vitamin K aus Luzerneblättern und Fisch gewonnen. Heute kann es auch synthetisch hergestellt werden. Beim Kochen geht nur ein geringer Teil davon verloren. Es wird von den Darmbakterien hergestellt, jedoch nicht bei Neugeborenen, deren Darm noch steril ist. Der Tagesbedarf liegt bei etwa 1 mg.

Welche Nahrungsmittel enthalten Vitamin K?

- Grünes Blattgemüse (Wirsing, Spinat, Rosenkohl, Brokkoli, Kopfsalat, Kresse usw.)
- Leber
- Fischmehl
- Obst (seltener)

Vitamin K ist wichtig für die Prothrombinbildung und damit für die Blutgerinnung; bei Bedarf (Blutungen) sorgt es für einen raschen Anstieg des Prothrombinspiegels. Es wird zur Behandlung von Störungen der Blutgerinnung eingesetzt, jedoch auch präventiv vor chirurgischen Eingriffen oder Geburten verabreicht.

Normalerweise ist die Einnahme von Nahrungsergänzungen mit Vitamin K nicht erforderlich. Als Bestandteil von Pflegecremes für Gesicht und Beine beugt es jedoch wirksam dem spontanen Platzen von Kapillaren und der Entstehung blauer Flecken vor.

Symptome eines Vitamin-K-Mangels

Ein Vitamin-K-Mangel ist keinesfalls auf eine unzureichende Aufnahme mit der Nahrung zurückzuführen. Durch eine K-Avitaminose (schwere Form des Vitaminmangels) hervorgerufene Blutungen treten bei mangelhafter Resorption auf, wie zum Beispiel bei schweren Erkrankungen von Leber, Niere, Gallenblase oder Darm. Medikamente zur Hemmung der Blutgerinnung sowie die langfristige Einnahme von Antibiotika, die die Darmflora zerstören, können ebenfalls eine K-Avitaminose verursachen.

Vitamin K ist gut verträglich, eine Hypervitaminose kommt selten vor. Da es jedoch die Blutgerinnung fördert und zur Bildung von Blutklümpchen in den Gefäßen und somit zu deren Verstopfung beitragen kann, darf es von Patienten, die an Bluthochdruck leiden oder deren Blut verdünnt werden muß, nicht eingenommen werden.

VITAMIN P (FLAVONOIDE)

Bei den Flavonoiden handelt es sich um eine weit verbreitete Gruppe von Pflanzenstoffen, die fast ausnahmslos in den oberirdischen Teilen von Blütenpflanzen vielfach als gelbe, orangefarbene, rote, blaue oder schwarze Farbstoffe für die Färbung von Blüten, Blättern, Früchten und anderen Pflanzenteilen verantwortlich sind.

Sie wirken als Antioxidantien, was ihre „Vitaminwirkung“ begründet. In vitro zeigen sie antivirale und geringe antibakterielle Eigenschaften. Flavonoide weisen vielerlei andere biologische Wirkungen auf, deren Bedeutung allerdings nicht geklärt ist.

Einen relativ hohen Gehalt (ca. 0,5 bis 3 %) an Flavonoiden haben Birkenblätter *(Betula pendula)*, Weißdornblätter und -blüten (Crataegus-Arten) und Holunderblüten *(Sambucus nigra)*. Besonders hoch ist der Gehalt an Flavonoiden im Buchweizen *(Fagopyrum esculentum)* mit ca. 6 % und in Schnurbaumknospen *(Sophora japonica)* mit ca. 25 % Rutosid (Rutin).

Auch die Blüten folgender Pflanzen zeichnen sich durch einen hohen Flavonoidgehalt aus: Linden (Tilia-Arten), Gelbe Katzenpfötchen *(Helichrysum arenarium)*, Ringelblume *(Calendula officinalis)*, Mädesüß (Filipendula-Arten), Johanniskraut *(Hypericum perforatum)*, Gartenraute *(Ruta graveolens)*, Goldrute *(Solidago virgaurea)*, Arnika, Königskerze (Verbascum-Arten) und Primula-Arten.

Zum Teil abgewandelte Flavonoide finden sich in Mariendistelfrüchten *(Silybum marianum)*, Ginkgoblättern *(Ginkgo biloba)* und Pomeranzenschalen *(Citrus aurantium)*.

Die Schutzwirkung der Flavonoide

Sie können Herz und Gefäße mit pflanzlichen Nahrungsmitteln schützen, die reich an Flavonoiden sind, wie zum Beispiel Zwiebeln, Äpfel und Schwarztee.

Eine in Finnland durchgeführte Studie ergab, daß diejenigen Frauen, in deren Ernährung diese Nahrungsmittel mit oxidationshemmender Wirkung den größten Anteil hatten und die zudem wenig Alkohol tranken, eine bedeutend höhere Lebenserwartung besaßen als andere (bei den Männern waren die Ergebnisse weniger offensichtlich).

MINERALSTOFFE UND SPURENELEMENTE

Mineralstoffe und Spurenelemente ermöglichen und regulieren sämtliche lebensnotwendigen Prozesse; sie sind unentbehrlich und Voraussetzung für ein harmonisches Funktionieren des Organismus.

Sie werden ständig verbraucht und müssen dem Organismus daher kontinuierlich durch eine ausgewogene Ernährung zugeführt werden.

Mineralstoffe – Calcium, Chlor, Kalium, Magnesium, Natrium, Phosphor und Schwefel – benötigt der Körper täglich in größeren Mengen (jeweils mindestens 100 mg bis zu beträchtlich höheren Dosen). Spurenelemente – Aluminium, Chrom, Cobalt, Eisen, Fluor, Gold, Iod, Kupfer, Lithium, Mangan, Nickel, Selen, Silber, Silicium, Vanadium und Zink – sind nur in sehr kleinen Mengen (Spuren) erforderlich.

ALUMINIUM

Aluminium ist in geringer Konzentration in pflanzlichen und tierischen Nahrungsmitteln enthalten. In sehr kleinen Mengen hat es positive Wirkung, in höheren Dosen ist es giftig.

In sehr kleinen Dosen kann Aluminium zur Regulierung des Schlafes eingesetzt werden; es macht weder schläfrig noch verursacht es Depressionen.

Aluminium eignet sich in Verbindung mit Zink sehr gut zur Behandlung bei einem körperlichen und geistigen Zurückbleiben des Kindes; auch Gedächtnisstörungen bei Jugendlichen oder Erwachsenen lassen sich mit diesem Spurenelement erfolgreich behandeln.

Mögliche Folgen eines Aluminiumüberschusses

In höheren Dosen kann Aluminium Sprachstörungen, später Gedächtnisverlust, Senilität und schließlich Lethargie verursachen. Ein geringerer Überschuß kann zu Psoriasis (Schuppenflechte) und Verdauungsbeschwerden führen. Es wird allgemein davon abgeraten, in Aluminiumgeschirr zu kochen, um dieses Risiko zu vermeiden.

CALCIUM

Calcium ist wesentlicher Bestandteil von Knochen und Zähnen (98 % des im Körper befindlichen Calciums sind Teil des Skeletts) und damit der wichtigste Mineralstoff des Organismus: Es stellt ungefähr 2 % des Körpergewichts dar, bei einem Erwachsenen etwa 1,2 kg.

Für die Calciumaufnahme über den Darm ist Vitamin D notwendig. Nur 40 % des mit der Nahrung aufgenommenen Calciums gelangen in den Organismus. Calcium ist nicht nur Bestandteil von Knochen und Zähnen, es ist auch mitverantwortlich für die Durchlässigkeit der Zellmembranen, das Funktionieren von Nerven, Muskeln und Herz sowie die Blutgerinnung.

Bei Erwachsenen beträgt der Tagesbedarf etwa 500 bis 800 mg. Kinder, Heranwachsende, schwangere und stillende Frauen benötigen mehr Calcium.

Welche Nahrungsmittel enthalten Calcium?

- Milchprodukte: Milch, Joghurt, Quark und Hartkäse (z. B. Greyerzer)
- Mandeln, Haselnüsse, Trockenobst
- Dörrbohnen
- Weichtiere
- bestimmte Mineralwässer (diese müssen jedoch quellfrisch getrunken werden, da das in abgefülltem Wasser enthaltene Calcium weniger gut assimiliert wird.)

Milchprodukte und Calcium

1 Glas Milch (2,5 dl) enthält 300 mg Calcium. Dasselbe gilt für 2 Joghurts, 30 g Emmentaler, 10 Petits-Suisses (Doppelrahmfrischkäse), 80 bis 100 g Camembert oder 300 g Quark.

Es ist also ganz einfach, täglich 1.200 mg Calcium zu sich zu nehmen. Diese Menge entspricht zum Beispiel 5 dl Milch + 30 g Emmentaler + 2 Joghurts.

Obst und Gemüse sind ebenfalls Calciumlieferanten. Sie enthalten jedoch wesentlich geringere Mengen als Milchprodukte (300 mg Calcium sind zum Beispiel in 1 kg Orangen oder 850 g Kohl enthalten). Darüber hinaus wird dieses Calcium schlechter aufgenommen. Andere Nahrungsmittel (Getreide usw.) enthalten sehr wenig Calcium.

Mögliche Folgen eines Calciummangels

Ein Mangel kann zu einem Absinken des Calciumspiegels im Blut führen (Hypokalzämie) und damit neuromuskuläre Störungen (Tetanie, Spasmophilie), Probleme mit Haut, Zähnen, Nägeln und Augen (Linse) sowie Knochendeformationen (Osteomalazie bei Erwachsenen, Rachitis bei Kindern) verursachen.

Calciummangel kann durch bestimmte Krankheiten (länger andauernden Durchfall, Hypoparathyreoidismus, chronische Niereninsuffizienz, Knochenmetastasen) sowie durch Medikamente zur Behandlung von Krämpfen oder Leukämie verursacht werden. Die Einnahme zusätzlicher Mengen Calcium kann die Behandlung dieser Krankheiten unterstützen.

Umgekehrt kann es bei Patienten mit einem Magen- oder Zwölffingerdarmgeschwür, die zur Neutralisierung der Magensalzsäure Calciumcarbonat einnehmen, zu einem Calciumüberschuß im Blut (Hyperkalzämie) kommen.

Vorsicht! Die in Getreidekleie, Hülsenfrüchten und Walnüssen enthaltene Phytinsäure verbindet sich im Darm mit Calcium zu Calciumphytat, das vom Körper nicht resorbiert werden kann. Dies kann zu einer eingeschränkten Calciumverwertung und damit zu einem Calciummangel führen.

Ein Mangel kann außerdem bei einer Calciumzufuhr von weniger als 400 mg täglich entstehen.

Mögliche Folgen eines Calciumüberschusses

Starker Durst und vermehrte Harnausscheidung, Appetitverlust verbunden mit Übelkeit, Erbrechen, Blasensteine, Niereninsuffizienz, Herzbeschwerden, neuropsychologische Störungen sowie Kalkablagerungen im Gewebe können auf eine zu hohe Calciumresorption zurückgehen.

Der Einfluß des Alterungsprozesses auf den Stoffwechsel von Calcium und Phosphor

Junge Menschen können eine verringerte Zufuhr von Calcium und Phosphor durch eine gesteigerte Resorption dieser Ionen über den Darm kompensieren. Mit fortschreitendem Alter geht diese Fähigkeit jedoch nach und nach verloren. Ab 50 Jahren sinkt die Calcium- und Phosphorresorption unaufhaltsam. Da ältere Menschen zudem häufig dazu neigen, immer weniger Calcium über die Nahrung aufzunehmen und diese mangelhafte Versorgung nicht durch die Niere kompensiert werden kann, entsteht eine Verringerung der Knochenmasse. Diese ist jedoch für die Homöostase (Aufrechterhaltung stabiler Werte) von Calcium und Phosphor erforderlich. Der Organismus muß auf seine Reserven zurückgreifen, was die Stabilität der Knochen beeinträchtigt.

Mehrere kürzlich durchgeführte epidemiologische und ernährungswissenschaftliche Studien belegen, daß ältere Menschen eindeutig an Calciummangel leiden. Was den Phosphorspiegel angeht, sind die Kenntnisse noch bruchstückhaft. Eine italienische Studie hat jedoch bei gesunden und in höherem Ausmaß auch bei an Osteoporose erkrankten älteren Frauen eine mäßige Verringerung der Phosphorresorption über den Darm nachgewiesen.

Wie kann die Calciumresorption über den Darm gesteigert werden?

Dies läßt sich beispielsweise über die Einnahme von Vitamin-D-Präparaten, vor allem aber auch über eine Umstellung der Ernährung erreichen:

- Laktose erhöht offenbar zugleich die Resorption und die Bioverfügbarkeit von Calcium. Daher ist der Verzehr von Milch und Milchprodukten so wichtig für eine positive Calciumbilanz.
- Berücksichtigung des Phosphor-Calcium-Verhältnisses in der Nahrung. Bei einem zu hohen Phosphoranteil besteht eine eingeschränkte Calciumresorption (Milch weist ein günstiges Phosphor-Calcium-Verhältnis von 1:4 auf).
- Einschränkung der Proteinaufnahme. Ein Proteinüberschuß erhöht den Calciumbedarf (entweder aufgrund einer Hyperkalzurie – einer vermehrten Calciumausscheidung im Harn – oder einer Calciumphosphat-Präzipitation – Bildung unlöslicher Verbindungen im Darm).
- Ballaststoffe beeinträchtigen möglicherweise die Calciumresorption.

CHLOR

Chlor reguliert das Säure-Basen-Gleichgewicht im Organismus. Es unterstützt die Leberfunktion und fördert damit die Ausscheidung von Giftstoffen aus dem Organismus. In der Regel wird es dem Körper in ausreichender Menge zugeführt.

Eine übermäßige Chloraufnahme (zum Beispiel bei einem zu hohen Chlorgehalt im Trinkwasser) kann zur Bildung von Chlorverbindungen führen, die Vergiftungserscheinungen hervorrufen. Zuviel Chlor kann Vitamin E sowie die Darmflora zerstören. Chlormangel kann Haar- und Zahnausfall verursachen.

Welche Nahrungsmittel enthalten Chlor?

- Tafelsalz
- Algen
- Oliven
- Trinkwasser

CHROM

Dieses Spurenelement ist Bestandteil eines biologisch aktiven Komplexes, des sogenannten Glukose-Toleranzfaktors (GTF). Dieser stimuliert die Aktivität des für die Umwandlung von Glukose und damit die Energiegewinnung notwendigen Insulins. Er senkt zudem den Cholesterinspiegel und beugt so Bluthochdruck und Herz-Gefäß-Erkrankungen vor.

Wegen seiner Wirkung auf den Zuckerstoffwechsel ist Chrom zur Vorbeugung gegen damit verbundene Erkrankungen, wie zum Beispiel Diabetes oder Hypoglykämie, und deren Behandlung geeignet.

Die empfohlene Tagesdosis liegt bei 50 bis 200 Mikrogramm. Wird es in Form von Chromsalz aufgenommen, muß die Tagesdosis auf etwa 1 mg gesteigert werden, da in diesem Fall nur ein geringer Teil davon aufgenommen wird.

Bei älteren Menschen und schwangeren Frauen besteht ein erhöhter Chrombedarf.

Welche Nahrungsmittel enthalten Chrom?

- Bierhefe
- Vollkornprodukte
- Leber
- Käse
- Meeresfrüchte
- einige Gewürze (schwarzer Pfeffer, Thymian usw.).

COBALT

Der menschliche Organismus kann Cobalt nicht selbst produzieren, daher muß dieses essentielle Spurenelement mit der Nahrung aufgenommen werden. Die empfohlene Tagesdosis ist nicht eindeutig definiert; sie liegt bei etwa 0,12 mg.

Cobalt regt über das Hormon Erythropoetin die Produktion roter Blutkörperchen an und wird daher gemeinsam mit Eisen und Nickel zur Behandlung von Eisenmangelanämien bei Kindern und schwangeren Frauen eingesetzt.

Es reguliert das vegetative Nervensystem und lindert alle damit zusammenhängenden Beschwerden: Krämpfe, Migräne, Hitzewallungen, Herzklopfen, Angstzustände usw. Es ist ein wirksames Mittel zur Linderung der mit der Menopause verbundenen psychischen und physischen Beschwerden und schützt vor Herz-Gefäß-Erkrankungen.

Welche Nahrungsmittel enthalten Cobalt?

Insbesondere tierische Produkte wie Fleisch, Milch und Meeresfrüchte.

Mögliche Folgen eines Cobaltmangels

Nervosität, Anämie und allgemeine Erschöpfung.

Bei strengen Vegetariern, den sogenannten Veganern, die keinerlei Nahrungsmittel tierischer Herkunft zu sich nehmen, kann es zu einem Mangel an diesem Spurenelement kommen, der seinerseits einen Vitamin-B12-Mangel verursacht. Veganer sollten also unbedingt Cobalt in Form einer Nahrungsergänzung einnehmen.

EISEN

Eisen ist im Körper in größeren Mengen enthalten als alle anderen Spurenelemente. Es spielt eine wichtige Rolle bei der Bildung von Hämoglobin, dem roten Blutfarbstoff (70 % des im Organismus enthaltenen Eisens sind im Hämoglobin gebunden). Zudem ist es Bestandteil des Myoglobins, des roten Muskelfarbstoffs, und zahlreicher für die Stoffwechselvorgänge notwendiger Enzyme. Der Organismus eines Erwachsenen enthält etwas mehr als 4 g Eisen.

In der Regel werden nur 10 % des mit der Nahrung aufgenommenen Eisens vom Organismus verwertet. Die Eisenresorption wird durch Vitamin C gesteigert und durch Phytinsäure (enthalten in Getreidekleie) sowie einige Medikamente wie Tetracyclin (Breitbandantibiotikum) und Antazida vermindert.

Der tägliche Eisenbedarf variiert in Abhängigkeit vom Alter zwischen 7 und 18 mg. Bei Säuglingen besteht proportional zum Körpergewicht ein wesentlich höherer Bedarf als bei größeren Kindern und Erwachsenen.

Frauen benötigen von der Pubertät bis zur Menopause fast doppelt soviel Eisen wie Männer, da die Menstruationsblutungen entsprechend ihrer Stärke einen mehr oder weniger ausgeprägten Eisenverlust verursachen.

Schwangere (insbesondere in der zweiten Schwangerschaftshälfte) und stillende Frauen haben ebenfalls einen erhöhten Eisenbedarf.

Eine normale Ernährung liefert durchschnittlich 10 bis 15 mg Eisen täglich. Aufgrund der geringen und in Abhängigkeit von der Art der verzehrten Nahrungsmittel schwankenden Eisenresorption wird damit praktisch niemals der Tagesbedarf gedeckt.

Welche Nahrungsmittel enthalten Eisen?

- Muscheln
- Blutwurst, Leber und andere Innereien
- Fleisch
- Eigelb
- Kakao
- Hülsenfrüchte
- Trockenobst
- Ölfrüchte

Milchprodukte, Käse sowie das meiste frische Obst und Gemüse enthalten sehr wenig Eisen.

Mögliche Folgen eines Eisenmangels

Eisenmangel kann Blutarmut verbunden mit Blässe, Erschöpfung und Kurzatmigkeit verursachen. Das Risiko eines Eisenmangels besteht bei Frauen mit starken Regelblutungen sowie bei Menschen, die eine zu strenge oder unausgewogene Diät einhalten. Während der Schwangerschaft und in der Stillzeit besteht ein erhöhter Eisenbedarf, der, wenn er nicht gedeckt wird, zu Mangelerscheinungen führen kann.

Auch bestimmte Erkrankungen, die mit chronischen Blutungen einhergehen, wie zum Beispiel blutende Magengeschwüre oder Mastdarmentzündungen, können zu Eisenmangel führen.

FLUOR

Fluor ist ein wichtiger Bestandteil des Skeletts und des Zahnschmelzes. Es wurde empfohlen, Fluor dem Trinkwasser beizumischen, was sich jedoch bei systematischer Umsetzung als gefährlich erwies.

Die Einnahme von Fluor wird insbesondere während der Menopause zur Vorbeugung von Osteoporose empfohlen: Es fördert die Bindung von Calcium und ist daher unentbehrlich für die Mineralisierung des Knochengewebes. Darüber hinaus aktiviert es die Kollagenbildung und kräftigt so das Gewebe. Der Tagesbedarf wird auf etwa 1 mg geschätzt.

Sportler sowie Menschen mit empfindlichen Fußgelenken, die sich öfters die Knöchel verstauchen, sollten regelmäßig Fluor einnehmen.

Fluormangel kann eine unzureichende Stimulierung der Hypophyse und damit eine verringerte Fruchtbarkeit verursachen.

In sehr hohen Dosen (über 20 mg täglich) ist Fluor giftig und schädigt langfristig den Organismus: Ein Fluorüberschuß führt zu schweren Schädigungen von Knochen und Zähnen.

Welche Nahrungsmittel enthalten Fluor?

- Trinkwasser (zum Teil)
- Meerestiere (Hering, Makrele, Lachs)
- Algen
- Schwarztee

GOLD

Gold regt die Zellaktivität an, stärkt die körpereigenen Abwehrkräfte und unterstützt die weißen Blutkörperchen bei der Vernichtung von Fremdkörpern und Bakterien. Ebenso wie Kupfer und Silber, mit denen es oft kombiniert verabreicht wird, hat es eine starke infektionshemmende Wirkung. Gold wird in der Leber, der Milz und im Knochenmark gespeichert.

Es ist in vielerlei Hinsicht wirksam und kann zur Beeinflussung sämtlicher Körperfunktionen und Organe sowie bei Erkrankungen aller Art eingesetzt werden: Herz-Gefäß-Erkrankungen, Bluthochdruck, Hämorrhoiden, Krampfadern, Tuberkulose, Gewebewucherungen (Neoplasien) usw. Es fördert die Neubildung der verschiedenen Gewebe und beschleunigt so die Wundheilung. Bei Kindern unterstützt es die Behandlung von Erkrankungen im Hals-Nasen-Ohren-Bereich und stimuliert das Wachstum.

Eine Kombination aus Kupfer, Gold und Silber kann als Antibiotikum mit vielseitiger Wirkung eingesetzt werden. Gold wirkt speziell gegen Tuberkelbakterien, Silber gegen Gonokokken. Bei Tuberkulose und Rheumatismus wird Gold mit Schwefel kombiniert, bei Krebserkrankungen mit Vitamin C, Selen, Platin, Kupfer und Nickel.

IOD

Iod ist ein essentielles Spurenelement. Es steigert die Leistungsfähigkeit des Gehirns und ist Bestandteil der Schilddrüse und ihrer Hormone (insbesondere des Thyroxins). Die Schilddrüse beeinflußt die Geschwindigkeit der Stoffwechselvorgänge in allen Organen und steuert zahlreiche Funktionen des Organismus, insbesondere den Fettstoffwechsel und die Energiegewinnung. Zudem kräftigt Iod Haare, Nägel, Haut und Zähne.

Iodmangel ist sehr häufig zu beobachten. Er kann einen Mangel an Schilddrüsenhormonen und damit allgemeine Erschöpfung, plötzliche Müdigkeitserscheinungen und Verstopfung verursachen.

Für Erwachsene beträgt die empfohlene Tagesdosis 120 bis 200 Mikrogramm Iod. In der Pubertät, während der Schwangerschaft sowie in der Stillzeit liegt der Bedarf etwas höher.

Welche Nahrungsmittel enthalten Iod?

- Meeresalgen sind außerordentlich iodreich: 700 mg je 100 g
- Sojabohnen
- geräucherter Hering
- Krusten- und Schalentiere
- iodiertes Speisesalz
- Knoblauch
- Trockenobst

Symptome eines Iodmangels

Iodmangel verursacht die Entstehung eines Kropfes, was früher in iodarmen Regionen (zum Beispiel in den Bergen) sehr häufig zu beobachten war. Fettleibigkeit, Erschöpfung, kalte Füße und Hände sowie eine Verlangsamung und Einschränkung psychischer Funktionen sind weitere mögliche Auswirkungen eines Iodmangels. Dazu kommt es jedoch nur bei einer täglichen Iodzufuhr von weniger als 30 bis 40 Mikrogramm über einen längeren Zeitraum.

KALIUM

Der Körper eines Erwachsenen von 70 kg enthält 170 g Kalium. Dieser Mineralstoff ist vor allem Bestandteil der Zellen, die 90 bis 93 % des gesamten Kaliums enthalten. Ebenso wie Natrium spielt

Kalium eine wichtige Rolle für die Durchlässigkeit der Zellmembranen. Es ist an der Regulation von neuromuskulärer Reizbarkeit und Muskelkontraktion beteiligt und daher auch wichtig für die einwandfreie Funktion des Herzens. Es ist unentbehrlich für die Verwertung von Proteinen und Kohlenhydraten.

Der geschätzte tägliche Mindestbedarf beträgt ungefähr 2 bis 3 g. In der Regel wird er über die Ernährung gedeckt, die im Durchschnitt 2 bis 4 g Kalium liefert.

Welche Nahrungsmittel enthalten Kalium?

Den höchsten Kaliumgehalt haben:

- Hülsenfrüchte
- Trockenobst und Ölfrüchte
- Fleisch und bestimmte Fischarten
- Gemüse (zum Beispiel Spinat und Kohl)
- Kartoffeln
- Schokolade
- Bananen, Grapefruits

Mögliche Folgen eines Kaliummangels

Bestimmte Medikamente und therapeutische Maßnahmen können einen Kaliummangel verursachen: langfristige Kortikoidbehandlung, harntreibende Medikamente, salzfreie Ernährung, Mißbrauch von Abführmitteln usw.

Zudem bewirkt jeder Magnesiummangel auch einen Kaliumverlust.

Mögliche Mangelerscheinungen sind Krämpfe in den Gliedmaßen oder sogar folgenschweres Herzflimmern. Anormale Muskelschwäche und allgemeine Erschöpfung können ebenfalls Anzeichen für einen Kaliummangel sein.

Das Schwitzen bei sportlichen Aktivitäten kann einen so hohen Verlust an Mineralien verursachen, daß es zu einer negativen Natrium-Kalium-Bilanz kommt, die zu Krämpfen und Herzstillstand führen kann. Eine wirksame Gegenmaßnahme besteht darin, kurz vor der körperlichen Anstrengung ein großes Glas Grapefruitsaft und während der Leistungserbringung eine Kaliumtablette in einem großen Glas Obstsaft zu trinken. Jogger sollten besonders auf einen möglichen Kaliumverlust achten.

Mögliche Folgen eines Kaliumüberschusses

Durch übermäßige Zufuhr bzw. chronische Niereninsuffizienz kann es zu Muskel-, Nerven- und Herz-Kreislaufstörungen, Ohrensausen, Taubheit, Verwirrtheit und Halluzinationen kommen.

Zu einem Kaliumüberschuß kommt es jedoch nur sehr selten und ausschließlich durch die Aufnahme zu hoher Dosen, insbesondere bei der Einnahme von Medikamenten zur Behandlung von Nebennieren- oder Niereninsuffizienz sowie von blutdrucksenkenden Wirkstoffkombinationen.

KUPFER

Kupfer ist nur in sehr geringen Mengen von 75 bis 150 mg im Organismus enthalten. Seine Wirksamkeit ist vom Vorhandensein anderer Mineralstoffe, insbesondere Zink, Mangan, Eisen und Magnesium, abhängig.

Die Leber weist den höchsten Kupfergehalt auf, an zweiter Stelle steht das Gehirn, während die anderen Organe und Gewebe wesentlich weniger Kupfer enthalten. Die Leber eines Neugeborenen enthält fast siebenmal mehr Kupfer als die eines Erwachsenen. Es dauert fünf bis fünfzehn Jahre, bis dieser Kupfergehalt auf das Niveau eines Erwachsenen sinkt.

Kupfer ist Bestandteil mehrerer Enzyme, insbesondere von Oxidasen.

Es ist an der Proteinsynthese, der Eisenresorption und der Bildung roter Blutkörperchen beteiligt. Es stimuliert das retikuloendotheliale System und wirkt dadurch bakteriellen und viralen Infektionen entgegen. Zudem reguliert es die Schilddrüsen- und Nebennierenfunktion.

Welche Nahrungsmittel enthalten Kupfer?

- Leber, Fleisch (mit Ausnahme von Rind und Hammel)
- Fisch, Krusten- und Schalentiere
- Hülsenfrüchte
- Pilze
- Vollkorngetreide
- Ölfrüchte sind die Nahrungsmittel mit dem höchsten Kupfergehalt

Man findet es auch in einigen grünen Gemüsesorten sowie in frischem Obst und Pfeffer. Milch, Milchprodukte und Weißbrot dagegen enthalten nur sehr wenig Kupfer.

Mögliche Folgen eines Kupferüberschusses

Die Kupfer- oder Eisenkonzentration im Körper kann auf Kosten der Zink-, Mangan- und Magnesiumwerte ansteigen und organische Störungen verursachen, die sich unter anderem in Schlaflosigkeit, Bluthochdruck, Arthrose, Depressionen oder ständiger Unruhe äußern. Ein Kupferüberschuß kann zudem die Entstehung verschiedener Lebererkrankungen fördern.

Ausreichende Dosen Zink und Vitamin C wirken einem zu hohen Kupfergehalt des Organismus entgegen.

LITHIUM

Lithium ist das Mittel schlechthin bei psychischen und emotionalen Störungen. Es hilft gegen Nervosität, Angstzustände, psychische Labilität, Reizbarkeit, Aggressivität, Erregungszustände, Gemütsschwankungen und Verhaltensstörungen (Manien, Zwangsvorstellungen), Depressionen, Gehemmtheit, Persönlichkeitsstörungen bei Kindern, Erwachsenen oder alten Menschen, Anpassungsschwierigkeiten in Familie oder Beruf usw.

Es fördert die Harnstoff- und Harnsäureausscheidung, lindert Bluthochdruck, bekämpft Übergewicht sowie Zellulitis und wirkt regulierend auf den Blutkreislauf. Wegen seiner Wirkung gegen nervöse Störungen und Kreislaufprobleme wird es insbesondere in der kritischen Phase der Menopause empfohlen. Bestimmte psychisch bedingte Hauterkrankungen oder mit zwanghaftem Kratzen verbundener Juckreiz (Pruritus) lassen sich erfolgreich mit Lithium behandeln.

Die empfohlene Tagesdosis beträgt 100 bis 200 Mikrogramm.

Vitamin E verstärkt die Wirkung von Lithium. Zur Behandlung von Schlaf- und Gedächtnisstörungen kann Lithium gemeinsam mit Aluminium eingesetzt werden; bei psychisch bedingter Schlaflosigkeit sollte es mit Kupfer, Gold und Silber kombiniert werden.

Welche Nahrungsmittel enthalten Lithium?

In natürlicher Form ist es in Vollkornprodukten und Samenkörnern enthalten.

MAGNESIUM

Die biologische Bedeutung von Magnesium ist seit einigen Jahren wieder Gegenstand groß angelegter Forschungen diesseits und jenseits des Atlantik. Über 70 % des im Organismus enthaltenen Magnesiums sind, in Kombination mit Calcium und Phosphor, in den Knochenmineralien gebunden. Die übrigen 30 % befinden sich im weichen Körpergewebe (Muskeln, Eingeweide, Nervengewebe) und der Körperflüssigkeit.

Magnesium ist notwendig für die Produktion und Übertragung von Energie, die Muskelkontraktion, die Proteinsynthese und die Erregbarkeit der Nervenzellen. Der Magnesiumstoffwechsel ist eng mit dem Calcium-, Phosphor- und Kaliumstoffwechsel verbunden.

Einige Bestandteile der täglichen Ernährung können die Verwertung von Magnesium beeinträchtigen oder den Bedarf an diesem Mineralstoff erhöhen, so zum Beispiel Calcium, Proteine, Zucker und Phosphate. Alkohol und Streß verursachen ebenfalls einen Magnesiumverlust.

Für Erwachsene beträgt die empfohlene Tagesdosis 5 mg je Kilogramm Körpergewicht, also 350 mg bei einem Erwachsenen von 70 kg. Schwangere und stillende Frauen haben einen erhöhten Magnesiumbedarf (400 mg). Sportler und sehr aktive Menschen benötigen ebenfalls eine höhere Tagesdosis von etwa 500 bis 600 mg.

Welche Nahrungsmittel enthalten Magnesium?

- Kakao, Schokolade
- Vollkornprodukte (Vollkornbrot, Naturreis usw.)
- Ölfrüchte
- Weichtiere
- Hülsenfrüchte

Symptome eines Magnesiummangels

Zu einem Magnesiummangel kommt es häufig während einer Schlankheitsdiät, weil Nahrungsmittel mit einem hohen Magnesiumgehalt in den meisten Fällen sehr kalorienreich sind. Ein Magnesiummangel ist auch bei Schwangeren, stillenden Müttern, Alkoholikern sowie bei Unterernährung und bestimmten Erkrankungen (eingeschränkter Resorptionsfähigkeit des Darms, Bauchspeicheldrüsenentzündung, Diabetes, Unterfunktion der Nebenschilddrüsen, Schilddrüsenüberfunktion usw.) zu beobachten.

Symptome eines Magnesiummangels sind allgemeine Erschöpfung, neuromuskuläre Übererregbarkeit mit Krämpfen, Tetanie und Tachykardie (Herzrhythmusstörungen mit einem Anstieg der Herzfrequenz), Angstzustände, Muskelschmerzen und Spasmophilie.

Magnesium lindert häufig Spasmophilie und macht damit sehr viele in diesen Fällen verabreichte Medikamente, insbesondere Beruhigungsmittel, Calciumpräparate usw., überflüssig.

MANGAN

Mangan wird langsam und nur schwer über die Dünndarmwand aufgenommen. Lediglich ein geringer Anteil des mit der Nahrung aufgenommenen Mangans gelangt in die Blut- und Lymphbahn. Es wird grundsätzlich in der Leber gespeichert.

Mangan ist notwendig für die Funktion bestimmter Enzyme, insbesondere derjenigen, die an der Verwertung der Vitamine B1, B8 und C sowie am Kohlenhydrat- und Fettstoffwechsel beteiligt sind. Es ist mitverantwortlich für die Fortpflanzung (Bildung von Sexualhormonen), das Funktionieren des Nervensystems sowie das Knochenwachstum und spielt eine Rolle bei Gelenkerkrankungen.

Der Manganspiegel nimmt mit dem Alter ab; zahlreiche Formen der Demineralisation (Verarmung des Körpers an Mineralien) sind also nicht ausschließlich auf einen Calciumverlust zurückzuführen.

Über den Tagesbedarf an Mangan liegen nur unzureichende Kenntnisse vor. Er soll bei etwa 3 bis 7 mg liegen. Nahrungsergänzungen können bis zu 10 mg Mangan enthalten.

Welche Nahrungsmittel enthalten Mangan?

- Walnüsse
- Vollkornprodukte
- grünes Blattgemüse

Symptome eines Manganmangels

Sie sollten Ihre Ernährung mit den genannten manganhaltigen Nahrungsmitteln ergänzen, wenn Sie ohne ersichtliche Ursache an verschiedenen Allergien leiden oder eine empfindliche Bauchspeicheldrüse haben.

Sportler mit Meniskus- und Knieverletzungen im allgemeinen sollten ebenfalls Mangan zu sich nehmen.

Ein Mangel an Mangan (und Zink) ist mitverantwortlich für die bekannten Wachstumsschmerzen bei Kindern, Gelenk- und Rückenbeschwerden sowie Polyarthritis. Gleichgewichtsstörungen aufgrund von Schädigungen des Innenohrs sowie Sterilität, Diabetes, Allergien und allgemeine Erschöpfung können unter Umständen ebenfalls auf einen Manganmangel zurückgeführt werden.

NATRIUM

Natrium ist hauptsächlich im Blut und in der Extrazellulärflüssigkeit (der außerhalb der Zellen befindlichen Flüssigkeit) enthalten. Kalium dagegen befindet sich innerhalb der Zellen.

Das zum Würzen von Lebensmitteln verwendete Kochsalz ist Natriumchlorid, das zu 40 % aus Natrium besteht (1 g Salz enthält 400 mg Natrium).

Natrium ist überaus wichtig für einen ausgeglichenen Wasserhaushalt des Organismus. Ödeme an den unteren Gliedmaßen und morgendliche Tränensäcke unter den Augen sind häufig alarmierende Zeichen für eine zu salzreiche Ernährung und damit für drohenden Bluthochdruck.

Welche Nahrungsmittel enthalten Natrium?

Folgende Nahrungsmittel enthalten sehr viel Natrium und sollten daher nur in Maßen konsumiert werden:

- Salz
- Meeresalgen
- geräuchertes Fleisch bzw. Fisch
- Wurstwaren
- Oliven
- Krabben
- industriell hergestellte Saucen
- Mineralwasser von Vichy
- Gewürzgurken, Kapern, Salzgebäck, Fischeier usw.

Symptome eines Natriummangels

Natriummangel entsteht ausschließlich in Ausnahmesituationen: bei Durchfall, Erbrechen, starkem Schwitzen, akuter Nebenniereninsuffizienz, chronischer Nierenentzündung sowie bei salzfreier Ernährung und Einnahme von harntreibenden Medikamenten (Diuretika). In der Folge kommt es zu übermäßigen Wasseransammlungen in den Zellen mit gleichzeitiger Dehydratation der Extrazellulärflüssigkeit.

NICKEL

Früher wurden körperliche Schädigungen meist durch die Einnahme von zuviel Nickel verursacht. Ein Nickelüberschuß führt zu Leber- und Hauterkrankungen. Heutzutage treten ebenso oft äußerliche Vergiftungen in Form von Kontaktekzemen auf, da Nickel in vielen gebräuchlichen Gegenständen enthalten ist, wie zum Beispiel in Geldmünzen, Brillengestellen, Küchengeräten, Nadeln, Modeschmuck und Ohrringen.

Unser Körper enthält 10 mg Nickel, das an zahlreichen Reaktionen beteiligt ist.

Nickel ist Bestandteil der Nukleinsäuren (DNA und RNA) und damit offensichtlich notwendig für den Erhalt der Struktur des Zellkerns. Es ist an der Verwertung von Kohlenhydraten und ihrer Speicherung in der Leber sowie am Fettstoffwechsel beteiligt.

Nickel ist außerdem ein Antagonist des Adrenalins, übt also genau die entgegengesetzte Wirkung dieses Hormons aus: Es wirkt blutdrucksenkend und beruhigend auf das Herz und ist daher bei Bluthochdruck zu empfehlen.

Die tägliche Nickelzufuhr liegt in der Regel bei 0,2 bis 0,5 mg. Diese Menge genügt offensichtlich zur Deckung unseres Bedarfs. Die Nickelresorption des Organismus muß jedoch in irgendeiner Weise beeinträchtigt werden können, da in Haaranalysen sehr häufig ein Mangel festgestellt wird. Bei Eisenmangelanämien verstärkt eine Kombination aus Nickel und Cobalt die Eisenresorption.

Welche Nahrungsmittel enthalten Nickel?

Pflanzliche Lebensmittel (Obst, Gemüse, Getreide, Hülsenfrüchte, Schwarztee und Kakao) weisen einen höheren Nickelgehalt auf als tierische.

PHOSPHOR

Nach Calcium ist Phosphor das im Organismus am stärksten vertretene Mineral. Der Körper eines Erwachsenen von etwa 70 kg enthält ungefähr 700 g Phosphor, davon sind 600 g im Skelett gebunden. Phosphor ist an der Zellbildung sowie am Zell- und Energiestoffwechsel beteiligt und bildet gemeinsam mit Calcium die mineralische Knochensubstanz in Form von Tricalciumphosphat.

Der Bedarf an Phosphor bewegt sich in der gleichen Größenordnung wie der an Calcium, also 800 mg pro Tag beim Erwachsenen. Bei Jugendlichen und Schwangeren sowie in der Stillzeit ist der Bedarf erhöht.

Welche Nahrungsmittel enthalten Phosphor?

- Käse
- Eigelb
- Ölfrüchte
- Hülsenfrüchte
- Schokolade
- Fisch (Sardinen, Thunfisch usw.), Krusten- und Schalentiere
- Fleisch

Da in Wurstwaren und industriell hergestellten Lebensmitteln zuviel Phosphor (in Form von Salzen, den sogenannten Phosphaten) enthalten ist, sollten Sie den Verzehr dieser Nahrungsmittel einschränken. Dieser Verzicht kommt sowohl Ihrer Figur als auch Ihren Knochen zugute.

Symptome eines Phosphormangels

Zu den Symptomen eines Phosphormangels gehören körperliche und nervliche Erschöpfung, Erschlaffung der Muskulatur bis hin zu Atemstillstand, Blutarmut und zunehmende Krankheitsanfälligkeit.

Mögliche Ursachen für einen mangelnden Phosphatgehalt des Blutes sind Alkoholismus, Antazida (Medikamente zur Neutralisierung der Magensalzsäure), Barbiturate (Schlaf- und Beruhigungsmittel), Schwangerschaft und D-Avitaminose.

Mögliche Folgen eines Phosphorüberschusses

Heute werden bestimmten industriell hergestellten Lebensmitteln (Wurstwaren, Schmelzkäse, Dessertcremes, Getränken usw.) Phosphate zugesetzt, was einen Phosphatüberschuß in unserer Nahrung verursacht. Dieser Überschuß kann bei Kindern Verhaltensstörungen verursachen. Zudem kann er zu einer erhöhten Calciumausscheidung aus den Knochen und damit zu Osteoporose führen.

SCHWEFEL

Schwefel ist Bestandteil bestimmter Aminosäuren und der Vitamine des B-Komplexes. Er ist an zahlreichen Stoffwechselvorgängen beteiligt und beeinflußt insbesondere das Bindegewebe und die Sauerstoffaufnahme des Gehirns. Dank seiner oxidationshemmenden Eigenschaften wirkt er dem Alterungsprozeß des Gehirns entgegen und schützt die Gelenke vor Arthrose.

Schwefel hat eine allgemein desensibilisierende Wirkung und ist, ebenso wie Mangan, ein Antiallergikum. Er ist Bestandteil zahlreicher Medikamente gegen Hauterkrankungen, allergische Reaktionen, Migräne, Rheumatismus sowie Störungen von Leber und Gallenblase. Zudem lindert er Erkrankungen der Atemwege wie Asthma, Bronchitis, chronische Kehlkopfentzündung, Nasenschleimhautentzündung (Schnupfen) usw.

Schwefel tonisiert die Haut und macht das Haar weicher; ein Mangel dagegen verursacht brüchige, matte und empfindliche Haare und Nägel.

Welche Nahrungsmittel enthalten Schwefel?

- Eiweiß: Fleisch, Fisch, Eier, Milch und Milchprodukte
- Dörrbohnen
- Zwiebeln und Knoblauch

SELEN

Zahlreiche in Großbritannien und den USA durchgeführte wissenschaftliche Forschungen und Publikationen machten deutlich, daß Selen für den Organismus von ebenso großer Bedeutung ist wie Vitamin C.

Es bekämpft den Alterungsprozeß in all seinen Erscheinungsformen; es besitzt krebshemmende Eigenschaften und schützt vor Herz-Gefäß-Erkrankungen. Selen stimuliert das Immunsystem und schützt den Organismus vor Vergiftungen durch Metalle, Alkohol, Tabakrauch und andere Schadstoffe in der Luft. Es bewahrt die Elastizität der Haut, steigert die sexuelle Leistungsfähigkeit des Mannes und wirkt der Entstehung von grauem Star entgegen, kann letzteren aber auch auslösen, wenn es in zu hohen Dosen eingenommen wird.

Regelmäßige Selenkuren schützen vor degenerativen Erkrankungen und verlangsamen den Alterungsprozeß.

Für Erwachsene beträgt die empfohlene Tagesdosis 50 bis 150 Mikrogramm, für Kinder weniger als 50 Mikrogramm.

Welche Nahrungsmittel enthalten Selen?

- Weizenkeimlinge und Vollkornprodukte (Vollkornweizen und Naturreis)
- Zwiebeln
- Hefe
- Ananas
- Fleisch

Die in Nahrungsmitteln enthaltene Selenmenge ist abhängig von der Bodenqualität. In ehemaligen Gletscherregionen wurde dem Boden durch die Schmelze nach und nach das gesamte Selen (ebenso wie Zink, Schwefel und Iod) entzogen.

Mögliche Folgen eines Selenmangels

Die Bewohner von Regionen mit selenarmem Boden sind anfälliger für Krebs und Herz-Gefäß-Erkrankungen.

SILBER

Silber ist seit langem für seine antiseptische Wirkung bekannt. Dieses Spurenelement wirkt der Vermehrung von Infektionserregern entgegen und verbessert dank seiner fiebersenkenden Wirkung in jedem Fall den Zustand des Kranken. Es bekämpft Bakterien auf wirkungsvolle Weise und unterstützt Kupfer und Gold in ihrer infektionshemmenden Wirkung ausgesprochen gut. Diese drei Spurenelemente wirken zusammen wie ein natürliches Antibiotikum. Sie lassen Infektionen abklingen, stärken die körpereigenen Abwehrkräfte und können bei allen infektionsbedingten Beschwerden regelmäßig eingenommen werden.

Bei Infektionen der weiblichen Geschlechtsorgane, Blutvergiftung (Sepsis) und Lungenentzündung wird Silber in Verbindung mit Selen verabreicht. Bei einer infektiösen Entzündung der Herzinnenhaut (Endokarditis) wird es in Verbindung mit Phosphor eingesetzt. Bei Typhuserkrankungen, Wundrose (Erysipel), schwerem Scharlach, akutem Gelenkrheuma sowie entzündlichem Rheuma empfiehlt sich die kombinierte Einnahme von Silber, Kupfer und Mangan. Grippale Infekte und ihre Komplikationen lassen sich mit einer Kombination aus Silber und Kupfer, Angina, Entzündungen der Nasen- und Rachenschleimhaut sowie der Lunge mit Silber, Kupfer, Gold und Mangan behandeln.

SILICIUM

Der menschliche Organismus enthält ungefähr 18 g Silicium. Gemeinsam mit Calcium ist dieses Spurenelement an der Bildung der Knochen und des Bindegewebes beteiligt, wobei es unter anderem für den Zusammenhalt der Kollagen- und Elastinfasern sorgt. Man könnte es als eine Art „Zellzement“ bezeichnen, der dem Alterungsprozeß des Organismus entgegenwirkt. Silicium kräftigt die Knochen und beschleunigt die Heilung von Brüchen, fördert die Gesundheit von Haut, Nägeln und Haaren, stärkt das Bindegewebe und wirkt damit indirekt Zellulitis entgegen.

Wegen seiner stark harntreibenden Wirkung wird Silicium Frauen empfohlen, die an Wasserretention oder Zellulitis leiden.

Eine Nahrungsergänzung mit Silicium ist unentbehrlich für Osteoporosepatienten (noch besser ist eine vorbeugende Einnahme), da es die Bindung von Calcium fördert. Bei Heranwachsenden, die häufig unter Gelenkproblemen leiden, sind regelmäßige Siliciumkuren erforderlich.

Silicium fördert die Tätigkeit der endokrinen Drüsen, unterstützt so die Entwicklung von Jugendlichen sowie das Gleichgewicht des Nervensystems. Es wirkt zerebraler Atonie und verminderter intellektueller Leistungsfähigkeit entgegen. Es unterstützt die Heilung von Warzen (in Kombination mit Magnesium und Aluminium), Knochenentzündungen und Drüsenerkrankungen, erhöht den Wassergehalt in Haut und Schleimhäuten, fördert die Wundheilung von Haut und Knochengewebe und lindert prostatabedingte Miktionsbeschwerden (Prostatismus). Es wirkt zudem einem erhöhten Cholesterinspiegel und Bluthochdruck entgegen.

Welche Nahrungsmittel enthalten Silicium?

In Form von Kieselsäure ist Silicium in Pflanzen mit widerstandsfähigen Stengeln und Blättern, wie zum Beispiel Schachtelhalm, sowie in Obstschalen und Getreidehülsen, Zwiebeln, Knoblauch und Schalotten enthalten. Es gibt auch Gels auf der Basis organischen Siliciums, das vom Organismus leichter verwertet werden kann.

ZINK

Zink ist nur in sehr geringen Mengen im Körper enthalten: 300 mg je Kilogramm Körpergewicht, bei einem Erwachsenen also 1,7 bis 2,4 g.

Dieses essentielle Spurenelement ist Bestandteil von über achtzig Enzymen und damit an allen wichtigen Stoffwechselvorgängen beteiligt, wie zum Beispiel am Fett-, Kohlenhydrat-, Protein- und Nukleinsäurestoffwechsel.

Unter Streß steigt der Zinkbedarf.

Welche Nahrungsmittel enthalten Zink?

- Austern (sehr zinkreich)
- Fisch, Krusten- und Schalentiere
- Lamm-, Pferde- und Kalbfleisch
- Innereien (Leber)
- Vollkorngetreide
- Hülsenfrüchte
- Kürbiskerne
- Eigelb

Symptome eines Zinkmangels

Zinkmangel wurde in Ländern beobachtet, in denen die Nahrung sehr viel Phytinsäure enthält (Iran, Ägypten). Er äußert sich in Wachstumsstörungen, manchmal sogar in Minderwuchs, einer verlangsamten sexuellen Entwicklung sowie in Hautreizungen, die mit der Aufnahme von Zink verschwinden.

Im Westen wurden die Symptome eines Zinkmangels bei Menschen beobachtet, die an Leberinsuffizienz oder schweren Infektionen leiden oder starker körperlicher Belastung ausgesetzt sind (schwere Verbrennungen, Herzinfarkt, schwere Operationen, Brüche großer Knochen usw.).

* * *

Es ist also wichtig, auf die Zusammensetzung der Nahrungsmittel zu achten, um ein harmonisches Gleichgewicht all dieser Energiequellen zu schaffen. Es geht nicht um Mengen, sondern um Proportionen. Die Mengen variieren von Mensch zu Mensch, die Proportionen jedoch bleiben gleich.

WEITERE WICHTIGE ASPEKTE DER ERNÄHRUNG

Die ausgeglichene Verteilung der Mahlzeiten über den ganzen Tag ist ebenfalls von sehr großer Bedeutung. Jede Mahlzeit hat ihre eigene Aufgabe: Das Frühstück muß nahrhaft sein, das Mittagessen muß alle Energielieferanten in vernünftigen Mengen enthalten, das Abendessen sollte leicht und bekömmlich sein. Eine ausgeglichene Ernährung beugt körperlicher Erschöpfung vor, die allen Krankheiten Tür und Tor öffnet!

- In den westlichen Industrieländern ist das Frühstück häufig gar keine Mahlzeit, sondern besteht lediglich aus einer hastig getrunkenen Tasse Kaffee oder Tee. Dieses unzureichende „Frühstück" genügt nicht, um der Müdigkeit am späten Vormittag vorzubeugen, die infolge eines Absinkens des Blutzuckerspiegels (Hypoglykämie) entsteht. Sie führt zu Gähnattacken, Magenkrämpfen, manchmal sogar zu einem Gefühl allgemeinen Unwohlseins (Übelkeit). Sie vermindert deutlich die Leistungs- und Konzentrationsfähigkeit. Bei körperlicher Arbeit oder beim Autofahren kann sie sogar zu Unfällen führen. Auf den Skipisten steigt die Zahl der Stürze gegen 11 Uhr eindeutig an, wenn die Skifahrer erschöpft sind und ihre Aufmerksamkeit aufgrund der entstehenden Hypoglykämie nachläßt.

  Wird das Frühstück täglich zu spät eingenommen, im Stehen, kurz vor dem Verlassen des Hauses, kann es zudem keinen morgendlichen Stuhlgang bewirken. In der Folge kommt es zu Verstopfung.

- Das Mittagessen wird ebenfalls häufig unter schlechten Bedingungen, bei Lärm und Hektik in Restaurants oder Kantinen heruntergeschlungen. Dieses Problem gibt es auch bei Kindern. Wer unter Druck steht und übererregt ist, schlingt, ohne richtig zu kauen, zuviel schwerverdauliche Nahrung in sich hinein: Eine solche Mahlzeit macht schläfrig und erfordert viel Energie für die Verdauung.

Manchmal beschränkt sich das Mittagessen auf ein Sandwich oder sogar nur auf eine Tasse Kaffee. Dieses andere Extrem bringt den Organismus ebenfalls vollständig durcheinander.

- Das Abendessen ist wichtig. Es muß appetitlich, nahrhaft und leicht verdaulich sein. Die Qualität des Schlafes hängt davon ab (verdauungsbedingte Schlaflosigkeit ist weit verbreitet). Essen Sie langsam, und genießen Sie diesen Augenblick der Entspannung und Geselligkeit. Wird das Abendessen zugunsten des Fernsehens ausgelassen, beschließen Sie den Tag unter schlechten Bedingungen. Sie setzen sich Erschöpfungszuständen und dadurch allen möglichen Krankheiten aus, da ein geschwächter Körper zu wenig Widerstandskraft hat.

Bei vielen Menschen funktioniert zudem die Ausscheidung nicht richtig, da sie zu wenig oder das Falsche trinken. Es ist sehr wichtig, tagsüber ausreichend Flüssigkeit zu sich zu nehmen; optimal wären 1,5 bis 2 Liter täglich. Besonders Frauen trinken oft zu wenig, was langfristig zu Verstopfung, Blasenentzündung oder Bildung von Nierensteinen führt.

Bei alkoholischen Getränken ist große Vorsicht geboten. Biologisch betrachtet ist Alkohol ein sehr schlechter Nährstoff: Er verbrennt nützliche Proteine, beeinträchtigt die Leberfunktion und bewirkt eine Erhöhung der Blutfettwerte (insbesondere der Triglyzeride). Ein oder zwei Aperitifs, 0,5 oder 1 Liter Bier oder Wein täglich sind jedoch nur allzu häufig an der Tagesordnung. „Ein kleiner Whisky“ wirkt kurzfristig aufputschend und verursacht eine gewisse Euphorie; beim nächsten Mal jedoch verspüren Sie eine leichte Müdigkeit, die nach einem zweiten Gläschen verlangt. Alkohol ist ein hinterlistiger, falscher Freund, der Sie nach und nach zerstört.

DAS SÄURE-BASEN-GLEICHGEWICHT

Ein „gesunder“ Organismus verfügt über ein gutes Entschlackungssystem, das heißt Organe wie Niere, Lunge, vor allem die Leber, aber auch Haut und Darm sind in der Lage, alle Schlackenstoffe restlos auszuscheiden. Ihre Reinigungskraft ist verblüffend. Wenn sie nicht ständig überlastet sind, scheiden sie alle vom Organismus nicht benötigten Substanzen aus, insbesondere die aus dem Stoffwechsel hervorgehenden sauren Rückstände. Um funktionieren zu können, produziert der Organismus Säuren, für deren Ausscheidung physiologische Mechanismen zuständig sind.

Eine Ernährung mit zu vielen Proteinen aus Fleisch und zu wenig Gemüse und Rohkost fördert eine Übersäuerung des Organismus. Eine sitzende Lebensweise beeinträchtigt ebenfalls die Ausscheidungsfunktionen des Körpers.

Säurebildende Nahrungsmittel

Proteine liefern verschiedene Säuren (Schwefelsäure, Phosphorsäure, Salzsäure, Salpetersäure, Harnsäure). Säurebildende Nahrungsmittel sind jedoch auch ein wesentlicher Bestandteil unserer Ernährung, da die darin enthaltenen Aminosäuren Voraussetzung für das Funktionieren unseres Organismus sind. Wichtig ist, diese Nahrungsmittel in Maßen zu essen. Die meisten Menschen nehmen zu viele Proteine zu sich: 50 g Eiweiß täglich würden genügen. Ein Mensch, der harte körperliche Arbeit verrichtet, verarbeitet eine proteinreiche Ernährung besser als jemand, der eine sitzende Tätigkeit ausübt.

Aus in Milch oder Milchprodukten (Käse, Joghurt) enthaltenen Aminosäuren entstehen nur wenig säurebildende Elemente.

Bei der Verwertung von Aminosäuren aus anderen tierischen Proteinen (Fleisch, Geflügel, Fisch usw.) dagegen entstehen Phosphor- und Schwefelsäure sowie Purine, aus denen wiederum Harnsäure gebildet wird. Diese Proteine sind stark säurebildend. Ein übermäßiger Verzehr tierischer Proteine führt häufig zu Gichtarthritis und Nierensteinen.

Getreide wirkt ebenfalls säurebildend.

Nahrungsmittel, die Alkaloide enthalten, wie Kaffee, Schwarztee (Coffein) oder Kakao (Theobromin), sind auch reich an Purinen und damit säurebildend. Dasselbe gilt für weißen Zucker, Weißmehl und daraus hergestellte Erzeugnisse sowie raffinierte Fette.

Säurebildende Nahrungsmittel bewirken einen Mineralstoffverlust des Körpers.

Die wichtigsten säurebildenden Lebensmittel sind:

- Erdnüsse
- Spargel, Artischocken, Rosenkohl
- Hühnereiweiß

- fette Fleischbrühe
- Wurstwaren und Innereien wie Leber, Nieren und Hirn
- Weißmehl und daraus hergestellte Erzeugnisse: Teigwaren, Weißbrot, Zwieback, Gebäck usw.
- würziger, gereifter Käse
- gehärtete Fette
- raffinierte Öle
- Hülsenfrüchte: Linsen, Erbsen, weiße Bohnen usw.
- Grieß
- Zucker
- Alkohol, Schwarztee, Kaffee, Schokolade
- Fleisch, Geflügel, Wild, Fisch

Alkalisierende Nahrungsmittel

Gemüse und Obst sind in der Regel alkalisierend. Milch ist relativ basisch, sie sollte jedoch vor allem als Joghurt oder Dickmilch genossen werden.

Der Verzehr dieser Nahrungsmittel ist deshalb empfehlenswert, weil sie viele Mineralsalze enthalten.

Kartoffeln, besonders gedämpfte, sind reich an nützlichen Basen. Auch Kastanien sind stark alkalisierend. Sie passen gut zu jedem Gemüse und speziell zu Kohl.

Die wichtigsten alkalisierenden Nahrungsmittel sind:

- Blatt- und Wurzelgemüse
- Eigelb
- Gemüsesaft und -suppe
- Gewürzkräuter: Petersilie, Schnittlauch, Thymian, Oregano, Rosmarin
- Kartoffeln
- Kastanien
- Joghurt
- Kondensmilch ohne Zuckerzusatz
- Molke in Pulverform
- Trockenmilch
- Dickmilch (frisch)
- Obst und Obstsäfte
- Sojabohnen und Sojaprodukte
- Stengelgemüse (mit Ausnahme von Spargel)
- Zwiebeln, Knoblauch

Achtung, es gibt Ausnahmen!

Bestimmte Gemüsearten wie Spargel, Artischocken und Rosenkohl sind säurebildend. Sie müssen mit stark basischen Nahrungsmitteln wie Kartoffeln oder Kastanien kombiniert werden. Für Menschen mit empfindlichem Magen oder Kranke sind sie nicht empfehlenswert.

Hülsenfrüchte sind in der Regel säurebildend, mit Ausnahme der basischen Sojabohnen.

Ölfrüchte sind mit wenigen Ausnahmen basisch, Erdnüsse wegen ihres hohen Harnsäuregehaltes jedoch stark säurebildend.

Zu alte oder qualitativ minderwertige Butter sowie Erdnußöl sind ebenfalls stark säurebildend.

Nahrungsmittel mit einem ausgeglichenen Säure-Basen-Verhältnis

Bestimmte Nahrungsmittel verfügen über ein ausgeglichenes Säure-Basen-Verhältnis:

- frische Walnüsse
- frische, qualitativ hochwertige Butter
- Getreidekeimlinge
- grüne Bohnen
- Hirse und Hirseprodukte
- süße Erbsen
- Vollkornprodukte
- Vollkornroggenbrot und -teigwaren
- Vollzucker (eingedämpfter Zuckerrohrsaft)

All diese Nahrungsmittel sind leicht säurebildend, stellen jedoch eine hervorragende Grundlage für eine ausgewogene Ernährung dar. Die leichte Säurebildung ist durch die Zugabe von Gewürzkräutern und kaltgepreßten Ölen leicht zu kompensieren.

NUTZEN UND RISIKEN EINER VEGETARISCHEN ERNÄHRUNGSWEISE

Eine Studie, die über einen Zeitraum von 12 Jahren an 5.000 Fleischessern und 6.115 Vegetariern durchgeführt wurde, ergab bei den Vegetariern eine um 40 % niedrigere Krebsrate sowie eine geringere

Herzinfarkthäufigkeit. Die Sterblichkeit lag bei den Fleischessern, unabhängig von der Todesursache, um 20 % höher. Eine aus Gemüse, Obst, Getreide und Ölpflanzen bestehende Ernährung sorgt für niedrigere Blutdruck- und Cholesterinwerte sowie für eine höhere Konzentration von Antioxidantien im Blut.

Ist die vegetarische Kost aber nicht ausgewogen genug, kann es zu Mangelerscheinungen kommen. Durch übertriebenen Obstgenuß beispielsweise kann es in Magen und Darm zu Gärungsprozessen kommen, in deren Verlauf sich vermehrt Säuren bilden (Übersäuerung) und dem Körper Mineralstoffe entzogen werden. In einigen Fällen wird Fleisch durch zu große Mengen an Getreideprodukten ersetzt. Eine mögliche Folge ist die Abnahme der muskulären Spannkraft sowie eine Neigung zur Gewichtszunahme – bei einigen Vegetariern besteht sogar eine erhöhte Diabetesanfälligkeit.

Auch ein Mangel an Zink und Magnesium kann auftreten, wodurch die nervliche Widerstandskraft geschwächt wird. Herzschwäche, chronische Migräne und Funktionsstörungen der Geschlechtsorgane (insbesondere bei Zinkmangel) sind weitere möglich Folgen.

Eiweißmangel ist häufig darauf zurückzuführen, daß viele Vegetarier den Verzehr von Eiern wegen einer angeblich leberschädigenden Wirkung ablehnen. Dieser Irrglaube muß berichtigt werden. Eier aus kontrollierter Haltung sind Nahrungsmittel mit hohem biologischen Wert, die sich günstig auf die Leberzellen auswirken. Dagegen kann übermäßiger Kohlgenuß das Gleichgewicht der Schilddrüse durcheinanderbringen. Gleiches gilt für den übertriebenen Verzehr von Mais.

Nicht zu vergessen sind Keimlinge und Sprossen, die vor allem bei Vegetariern ein fester Bestandteil der meisten Mahlzeiten sein sollten.

NATÜRLICHE „ANTI-NÄHRSTOFFE“

Die Zusammensetzung eines Nahrungsmittels läßt nicht immer Rückschlüsse auf dessen tatsächliche physiologische Verwertbarkeit zu. Zahlreiche alltägliche Nahrungsmittel enthalten im Rohzustand neben wichtigen Nährstoffen auch Substanzen, die die Aufnahme eben dieser Stoffe behindern oder gar unmöglich machen. Aufgrund dieser negativen Einwirkung auf die Verwertung bestimmter Nährstoffe (Metabolismus) heißen diese Substanzen Antimetabolite.

Hier einige Beispiele:

- Die im Hühnereiweiß enthaltenen Trypsininhibitoren (Antitrypsin) bewirken, daß dieses (obwohl es Proteine von hoher Qualität enthält) im Rohzustand absolut unverdaulich ist. Beim Kochen wird das Antitrypsin zerstört. In der Praxis bedeutet das, daß Hühnereiweiß stets in gekochtem, ausgeflocktem Zustand verzehrt werden muß.
- Die in roher Milch enthaltenen, sehr wirksamen Trypsininhibitoren werden ebenfalls durch Hitze zerstört (Aufkochen, Ultrahocherhitzen). Daher kann der Genuß roher Milch bei Menschen, die gekochte Milch gut vertragen, Verdauungsbeschwerden verursachen. Die Trypsininhibitoren werden auch durch den Gärungsprozeß bei der Käseherstellung zerstört.
- In zahlreichen proteinreichen pflanzlichen Nahrungsmitteln (Sojabohnen, grünen Bohnen, Linsen, Getreide usw.) sind Trypsininhibitoren enthalten, die ebenfalls durch Hitze und Gärung zerstört werden. Sie verschwinden auch, wenigstens zum Teil, bei der Keimung.

Antivitamine (Vitaminantagonisten) können Vitamine direkt in den Nahrungsmitteln, aber auch während des Verdauungsprozesses zerstören. So enthält zum Beispiel Fisch manchmal das Enzym Thiaminase, welches das Vitamin B1 (Thiamin) zerstört. Auch dieses Enzym ist jedoch hitzeempfindlich.

In Mais ist ein Vitaminantagonist enthalten, der den PP-Faktor (Niacin) unwirksam macht. Er wird durch einige traditionelle, mit Gärung verbundene Arten der Zubereitung (zum Beispiel bei den mexikanischen Tortillas) zerstört, nicht aber bei der Herstellung von Polenta.

Bestimmte Antihormone verursachen Hormonstörungen. Ursache sind einige Nahrungsmittel (Kohlrüben, Kohl), die, wenn sie von Tieren in großen Mengen verzehrt werden, bei den Konsumenten am Ende der Nahrungskette durch Beeinflussung der Schilddrüsenfunktion die Entstehung eines Kropfes verursachen können.

Einige Substanzen hemmen die Aufnahme von Mineralstoffen über den Darm. Die in Sauerampfer, Sauerklee, Spinat, Rhabarber, Kakao usw. enthaltene Oxalsäure zum Beispiel kann Calcium, Eisen, Zink usw. präzipitieren (komplex binden) und so deren Resorption vermindern. Kaffee behindert ebenfalls die Eisenresorption.

Die in Getreidekleie enthaltene Phytinsäure kann Calcium und andere Mineralstoffe präzipitieren und damit unlöslich machen. Bestimmte Enzyme, sogenannte Phytasen, sind jedoch in der Lage, die Phytinsäure zu spalten, zum Beispiel mit Hilfe von Mikroben in der Darmflora, bei der Gärung des Teiges von Vollkorn- oder Mischbrot unter Verwendung von Sauerteig oder auch bei der Keimung.

Die Zusammensetzung eines Nahrungsmittels erlaubt also keine Rückschlüsse auf dessen tatsächliche physiologische Verwertbarkeit. Um ihren vollen Nährwert entfalten zu können, müssen einige Nahrungsmittel Veränderungen unterzogen werden: Kochen, Gärung, Keimen usw.

Nur eine vielseitige Ernährung mit rohen, gekochten, gekeimten, fermentierten usw. Lebensmitteln kann eine Versorgung mit allen wichtigen Nährstoffen gewährleisten.

REIZSTOFFE IN NAHRUNGSMITTELN

Unser Körper kann sich nur dann gegen Angriffe von außen wehren, wenn die Darmschleimhaut gesund ist. Einige natürliche oder synthetische Lebensmittel können Allergien oder Pseudoallergien auslösen, die sich in Verdauungsstörungen äußern.

Bestimmte Keime wie zum Beispiel der Hefepilz *Candida albicans*, medikamentöse Substanzen wie Aspirin, einige Abführmittel sowie manche Nahrungsmittel können Unverträglichkeitsreaktionen begünstigen oder verstärken.

Nahrungsmittelreizstoffe sind bestimmte Inhaltsstoffe von Getränken und Nahrungsmitteln sowie Zusatzstoffe. Hierzu gehören Kaffee, Schwarztee, Alkohol und Essig; Gewürze; Natriumnitrit, Sulfite, Lektine und Stärke.

Verschiedene Faktoren können beim Auftreten einer allergischen Reaktion zusammenwirken. Ein möglicher Auslöser ist der gleichzeitige Genuß von Erdnüssen, Haselnüssen und Alkohol.

Ein Konservierungsstoff wie Natriumnitrit (dient als Pökelsalz bei Wurstwaren) greift die oberste Schleimhautschicht (Epithel) der Verdauungsorgane an.

Die in Nahrungsmitteln enthaltene Stärke kann bei übermäßigem Verzehr die Darmflora verändern und starke Gärungsprozesse hervorrufen. Dies führt zu einer vermehrten Produktion organischer Säuren, die die Schleimhaut reizen.

Ein bekanntes Reizmittel ist Kaffee. Er enthält mehr als dreißig organische Substanzen, was die Analyse seiner vielfältigen Wirkungen erschwert. Coffein verschlimmert Nesselausschläge, die auf Störungen des vegetativen Nervensystems zurückzuführen sind. Kaffee kann zu einem Quincke-Ödem (einer schmerzhaften Schwellung von Haut und Schleimhaut), Bindehaut- sowie Nasenschleimhautentzündung und sehr häufig zu Asthma führen. Sogar ein synthetisches Kaffeearoma kann allergische Reaktionen hervorrufen. Löslicher Kaffee gilt als möglicher Verursacher einer Kontaktdermatose.

DIE KREBSERREGENDE WIRKUNG DER AFLATOXINE

Die von Schimmelpilzen gebildeten Aflatoxine gehören zu den Substanzen mit der stärksten krebserregenden Wirkung. Bei einer akuten Vergiftung wird in erster Linie die Leber geschädigt. Die Vergiftung entwickelt sich langsam. Wiederholt aufgenommene kleine Dosen werden gespeichert und können im Laufe einiger Monate oder Jahre Schädigungen verursachen.

Aflatoxine werden erst bei einer Temperatur von über 150°C zerstört. Kochen oder Sterilisieren genügt also nicht.

Am häufigsten sind Walnüsse, Getreide, Mandeln, Kokosrapseln und Kastanien befallen. Durch den Befall von Futtermitteln können Aflatoxine auch in Milch und Milchprodukte gelangen.

Vorsicht ist geboten bei tropischen Ölsaaten wie Baumwolle, Erdnüssen sowie kaltgepreßtem Erdnußöl und Preßrückständen. Auch Getreidepflanzen, wie zum Beispiel Mais, können befallen sein. Wenn der Sommer sehr trocken und heiß war, können auch Produkte wie Milch, Butter, Käse, Joghurt sowie pflanzliche Öle und Fette Aflatoxine enthalten.

Man kann sie auch in Fondants, gerösteten Erdnüssen, gemahlenen Mandeln, Marzipan, Pistaziencreme und -eis, Paranüssen, Feigen usw. finden.

In Europa werden Nutztiere, insbesondere Schweine und Geflügel, weitgehend mit Mais gefüttert. Dieser muß immer sehr frisch sein.

Aflatoxine wurden bereits in Säuglingsnahrung und Cornflakes nachgewiesen.

Die meisten dieser Giftstoffe wirken immunsuppressiv, das heißt sie unterdrücken die Reaktionen des Immunsystems. In einigen

Fällen kommt es zu Ödemen, Blutungen, Nekrosen oder entzündlichen Reizungen der Mund- oder Darmschleimhaut.

Bei einigen gesundheitlichen Störungen wurden als Ursache unsachgemäß aufbewahrte Lebensmittel wie Weizen, Brot und Teigwaren festgestellt. Man sollte sich also gründlich mit der Qualität von Nahrungsmitteln und ihrer Aufbewahrung zu Hause befassen.

LEBENSMITTELBESTRAHLUNG

In einigen Ländern werden Nahrungsmittel mit ionisierender Bestrahlung behandelt. Mit dieser Maßnahme verhindert man das schnelle Verderben der behandelten Nahrungsmittel sowie dadurch bedingte Infektionen beim Menschen. Dennoch stehen manche Länder dieser Methode kritisch gegenüber.

Die Bestrahlung verändert die molekulare Struktur der Nahrungsmittel: Durch die Bildung von freien Radikalen (äußerst reaktionsfähigen Atomen oder Atomgruppen) entstehen neue Moleküle, die giftig sein können. Die Bestrahlung zerstört außerdem die Vitamine B1 und E.

Wird eine zu geringe Strahlendosis eingesetzt, bleiben krankheitserregende Bakterien unbemerkt, da nur deren empfindlicheren Indikatoren abgetötet werden. Botulismus beispielsweise ist eine bakterielle Lebensmittelvergiftung, die durch ein recht strahlenresistentes Bakterium hervorgerufen wird, das sich in bestimmten Fleischsorten entwickeln kann.

An Menschen wurde unseres Wissens noch keine aussagekräftige Studie über die krebserregende oder mutagene Wirkung bestrahlter Nahrungsmittel durchgeführt; bei Tieren wurden diese Auswirkungen jedoch im Labor nachgewiesen.

NITRATE, NITRITE UND NITROSAMINE

Zu viele Nitrate können gefährlich sein!

Zahlreiche Gemüsesorten enthalten Nitrate (Salze der Salpetersäure). Die folgende Liste nennt sie in absteigender Reihenfolge ihres Nitratgehalts: Kopfsalat aus Gewächshäusern, Radieschen, rote Bete, Mangold, verschiedene Salatsorten, Kohlrabi, Staudensellerie, Fenchel, Chinakohl, Spinat, weiße Rüben, Karotten, grüne Bohnen, Kartoffeln usw.

Der Nitratgehalt dieser Nahrungsmittel hängt außerdem von Faktoren wie Bodenqualität, Regen, Gießwasser und Dünger ab.

Zu viele Nitrate schaden dem Körper, doch die größte Gefahr steckt in den Nitratverbindungen, das heißt den Nitriten und Nitrosaminen.

Nitrite bilden zusammen mit dem Hämoglobin des Blutes Methämoglobin, das keinen Sauerstoff transportieren kann. Dies führt beim Menschen zu Erstickungserscheinungen, einer bläulichen Verfärbung der Haut, Kopfschmerzen, einer Beschleunigung der Herzfrequenz und Schwächegefühl.

Gefährlich sind auch die Nitrosamine, ein Abbauprodukt der Proteine von Fisch, Fleisch und Käse sowie bestimmter Medikamente oder Pestizide. Sie können sich auch aus Nitriten und Aminen im Magen-Darm-Trakt bilden. Nitrosamine sind stark krebserregend und fördern insbesondere Magenkrebs.

Nitrate und ihre Derivate haben überdies eine teratogene Wirkung, das heißt sie sind verantwortlich für angeborene Mißbildungen. Sie erhöhen den Blutdruck und rufen Unverträglichkeitsreaktionen hervor (Pseudoallergien), die sich beispielsweise in Nesselsucht und Kopfschmerzen äußern. Dies zeigt, warum die Auswahl der Nahrungsmittel so wichtig ist, denn sie werden für die verschiedensten Bereiche unserer Gesundheit benötigt.

SYNTHETISCHE VITAMINE

Hypervitaminosen und Megadosen zu therapeutischen Zwecken

Mit der Einnahme von Vitaminen geht man oft zu sorglos um, was teilweise unerwünschte Nebenwirkungen zur Folge haben kann.

Große Mengen, sogenannte Megadosen, sind nicht ungefährlich, vor allem wenn es sich dabei um synthetische Vitamine handelt. Bei natürlichen Vitaminen sind Schäden kaum zu erwarten, dennoch sollte man einige Nahrungsmittel, beispielsweise stark säurehaltige Früchte, nicht im Übermaß genießen, nur weil sie viel Vitamin C enthalten. Eine Störung des Säure-Basen-Gleichgewichts (sowohl eine Übersäuerung als auch eine Alkalose) kann schwerwiegende gesundheitliche Probleme nach sich ziehen.

Es ist ganz wichtig, natürliche Vitamine in vernünftigen Mengen einzunehmen, um gesund zu bleiben bzw. die Genesung zu fördern. Einer der Grundpfeiler für eine gute Gesundheit ist eine gesunde und ausgewogene Ernährung, die weitgehend frei ist von Faktoren, die Vitamine zerstören können.

Vitamin-A-Überdosierung

Eine über einen längeren Zeitraum andauernde übermäßige Einnahme von synthetischem Vitamin A kann zu einer hämolytischen Anämie führen, begleitet von Fetteinlagerungen in Leber, Milz und Knochenmark.

Eine akute oder chronische Vitamin-A-Vergiftung kann sich in Hautveränderungen (Rötungen, Schuppenbildung, rissige Lippen), Stoffwechselstörungen (Hyperkalzämie), neurologischen Problemen (Schädelüberdruck) und sogar psychischen Symptomen (toxische Psychosen, Verwirrung usw.) äußern.

Vitamin-B1- bzw. Vitamin-B12-Überdosierung

Die Injektion eines dieser beiden Vitamine kann einen – unter Umständen tödlichen – anaphylaktischen Schock hervorrufen.

Vitamin-B3-Überdosierung

Die Toxizität dieses Vitamins, auch Niacin genannt, ist gering; dies gilt aber nicht für Nicotinsäure, die bei der orthomolekularen Behandlung von Schizophrenie eingesetzt wird. Der Tagesbedarf beträgt 15 bis 20 mg. In größeren Mengen (3 g und mehr) bewirkt es die Freisetzung von Histamin, das wiederum eine entzündliche Rötung der Gesichtshaut (Erythem), Juckreiz, Hautausschläge, Magen-Darmstörungen sowie eine Verschlimmerung von Asthma und Magengeschwüren hervorrufen kann. In einigen Fällen wurden Leberfunktionsstörungen beobachtet.

Vitamin-B6-Überdosierung

Vitamin B6 (Pyridoxin) kann bei einer Überdosierung von mehreren Gramm zu einer Erkrankung peripherer Nerven (Polyneuropathie) mit Störungen der Muskelkoordination (Ataxie) führen. Nicht immer ist beim Absetzen der Vitamin-B6-Gaben mit einem vollständigen Verschwinden dieser Symptome zu rechnen.

Vitamin-B9-Überdosierung

Vitamin B9 (Folsäure) kann bei zu hoher Dosierung einen Mangel an Vitamin B12 (Cobalamin) und eine dadurch bedingte perniziöse Anämie (Blutarmut) verschleiern.

Die routinemäßige Verordnung von Folsäure erscheint nicht gerechtfertigt. Schwangeren werden häufig Folsäurepräparate verschrieben. Die größte Gefahr bei der Verschreibung von Folsäure besteht in einem gleichzeitigen Vitamin-B12-Mangel. Die augenscheinliche Verbesserung der veränderten Blutwerte durch Folsäuregaben überdeckt die Verschlimmerung der perniziösen Anämie, was irreversible Schäden nach sich ziehen kann.

Vitamin-C-Überdosierung

Obwohl synthetisches Vitamin C nicht übermäßig giftig ist, kann eine Überversorgung Durchfall, Hyperurikämie (Gicht) sowie Blasensteine aus Calciumoxalat hervorrufen.

Bei einigen Neugeborenen, deren Mütter während der Schwangerschaft große Mengen Vitamin C einnahmen, wurde Säuglingsskorbut beobachtet. Offensichtlich erfolgt während der Schwangerschaft eine Gewöhnung des peripheren Gewebes an die erhöhten Vitamin-C-Gaben.

Der Tagesbedarf an Vitamin C liegt zwischen 50 und 100 mg. Die Wirkung von höheren Dosen bis zu Megadosen (mehrere Gramm täglich) wurde zwar in zahlreichen Untersuchungen getestet, ein besonderer Vorteil ließ sich aber in keiner kontrollierten Studie nachweisen. Vor allem für die Vorbeugung oder Behandlung von Grippe oder Erkältung haben sie sich als wenig nutzbringend erwiesen. Diese hohen Dosen können natürlich auch die bereits erwähnten unerwünschten Nebenwirkungen hervorrufen.

Ansonsten kann es bei der Einnahme von (synthetischem) Vitamin C zu Wechselwirkungen mit anderen Medikamenten kommen. In hoher Dosis beeinträchtigt es beispielsweise die Wirkung oraler Antikoagulanzien.

Vitamin-D-Überdosierung

Die Gefahr einer Vergiftung ist bei synthetischem Vitamin D vermutlich am größten. Eine mögliche Nebenwirkung ist ein erhöhter Calciumspiegel (Hyperkalzämie) mit Übelkeit, Erbrechen, Appetitlosigkeit, Nierenschädigungen und übermäßigen Kalkablagerungen.

In einigen Fällen kann schon eine relativ geringe Dosis unerwünschte Nebenwirkungen hervorrufen. Dies gilt vor allem für Säuglinge, deren Mutter während der Schwangerschaft zuviel synthetisches Vitamin D zu sich genommen hat.

Vitamin-E-Überdosierung

Vitamin E kann bei bestimmten Leiden sehr nützlich sein. Eine Überdosierung ist kaum gefährlich, doch bei Dosierungen von 300 bis 800 mg wurden bereits Muskelschwäche und Übelkeit beobachtet. Noch höhere Dosen können die gesundheitsfördernde Wirkung von Vitamin K zumindest teilweise aufheben.

Vitamin-K-Überdosierung

Ein Überschuß an Vitamin K kann Gelbsucht bei einem Neugeborenen hervorrufen und die Wirkung oraler Medikamente zur Hemmung der Blutgerinnung (Antikoagulanzien) aufheben.

Überdosierung mit Vitaminen während der Schwangerschaft

Vitamin A steht unter dem starken Verdacht, in hohen Dosen teratogen zu wirken, das heißt für genetisch bedingte Mißbildungen verantwortlich zu sein. Epidemiologische Daten sind allerdings wenig überzeugend, gleiches gilt für Vitamin D. Bei bestimmten Tieren ist die teratogene Wirkung jedoch erwiesen.

Die Mißbildungen sind nicht vergleichbar mit den überaus schweren Mißbildungen, die beim Fötus durch synthetische Vitamin-A-Derivate (Tretinoin) ausgelöst werden.

Eine wahrscheinliche Ursache für angeborene Mißbildungen sieht man heute in einer Überversorgung des Fötus mit synthetischen Vitamin-A-Derivaten. Obwohl die Gründe dafür nicht im Vitamin A selbst vermutet werden, empfehlen viele Ärzte, mit einer Schwangerschaft zuzuwarten, solange eine hohe Dosis von Vitamin A oder eines seiner Derivate eingenommen werden muß.

Wechselwirkungen zwischen synthetischen Vitaminen und Medikamenten

Folsäure und Pyridoxin können in hohen Dosen die Wirkung des bei Epilepsie eingesetzten Wirkstoffs Phenytoin beeinträchtigen.

Mehrere Vitamine verändern in hoher Dosierung die Reaktion auf orale Antikoagulanzien: Vitamin C kann ihre Wirksamkeit herabsetzen, die Vitamine A und E dagegen können sie verstärken.

Studien über Krankheiten, die aufgrund einer „Vitamanie" entstehen, in deren Zuge viele Menschen zu überhöhten Dosen – insbesondere synthetischer – Vitamine greifen, zeigen, daß negative Folgen durchaus die Regel sind.

Fragen Sie bitte Ihren Arzt, bevor Sie synthetische Vitamine einnehmen.

ZUR VERMEIDUNG EINES VITAMINMANGELS

Es ist wichtig, sich ausreichend mit Nahrungsmitteln zu versorgen, die den Bedarf des Organismus an allen Vitaminen decken, um

- sich vollwertig zu ernähren,
- die Immunabwehr zu stärken,
- das Erkrankungsrisiko (auch von Krebs) zu senken.

Im folgenden stellen wir ein paar sehr einfache Regeln auf:

1. Verzichten Sie ganz oder weitgehend auf schädliche oder künstliche Nahrungs- und Genußmittel:

- Kaffee, Schwarztee, Alkohol
- Salz, insbesondere raffiniertes Salz
- Gewürzkräuter mit toxischer Wirkung wie zum Beispiel Lorbeer
- Aromatherapien auf der Basis von Pflanzen mit toxischer Wirkung
- mineralisiertes Wasser

2. Schränken Sie den Genuß von Nahrungsmitteln ein, die zu viele „leere Kalorien" liefern:

Ersetzen Sie raffinierte Nahrungsmittel wie Weißbrot und weißen Zucker durch Mischbrot mit Sauerteigansatz, Vollwert-Rohrzucker, Honig, Ahornsirup usw. Vorsicht ist vor allem bei Gebäck, frischen Nahrungsmitteln oder Konserven angebracht, die zuviel Zucker enthalten.

3. Noch ein paar Tips, um gesund zu bleiben:

- *Essen Sie reichlich frisches rohes Gemüse:* verschiedene Sorten von Rohkost, Salate, rote Bete, weiße Rüben, Sellerie, Kerbel, Petersilie, Zucchini, Gurken, Tomaten usw.

- *Achten Sie auf eine ausreichende Tagesration an Keimlingen und Sprossen,* die auf eine oder mehrere Mahlzeiten verteilt werden kann (Weizen, Luzerne, Hafer, Sonnenblumenkerne, Bockshornklee usw.)
- *Die Früchte der Saison müssen gut ausgereift sein.* Vermeiden Sie zu große Mengen, und essen Sie sie niemals in einer Mahlzeit mit kohlenhydrathaltigen Nahrungsmitteln (stärkehaltigen Nahrungsmitteln und Zucker).
- *Schränken Sie den Verzehr von Konservennahrung ein, selbst wenn es sich um natürliche Konserven handelt.* Wenn Sie keine frischen Nahrungsmittel zur Verfügung haben, so können Sie dafür regelmäßig zu milchsauren Nahrungsmitteln aus biologischem Anbau greifen.

4. Vitamine und andere lebenswichtige Nährstoffe können während des Verdauungsprozesses zerstört werden.

Das im Hühnereiweiß vorkommende Protein Avidin hemmt beispielsweise die Verdauung sowie die Verwertung bestimmter Vitamine des B-Komplexes. Hülsenfrüchte, Sojabohnen und roher Fisch enthalten toxisch wirkende Substanzen oder Trypsininhibitoren. Man sollte sich daher vor Vitaminantagonisten und Antinährstoffen ganz allgemein in acht nehmen.

Auch Gärungs- und Verwesungsprozesse in Magen und Darm können diese lebenswichtigen Substanzen zerstören.

5. Achten Sie darauf, daß Nahrungsmittel ihren Vitamingehalt bewahren:

- Bewahren Sie Nahrungsmittel nicht zu lange auf.
- Verzichten Sie auf Garmethoden, die hitzeempfindliche Vitamine zerstören. Erbsen, selbst wenn sie sofort nach der Ernte gekocht werden, verlieren 94 % ihres Vitamingehalts.
- Während der Zubereitung der Mahlzeiten können 40 % des Vitamins A, 100 % des Vitamins C, 80 % der Vitamine des B-Komplexes und 55 % des Vitamins E verlorengehen. (Hinweis: Vitamin C übersteht ein kurzes Aufkochen in saurem Milieu.)
- Wärmen Sie bereits gekochte Nahrungsmittel nicht wieder auf: sie enthalten garantiert kaum noch Vitamine und können unter Umständen giftig sein.
- Selbst tiefgefrorene Nahrungsmittel verlieren mit fortschreitender Aufbewahrungsdauer ihre Nährstoffe. Bei einer Temperatur von

–32° können einige tiefgefrorene Gemüsesorten in etwas mehr als sechs Monaten mehr als 50 % ihres Vitamin-C-Gehalts verlieren.

6. **Die Ernährung sollte einfach, aber abwechslungsreich sein. Die nützlichen Vitamine sind sowohl in pflanzlichen als auch in tierischen Nahrungsmitteln enthalten.**

Tierische Nahrungsmittel:

- Fleisch: Vitamine B1, B2 und B3.
- Fisch: Vitamine B2, B3 und – in fettem Fisch – Vitamin D.
- Käse: Vitamine A und B2.
- Eier: Vitamine A, B1, B2, B6, D und E.
- Milch: Vitamine B2, E, C, A und D (gehen beim Aufkochen oder Aufwärmen eines Fläschchens leicht verloren).
- Butter: Vitamine A und D.

Pflanzliche Nahrungsmittel:

- Frisches Obst und Gemüse aus biologisch-dynamischen Anbau, das weitgehend frei von Schadstoffen ist, liefert große Mengen an Vitamin C; darüber hinaus enthält es unter anderem Carotin (Provitamin A).
- Hülsenfrüchte, Getreide und Mischbrot liefern die Vitamine B1, B2 und B3.
- Keimlinge enthalten zahlreiche verschiedene Vitamine und nicht zuletzt Spurenelemente bester biologischer Qualität.

7. **Achten Sie auf einen gesunden Lebensstil**

Rauchen beispielsweise zerstört Vitamin C.

8. **Seien Sie vorsichtig bei Küchengeschirr aus Aluminium oder Blei, da dieses die Qualität der Nahrungsmittel beeinträchtigen kann.**

9. **Weitere Faktoren, die Vitamine zerstören können:**

- Schadstoffe wie zum Beispiel Schädlingsbekämpfungsmittel, die in der Landwirtschaft und der Lebensmittelindustrie eingesetzt werden.
- Umweltschadstoffe:
  - Holzschutzmittel
  - chemische Insektenmittel für den Haushalt
  - Isolationsmaterialien im Haus oder in der Wohnung
  - Schadstoffbelastung am Arbeitsplatz

– abgasbelastete Grenzbereiche von vielbefahrenen Straßen
– usw.

Anmerkung: Auch einige parasitäre Erkrankungen können für einen Vitaminmangel verantwortlich sein. Eine Infektion mit dem Fischbandwurm *Diphyllobothrium* sowie bestimmte bakterielle Infektionen können beispielsweise die Vitamin-B12-Verwertung beeinträchtigen.

KEIMLINGE UND SPROSSEN

Diese „Nahrungsmittel mit Wunderkräften" werden auf Seite 350 besprochen.

DAS A UND O EINER GESUNDEN ERNÄHRUNG

Eine gesunde Ernährung ist gewährleistet, wenn Sie
- sich ausgewogen ernähren
- nicht zuviel Fleisch essen
- vor allem Proteine pflanzlicher Herkunft zu sich nehmen
- täglich Gemüse und Obst essen
- Ihren Salz- und Alkoholkonsum reduzieren
- den Verzehr von Zucker einschränken
- gegrillte, fritierte, zu stark gebratene oder verbrannte Lebensmittel meiden
- gebrauchtes Öl oder Fett nicht wiederverwenden
- gekochte Speisen nicht wieder aufwärmen
- Antioxidantien (Selen, Vitamin C und E) zu sich nehmen

DIE ERNÄHRUNG VON KINDERN

Die Ernährung von Kindern war ein wichtiges Thema anläßlich des *Salon professionnel des médecins (Médec)* von 1995 über die neuesten Erkenntnisse auf dem Gebiet der Ernährungswissenschaft.

Frau Dr. Marie-Françoise Rolland-Cachera vom französischen Institut für Gesundheit und Medizinische Forschung (INSERM) widmet sich diesem Thema seit über zehn Jahren und forscht insbesondere nach Methoden zur Messung des Fettgewebes bei Kindern. Sie warnt vor einer zu proteinreichen Ernährung sowie einer verfrühten Aufnahme von Proteinen in die Ernährung des Kindes. Zunächst ist Muttermilch allem anderen vorzuziehen. Frau Dr. Rolland-Cachera veröffentlicht dieses Jahr eine klinische Studie, die die Empfehlungen in Frage stellt, die heute jungen Müttern gegeben werden ... Der Proteinüberschuß in der Ernährung der ganz Kleinen verursacht eine zu rasche Reifung des Gewebes und beschleunigt die Teilung der Fettzellen, so daß die Kinder später zu Fettleibigkeit neigen.

Vor allem Kinder benötigen Energie, Vitamine und Mineralstoffe. Bieten Sie ihnen zum Beispiel häufig Gemüsesuppe an, ein sehr gesundes Gericht.

Die Förderung des Wachstums eines Kindes erfordert eine vielseitige Ernährung mit unentbehrlichen Lebensmitteln. Hüten Sie sich jedoch vor zu üppigem Nahrungsangebot! Der Appetit eines Kindes ist in der Regel ein guter Indikator für seinen Bedarf, und meistens sind die Eltern für übermäßiges Essen verantwortlich.

Nahrungsmittel, die das Wachstum fördern

- Milch, Joghurt und Käse.
- Eier, Fleisch und Fisch enthalten viele Proteine, Bausteine, die Bestandteil aller Körperzellen sind und vom kindlichen Organismus täglich gespeichert werden.
- Brot, Getreide und Hülsenfrüchte enthalten pflanzliche Proteine, die die Tagesration vervollständigen, jedoch noch weitere, wichtigere Aufgaben erfüllen.

Muttermilch oder Säuglingsmilch decken den Bedarf von Neugeborenen vollständig. Später sorgen Proteine aus Fleisch, Fisch, Eiern, Milch und Milchprodukten für ein gesundes Wachstum.

Nahrungsmittel, die die Entwicklung und Kräftigung der Knochen gewährleisten

- Milch, Joghurt und Käse enthalten viel Calcium. Während des Wachstums benötigen Kinder ausreichend Calcium, um die Entwicklung von Knochen und Zähnen zu gewährleisten. Calcium ist das Mineral, das in unserem Organismus in den größten Mengen enthalten ist.

Auch nach der Einführung von fester Nahrung bleibt Milch ein wichtiger Bestandteil der Ernährung des Kindes. Sie kann auch in Form von Käse oder anderen Milchprodukten angeboten werden.

Nahrungsmittel, die die Bildung roter Blutkörperchen fördern

- Leber, Fleisch, Fisch, Eier
- Hülsenfrüchte

Diese Nahrungsmittel enthalten viel Eisen, ein für die Bildung der roten Blutkörperchen und die Sauerstoffaufnahme der Muskeln unverzichtbares Mineral. Darüber hinaus erhöht es die Abwehrkräfte gegenüber Infektionen.

Bis zum vierten Monat nach der Geburt wird das Kind durch die Muttermilch oder Säuglings-Anfangsnahrung ausreichend mit Eisen versorgt. Ab dem vierten oder fünften Monat bis zum Ende des ersten Lebensjahres sollte Beikost und mit Eisen angereicherte Folgemilch verabreicht werden. Danach wird der Eisenbedarf durch die obengenannten Lebensmittel gedeckt.

Ein Eisenmangel wird häufig im zweiten und dritten Lebensjahr diagnostiziert. Dem kann durch eisenreiche Nahrungsmittel wie Fleisch oder Eigelb vorgebeugt werden.

Nahrungsmittel, die für eine gute Gesundheit sorgen

Dabei handelt es sich um vitaminreiche Nahrungsmittel, die für eine gute Gesundheit unentbehrlich sind. Drei Vitamine sind für Kinder ganz besonders wichtig: C, A und D.

- Obst (Zitrusfrüchte, Kiwis usw.) und rohes Gemüse enthalten viel Vitamin C, das die Gewebe schützt, die Entwicklung des Organismus fördert und die Abwehrkräfte gegenüber Infektionen stärkt.
- Leber, Eier, Butter, Voll- oder teilentrahmte Milch, Käse, Obst und Gemüse enthalten Vitamin A bzw. sein Provitamin Carotin. Dieses Vitamin ist wichtig für Sehkraft und Wachstum.
- Leber, Butter und fetter Fisch (Sardinen, Thunfisch) enthalten Vitamin D in kleinen Mengen, das sehr wichtig für die Verwertung von Calcium ist. Es ermöglicht seine Aufnahme und Bindung in den Knochen.

In der Regel wird mit der Nahrung allein nicht ausreichend Vitamin D aufgenommen. Kinder brauchen also Sonne und während der Wintermonate Vitamin-D-Tabletten, die der Kinderarzt verschreibt.

Eine abwechslungsreiche, ausgewogene und den Bedürfnissen des Kindes angepaßte Ernährung (ausreichend Fleisch, Fisch, Eier, Milchprodukte, Gemüse, stärkehaltige Lebensmittel und Obst) liefert ihm auf natürliche Weise alle notwendigen Vitamine.

Wasser

Ein ausgeglichener Wasserhaushalt und die Ausscheidung aller Schlacken erfordern die Aufnahme einer ausreichenden Menge Wasser. Der Körper eines Neugeborenen besteht zu 80 % aus Wasser, der eines Erwachsenen zu etwa 60 %. Säuglinge können zudem sehr schnell eine im Verhältnis zu ihrem Körpergewicht große Menge Wasser verlieren. Vorsicht ist also bei Hitze und Fieberanfällen sowie bei Durchfall und Erbrechen geboten, da der kleine Körper dabei viel Wasser verliert. Denken Sie auch daran, Ihrem Kind zwischen den Fläschchen und später auch außerhalb der Mahlzeiten Wasser anzubieten.

Das Stillen deckt den ganzen Wasserbedarf des Kindes. Mit Beginn der Beikostfütterung muß während der Hauptmahlzeiten und bei Hitze auch dazwischen Flüssigkeit angeboten werden. Machen Sie sich keine Sorgen, wenn Ihr Kind nach Wasser verlangt – ein gesundes Kind trinkt immer nur so viel, wie es braucht.

TEIL 2

VORBEUGUNG UND HEILUNG VON 210 KRANKHEITEN UND BESCHWERDEN MIT HILFE DER ERNÄHRUNG

AGGRESSIVITÄT

Lithium ist das Mittel schlechthin bei psychischen und emotionalen Störungen. Es hilft gegen Nervosität und Aggressivität. Die empfohlene Tagesdosis beträgt 100 bis 200 Mikrogramm.

In natürlicher Form ist es in Vollkornprodukten und Samenkörnern enthalten.

Seine Wirkung wird durch Vitamin E verstärkt. Die wichtigsten Vitamin-E-Lieferanten sind Weizenkeime, Haselnüsse, Mandeln, Vollkornprodukte sowie grünes Blattgemüse, insbesondere Kopfsalat und Spinat. Eine Weizenkur (siehe Seite 386) ist sehr wirksam.

Trinken Sie keinen Alkohol, da dieser die Aggressivität steigert.

Anmerkung: In einigen Fällen wurde Aggressivität nach der Einnahme bestimmter Medikamente (wie zum Beispiel Benzodiazepinderivaten) beobachtet.

Empfohlene Nahrungsmittel[1]
- Haselnüsse
- Kopfsalat
- Mandeln
- Spinat
- Vollkornprodukte
- Weizenkeime

Zu meidende Nahrungs- und Genußmittel
- Alkohol
- Kaffee
- Schokolade

(1) WICHTIG: Von einigen dieser Nahrungsmittel rät Ihnen Ihr Arzt unter Umständen ab. Halten Sie sich stets an seine Anweisungen.

AGGRESSIVITÄT, SEXUELLE

Wer aus unterschiedlichen Gründen (unausgewogene Diät, Abneigung gegen zuckerhaltige Nahrungsmittel usw.) zu wenig Kohlenhydrate zu sich nimmt, läuft Gefahr, an einem schwerwiegenden Kohlenhydratmangel zu leiden. Der Verzicht auf Einfach- und Mehrfachzucker, zum Beispiel um abzunehmen, ist ebenso schädlich wie zuviel Zucker.

Kohlenhydrate sind ein unentbehrlicher Energielieferant. Ein Mangel kann zu einem Zustand körperlicher Erschöpfung führen, der die geringste Anstrengung unmöglich macht. Es können aber auch unvorhersehbare Reaktionen wie sexuelle Aggressivität auftreten, infolge derer eine sexuelle Beziehung unangenehme Formen annehmen kann, die die Harmonie in einer partnerschaftlichen Beziehung gefährden.

Bringen Sie Ihre Ernährung wieder ins Gleichgewicht. Essen Sie mehr Zucker, Marmelade, Honig, Gebäck, kurz, Süßigkeiten. Nehmen Sie auch Brot, Teigwaren und Kartoffeln in Ihren Speiseplan auf. Dies kann Ihnen helfen, zu einer ausgeglicheneren Sexualität zurückzufinden. Meiden Sie anregende Substanzen.

Empfohlene Nahrungsmittel	*Zu meidende Nahrungs- und Genußmittel*
– Brot	– Alkohol
– Gebäck	– Fleisch in großen Mengen
– Honig	– Kaffee
– Kartoffeln	– Pfeffer, Cayennepfeffer
– Marmelade	– Schwarztee
– Teigwaren	

AKNE

Sie können Akne von innen heilen, indem Sie Ihrem Organismus mehr Vitamin A zuführen:

– Als Retinol ist es in der Leber von Fischen und anderen Tieren, dem Fett von Milchprodukten und Eigelb enthalten.

- Als Carotin (Provitamin A) finden Sie es in zahlreichen Gemüse- und Obstsorten: Karotten, Spinat, Tomaten, Kopfsalat und anderem grünen Blattgemüse, Spargel, Mais, Melonen, Aprikosen, Orangen usw. Trockenobst enthält mehr Vitamin A als frisches.

  Bei Erwachsenen kann eine Walnußkur Akne lindern.
- Darüber hinaus muß der Zucker- und Fettkonsum stark eingeschränkt werden. Essen Sie keine Wurstwaren oder fritierten Gerichte!
- Alkohol und Kaffee sind ebenfalls schädlich!

Vitamin B6 (Pyridoxin) ist ein guter Verbündeter im Kampf gegen Akne. Es ist in Getreide und Getreidekeimlingen, Vollkornbrot, Hefe,

Empfohlene Nahrungsmittel

- Aprikosen
- Eigelb
- Erdnüsse
- Fisch
- Fleisch, rotes
- Getreidekeimlinge
- Haselnüsse
- Hefe
- Heilerde[2]
- Innereien (Leber, Nieren, Hirn)
- Karotten
- Kohl (und sein Saft)
- Kopfsalat
- Lebertran
- Löwenzahn
- Mais
- Mandeln
- Melasse
- Milchprodukte
- Orangen
- Pilze
- Sojabohnen
- Spargel
- Spinat
- Tomaten
- Trockenerbsen
- Trockenobst
- Vollkornprodukte
- Walnüsse
- Weiße Rüben
- Zuckermelone

Zu meidende Nahrungs- und Genußmittel

- Alkohol
- Fritiertes
- Kaffee
- Schokolade
- Süßigkeiten
- Wurstwaren

---

[2] Je nach Dosierungsangaben auf der Packungsbeilage 1 oder 2 gestrichene Teelöffel feines Heilerdepulver in ein großes Glas geben, das zur Hälfte mit möglichst wenig mineralisiertem Wasser gefüllt ist. Das Ganze einige Stunden ruhen lassen. Vor dem Trinken gut verrühren, damit die Heilerde gleichmäßig verteilt wird.

Eigelb, Rinderleber und Sojabohnen enthalten. Man es findet auch in Hirn, Nieren, rotem Fleisch, Fisch, Kohl, Spinat und anderem Frischgemüse, Trockenerbsen, frischem Obst, Käse, Milch und Melasse.

Vitamin B8 (Biotin) sorgt ebenfalls für eine schöne Haut. Wie alle anderen Vitamine des B-Komplexes ist es in Bierhefe, Leber, Nieren, Eigelb, Erdnüssen, Trockenerbsen und Pilzen enthalten.

Vitamin E und Nachtkerzenöl sind ebenfalls gut für die Haut. Die wichtigsten Vitamin-E-Lieferanten sind Weizenkeime, Haselnüsse, Mandeln, grünes Blattgemüse, insbesondere Kopfsalat und Spinat, Tomaten, Vollkornprodukte, Lebertran und pflanzliche Öle.

Anmerkung: Oft führt der Verzicht auf Milchprodukte und glutenhaltige Lebensmittel während einiger Wochen ein rasches Abheilen der Akne herbei.

ALPTRÄUME

Häufige Alpträume, die Ihre Nachtruhe empfindlich stören und damit letztlich Depressionen verursachen, können auf einen Kohlenhydratmangel zurückzuführen sein.

Wenn Sie sehr wenig Zucker zu sich nehmen, zum Beispiel weil Sie abnehmen möchten, und Einfachzucker nicht durch komplexe Kohlenhydrate ersetzen, muß Ihr Körper ständig auf seine Fettreserven zurückgreifen, um selbst Glukose (Blutzucker) herzustellen. Dies führt zu einer Erschöpfung des Gehirns und kann das immer häufigere Auftreten von Alpträumen erklären.

Nehmen Sie ein leichtes Abendessen mit komplexen Kohlenhydraten wie Hülsenfrüchten oder Getreideprodukten zu sich, und Sie werden feststellen, daß Ihr Gehirn, das auf diese Weise besser versorgt wird, zu einer ruhigeren nächtlichen Aktivität zurückfindet.

ALTERN, VORZEITIGES

(Siehe auch **Lebenserwartung**)

- Vitamin C ist ein zell- und gewebeschützendes Antioxidans, das häufig in Verbindung mit anderen Antioxidantien wie Vitamin E und Selen zur Vorbeugung und Bekämpfung vorzeitigen Alterns empfohlen wird. Man findet es in frischem Obst, insbesondere in roten Johannisbeeren, Zitronen, Orangen, Hagebutten, Grapefruits und exotischen Früchten (Acerola[3], Kiwis), sowie in frischem Gemüse wie Blumenkohl, Rosenkohl, Brokkoli, Paprikaschoten, Kartoffeln und Petersilie.

- Vitamin E, das in erster Linie in Weizenkeimen sowie in Haselnüssen, Mandeln, grünem Blattgemüse, insbesondere Kopfsalat und Spinat, Tomaten, Vollkornprodukten, Lebertran und pflanzlichen Ölen vorkommt, schützt dank seiner oxidationshemmenden Wirkung ebenfalls die Zellen und das Gewebe. Es gehört zu den wichtigsten Nährstoffen im Kampf gegen vorzeitiges Altern.
- Selen hat sich, ebenso wie Vitamin C, in zahlreichen wissenschaftlichen Studien und Veröffentlichungen als ein sehr wichtiger Faktor zur Bekämpfung vorzeitigen Alterns mit all seinen Erscheinungsformen erwiesen. Um Verschleißerkrankungen vorzubeugen und den Alterungsprozeß hinauszuzögern, sollte man regelmäßig Selenkuren durchführen. Man findet es in Weizenkeimen, Vollkornprodukten (Weizen und Reis), Zwiebeln, Hefe, Ananas und Fleisch. Man kann es auch in Form einer Nahrungsergänzung einnehmen.

ÄNGSTE UND PHOBIEN

Phobien, das heißt grundsätzlich unbegründete und unangemessene übermäßige Angstreaktionen, die durch bestimmte Gegenstände oder Situationen ausgelöst werden, können ein Hinweis auf eine unzureichende Versorgung mit Kohlenhydraten sein. Nehmen Sie daher einfache und komplexe Kohlenhydrate in vernünftigen Mengen zu sich.

ANGSTZUSTÄNDE UND BEKLEMMUNGEN

Wenn Sie unter Angstzuständen leiden, sollten Sie Ihre Versorgung mit Cobalt erhöhen, indem Sie mehr tierische Produkte wie Fleisch, Milch und Meeresfrüchte essen. Cobalt reguliert das vegetative Nervensystem und lindert alle damit zusammenhängenden Probleme wie Angstzustände, Beklemmungen usw.

Sie können auch Kakao trinken, der eine streßlindernde Substanz enthält, oder Weizenkeime mit Pollen zu sich nehmen.

---

[3] Die Acerolakirsche ist die Vitamin-C-reichste Frucht. Sie ist auch unter den Namen Barbadoskirsche, Antillenkirsche, Ahornkirsche, Westindische Kirsche, Puerto-Rico-Kirsche, Jamaika-Kirsche oder Malpighie bekannt.

Empfohlene Nahrungsmittel

- Äpfel
- Aprikosen
- Auberginen
- Avocados
- Fleisch
- Hefe
- Heilerde (siehe Seite 123)
- Honig
- Kakao
- Kohl
- Kopfsalat
- Meeresfrüchte
- Milch
- Petersilie
- Pfirsiche
- Pollen
- Quitten
- Rote Bete
- Schokolade
- Sellerie
- Sojabohnen
- Weizenkeime

Zu meidendes Genußmittel

- Kaffee

ANGSTZUSTÄNDE UND INNERE UNRUHE

Wenn Sie während einer Diät oder aus Geschmacksgründen keinerlei Zucker zu sich nehmen, kann der daraus entstehende Mangel zu unerklärlichen Angstzuständen führen. Essen Sie vermehrt Süßigkeiten und Schokolade – Sie werden sich viel besser fühlen!

Magnesium kann ebenfalls helfen: Sehr ängstliche Menschen haben möglicherweise einen erhöhten Magnesiumbedarf von 500 bis 600 mg täglich. Alkohol sowie der tägliche Streß verursachen einen Magnesiumverlust. Magnesium ist in Kakao, Schokolade, Vollkornprodukten, Naturreis, Ölfrüchten, Weichtieren und Hülsenfrüchten enthalten.

Bestreuen Sie Salate und Gemüse mit Weizenkeimen. Sie haben die gleiche Konsistenz wie Paniermehl und können auch an dessen Stelle verwendet werden. Variieren Sie Ihre Salate mit rohen Spinatblättern, Rippenmangold und Löwenzahn. Geben Sie einige Herzmuscheln sowie ein paar gehackten Mandeln hinzu, auch sie können einen grünen Salatteller attraktiver machen. Salat muß nicht unbedingt nur aus grünen Blättern bestehen! Für einen schmackhaften Salatteller eignen sich ebenfalls gekochte Linsen, rote oder weiße Bohnen, Kichererbsen, alle Kohlsorten sowie Brokkoli. Sie können kalt mit wenig Olivenöl und einigen Schalotten (die grauen schmekken am besten) oder fein geschnittenen Zwiebeln serviert werden.

Empfohlene Nahrungsmittel

- Äpfel
- Aprikosen
- Auberginen
- Avocados
- Bohnen, weiße und rote
- Brokkoli
- Hefe
- Heilerde (siehe Seite 123)
- Honig
- Hülsenfrüchte
- Kakao
- Kichererbsen
- Kohl
- Kopfsalat
- Linsen
- Milch
- Naturreis
- Ölfrüchte
- Petersilie
- Pfirsiche
- Quitten
- Rote Bete
- Schalotten
- Schokolade
- Sellerie
- Sojabohnen
- Vollkornprodukte
- Weichtiere
- Weizenkeime
- Zwiebeln

ANTRIEBSSCHWÄCHE

Wenn Sie sich ohne Kraft und antriebslos fühlen und diese Erschöpfung (nach gründlicher medizinischer Untersuchung) nicht auf eine bestimmte Krankheit zurückgeführt werden kann, ist möglicherweise ein Mangel an Kohlenhydraten die Ursache. Kohlenhydrate sind ein absolut notwendiger Bestandteil für die Bereitstellung von Kraft und Energie.

Wenn Sie Einfach- und Mehrfachzucker in vernünftigen Mengen in Ihren Speiseplan aufnehmen, werden Sie vermutlich bald wieder über mehr Energie verfügen.

APHTHEN (BLÄSCHENAUSSCHLAG IM MUNDBEREICH)

Aphthen sind kleine Bläschen an der Mundschleimhaut, die durch bestimmte Medikamente, zum Beispiel Antibiotika zur Behandlung einer Candida-Infektion, verursacht werden können. Häufigste Ursache sind jedoch Nahrungsmittelunverträglichkeiten.

Der übermäßige Verzehr von sauren (saures Obst oder Gemüse) bzw. säurebildenden Nahrungsmitteln (süßes Obst, fetthaltige und insbesondere fritierte Produkte) oder Reizstoffen (Pfeffer, Senf, Walnüsse) fördert die Entstehung von Aphthen.

Weitere mögliche Ursachen sind ein Übermaß oder auch ein Mangel an stickstoffhaltigen Substanzen, der Verzehr von zuviel Frischgemüse und damit zu vieler Mineralstoffe, ein unausgeglichener Zuckerhaushalt sowie Vitaminmangel.

Generell muß also vor allem die Ernährung umgestellt und für eine ausgewogene Versorgung mit Nährstoffen gesorgt werden.

- Zur Behandlung von Aphthen eignen sich Mundspülungen mit Wasser von Vichy oder einem Eibischabsud (25 bis 30 g Eibischwurzeln auf einen halben Liter Wasser).
- Die Einnahme von 2 Eßlöffeln gehacktem rohen Kohl und 1 Teelöffel Weizenkeimen zu jeder Mahlzeit läßt Aphthen oft sehr schnell abheilen.
- Eine verlängerte Ruhepause nach dem Mittagessen unterstützt den Heilungsprozeß.

Empfohlene Nahrungsmittel	*Zu meidende Nahrungsmittel*
– Heidelbeeren	– Fritiertes
– Karotten	– Greyerzer-Käse
– Kohl (roh)	– Obst und Gemüse, saures
– Maulbeeren, schwarze	– Scharfe Gewürze und Würzstoffe
– Weizenkeime	– Walnüsse

APPETITLOSIGKEIT

Wenn Sie unter Appetitlosigkeit leiden, die sich durch keine bestimmte Erkrankung erklären läßt, könnte ein Vitamin-B8-Mangel der Grund sein. Ärzte empfehlen dieses Vitamin bei mangelndem Appetit.

Vitamin B8 (Biotin) ist vor allem in Bierhefe, Eigelb, Erdnüssen, Leber, Nieren, Pilzen, Schokolade und Trockenerbsen enthalten.

Phytotherapeuten raten bei Appetitlosigkeit außerdem zum Verzehr von Aprikosen, Endivien, Estragon, Löwenzahn, Orangen, Petersilie, Sellerie und Zwiebeln.

Wenn Sie wenig Hunger haben, sollten Sie vorzugsweise kleine, aber reichhaltige Mahlzeiten zu sich nehmen. Sie können zum Beispiel eine Schale Joghurt mit Getreideflocken, pürierten Früchten, Weizenkeimen und gemahlenen Mandeln essen. Damit nehmen Sie mit einer kleinen Mahlzeit alle notwendigen Nährstoffe auf.

Ein Vitamin-D-Überschuß kann ebenfalls Ursache für Appetitverlust sein. Sollten Sie ein Vitamin-D-Präparat einnehmen, würde dies Ihren mangelnden Appetit erklären.

ARTERIOSKLEROSE (ARTERIENVERKALKUNG)

Arteriosklerose ist unter anderem auf Cholesterinablagerungen an der Innenseite der Gefäßwände zurückzuführen (siehe **Cholesterin**).

Sie kann durch den Verzehr von Knoblauch, Zwiebeln, Schalotten und Artischocken sowie durch eine Einschränkung des Konsums gekochter tierischer Fette gelindert werden.

Anmerkung: Von Rauchen ist strengstens abzuraten!

Empfohlene Nahrungsmittel

- Algen (Laminaria)
- Ananas
- Äpfel
- Artischocken
- Erdbeeren
- Feldsalat
- Hefe
- Heidelbeeren
- Heilerde (siehe Seite 123)
- Karotten
- Kirschen
- Knoblauch
- Kohl
- Lauch
- Pflaumen
- Roggen
- Schalotten
- Sojabohnen
- Sonnenblumenkerne
- Tomaten
- Walnüsse
- Weizen
- Zwiebeln

Zu meidende Nahrungs- und Genußmittel

- Butter
- Fisch, fetter
- Innereien (Bries, Hirn, Leber, Zunge)
- Kaffee
- Langusten
- Nikotin
- Schokolade
- Speck
- Wurstwaren

ARTHRITIS UND ARTHROSE

(Siehe auch **Arthritische Beschwerden** und **Polyarthritis**)

Arthrose

Die Kupfer- oder Eisenkonzentration im Körper kann auf Kosten der Zink-, Mangan- und Magnesiumwerte ansteigen und organische Störungen verursachen, die sich unter anderem in Arthrose äußern.

Sie sollten auf Ölfrüchte verzichten, da diese sehr viel Kupfer enthalten, weniger Fleisch und mehr frisches Gemüse und Obst essen. Ausreichende Dosen Zink und Vitamin C wirken einem zu hohen Kupfergehalt des Organismus entgegen. Nehmen Sie also Zink (Austern, Pferdefleisch, Vollkornbrot, Eigelb, Fisch und Muscheln) sowie Vitamin C (Johannisbeeren, Zitrusfrüchte, Acerola, Kiwis, Blumen- und Rosenkohl, Brokkoli, Paprikaschoten, Kartoffeln und Petersilie) zu sich.

Auch Schwefel ist empfehlenswert. Er besitzt antioxidative Eigenschaften und wirkt so dem vorzeitigen Alterungsprozeß sowohl des Gehirns als auch der Gelenke entgegen, die durch Schwefel vor Arthrose geschützt werden. Schwefel ist in tierischen Proteinen (Fleisch, Fisch, Eiern, Milch und Milchprodukten) sowie in Dörrbohnen, Zwiebeln und Knoblauch enthalten.

Arthritis

Ein Vitamin-D-Mangel ist eine der möglichen Ursachen für Arthritis. Vitamin D ist nur in wenigen Nahrungsmitteln enthalten. Zu finden ist es hauptsächlich in Fischleberöl und dem Fleisch bestimmter Fische wie Sardinen, Lachs und Hering, in kleinen Mengen auch in Eiern und Milch. Der wichtigste Vitamin-D-„Lieferant" ist immer noch die Sonne, die die in der Haut gespeicherte Vorstufe des Vitamins (Provitamin) mit Hilfe der ultravioletten Strahlen in das biologisch aktive Vitamin D umwandelt.

Eventuell leiden Sie jedoch auch an einem Vitamin-F-Mangel. Nachtkerzen- und Borretschöl liefern Ihnen dieses Vitamin in Form von Gammalinolensäure (bitten Sie Ihren Arzt, Ihnen ein entsprechendes Nahrungsergänzungsmittel zu verschreiben).

Anmerkung: Arthritis und Arthrose können die unterschiedlichsten Ursachen haben: emotionale Belastungen, Streß, Zahnprobleme, eine zu proteinreiche Ernährung (insbesondere Fleisch), Übergewicht, Stoffwechselstörungen, Infektionen usw. Sie können auch auf eine genetische Veranlagung zurückzuführen sein. Daher ist es hier sehr wichtig, die Ursache der Erkrankung zu ermitteln.

Empfohlene Nahrungsmittel

- Algen (Laminaria, Fucus)
- Ananas
- Äpfel
- Artischocken
- Austern
- Bananen
- Birnen
- Bohnen, grüne
- Borretschöl
- Dörrbohnen
- Eigelb
- Erdbeeren
- Feldsalat
- Fenchel
- Grapefruits
- Gurken
- Heilerde (siehe Seite 123)
- Hering
- Himbeeren
- Johannisbeeren, schwarze und rote
- Karotten
- Kartoffeln
- Kerbel
- Kirschen
- Knoblauch
- Kohl
- Kopfsalat
- Kresse
- Krusten- und Schalentiere
- Lachs
- Lauch
- Lebertran
- Löwenzahn
- Meerrettich
- Milch
- Mispeln
- Nachtkerzenöl
- Oliven
- Pastinak
- Petersilie
- Pferdefleisch
- Pflaumen
- Radieschen
- Sardinen
- Sauerampfer
- Schwarzer Rettich
- Schwarzwurzeln
- Sellerie
- Spargel
- Tomaten
- Topinambur
- Vollkornbrot
- Wegwarte (Wilde Zichorie)
- Weintrauben
- Zuckermelone
- Zwiebeln

Zu meidende Nahrungsmittel

- Ölfrüchte

ARTHRITISCHE BESCHWERDEN

Sie essen möglicherweise zuviel tierisches und zu wenig pflanzliches Eiweiß.

Enthält die Ernährung zuviel Fleisch, Fisch, Eier und Käse, so werden das Blut und über das Blut die Zellen mit giftigen Substanzen belastet, die sich im Eiweiß sowie in den Purinkörpern oder in der

Harnsäure festsetzen. Bestimmte Organe werden damit zusätzlich belastet: Leber und Nieren müssen große Mengen an Giftstoffen aus dem Körper ausleiten, was ihnen auf lange Sicht immer schwerer fällt, bis es schließlich zu einer Schädigung dieser Organe kommt.

Nach und nach gelangen immer mehr Giftstoffe in das Blut und in die Zellen, denn die Filterorgane sind nicht mehr in der Lage, ihre Aufgabe ordnungsgemäß zu erfüllen. Schließlich ist der gesamte Organismus mit Giftstoffen belastet; es droht ein Versagen der Körperfunktionen.

Sie fühlen sich immer häufiger unwohl, bis es schließlich zu gesundheitlichen Problemen und Erkrankungen wie Arthritis kommt.

Empfohlene Nahrungsmittel

- Ananas
- Äpfel
- Bananen
- Birnen
- Borretschöl
- Dörrbohnen
- Erdbeeren
- Feldsalat
- Grapefruits
- Gurken
- Heilerde (siehe Seite 123)
- Hering
- Johannisbeeren, rote und schwarze
- Kartoffeln
- Kastanien
- Kirschen
- Knoblauch
- Kohl
- Kopfsalat
- Lachs
- Lauch
- Lebertran
- Nachtkerzenöl
- Radieschen
- Sardinen
- Sauerampfer
- Schwarzer Rettich
- Tomaten
- Trauben
- Wilde Zichorie (Wegwarte)
- Zwiebeln

Zu meidende Nahrungsmittel

- Backpflaumen
- Butter
- Fette, gehärtet
- Fisch
- Fleisch im Übermaß
- Hefe
- Hülsenfrüchte
- Hühnereiweiß
- Käse mit hohem Fettanteil
- Kiwis
- Obst, gekocht
- Ölfrüchte
- Roggen
- Schokolade
- Spargel
- Weizen
- Wurstwaren
- Zucker

ASTHMA

Asthma kann durch **Nahrungsmittelallergien** hervorgerufen werden. Bitte lesen Sie unter diesem Stichwort nach, welche Lebensmittel Sie vermehrt zu sich nehmen bzw. meiden sollten.

Darüber hinaus sollten Sie Ihrem Organismus Schwefel zuführen. Sie finden ihn in:

- Eiweiß: Fleisch, Fisch, Eiern, Milch und Milchprodukten
- Dörrbohnen
- Zwiebeln und Knoblauch

Die besten Nahrungsmittel gegen Asthma sind:

- Kerbel, Knoblauch, schwarzer Rettich und Zwiebeln.

Empfohlene Nahrungsmittel

- Blasentang *(Fucus vesiculosus)*
- Dörrbohnen
- Eier
- Fisch
- Heilerde (siehe Seite 123)
- Karotten
- Kerbel
- Knoblauch
- Kohl
- Kopfsalat
- Meerrettich
- Petersilie
- Radieschen
- Sauerampfer
- Schwarzer Rettich
- Zwiebeln

Zu meidende Nahrungsmittel

Alle allergenen Nahrungsmittel, auf die Sie empfindlich reagieren, beispielsweise:

- Erdbeeren
- Erdnüsse
- Milch
- Schokolade
- Sellerie

ATHEROME (BALGGESCHWÜLSTE)

Bei Atheromen, auch Balggeschwülste oder Grützbeutel genannt, ist es wichtig, den Fettkonsum stark einzuschränken, mit Ausnahme mehrfach ungesättigter Fettsäuren, die den Gehalt an Triglyzeriden senken und das Blut verdünnen: Sonnenblumen-, Maiskeim- und Traubenkernöl, Maiskeim- oder Sonnenblumenmargarine, Fisch, Fischöl und Krustentiere.

Zwei bis drei Fischmahlzeiten wöchentlich liefern die für Ihre Gesundheit optimale Dosis.

Empfohlene Nahrungsmittel	*Zu meidende Nahrungsmittel*
– Fisch – Fischöl – Krustentiere – Sonnenblumen-, Maiskeim- und Traubenkernöl	– Sämtliche Nahrungsmittel, von denen bei einem zu hohen Cholesterinspiegel abgeraten wird (siehe **Cholesterin**).

AUGEN, TROCKENE UND MÜDE

Bei trockenen und müden Augen helfen oft mehrfach ungesättigte essentielle Fettsäuren (Vitamin F). Achten Sie darauf, daß Ihre Mahlzeiten mehr davon enthalten. Sie finden Vitamin F in:

- pflanzlichen Öle aus Weizenkeimen, Sonnenblumenkernen, Sojabohnen und Erdnüssen. Sie müssen allerdings aus erster Kaltpressung stammen, denn durch Erhitzen und Raffinieren werden die wertvollen Fettsäuren zerstört;
- Erdnüssen, Walnüssen, Mandeln, Avocados (in Form von Linolsäure);
- Nachtkerzen- und Borretschöl (in Form von Gammalinolensäure);
- Fischöl und fettem Fisch (in Form von Linolensäure).

Auch ein Vitamin-A-Mangel kann die Ursache sein.

- Als Retinol ist dieses Vitamin in der Leber von Fischen und anderen Tieren, dem Fett von Milchprodukten sowie in Eigelb enthalten. Als Carotin (Provitamin A) finden Sie es in Karotten, Spinat, Tomaten, Kopfsalat und anderem grünen Blattgemüse, Spargel, Mais, Zuckermelone, Aprikosen, Orangen usw. Trockenobst enthält mehr Vitamin A als frisches.

AUGENLIDER, GERÖTETE ODER GEREIZTE

Legen Sie bei einer Reizung oder Rötung der Augenlider Kompressen mit rohem Kohl- oder Kartoffelsaft auf. Bevorzugen Sie leichte Speisen, und beschränken Sie sich einige Tage lang möglichst auf Rohkost. Außerdem sollten Sie intensive Sonnenbestrahlung meiden.

AUTOFAHREN

Die Einnahme bestimmter Medikamente ist mit erheblichen Risiken verbunden, wenn man sich danach ans Steuer setzt. Schon oft haben sich Psychopharmaka als sehr gefährlich erwiesen, da sie die Aufmerksamkeit einschränken und Müdigkeit verursachen.

- Hypnotika (Schlafmittel) oder Barbiturate sind häufig Ursache für Unfälle, da sie die Muskelkoordination, das Reaktionsvermögen und die Leistungsfähigkeit einschränken.
- Tranquilizer (Beruhigungsmittel) verringern die Aufmerksamkeit und das Reaktionsvermögen.
- Neuroleptika (Antipsychotika) reduzieren die Fähigkeit, Informationen aufzunehmen.
- Analgetika (Schmerzmittel) schränken ebenfalls die Aufmerksamkeit ein und behindern zudem das Erinnerungsvermögen und die Reaktionsfähigkeit.
- Nach einer Anästhesie sollten Sie 24 bis 48 Stunden verstreichen lassen, bevor Sie sich ans Steuer setzen.
- Bisher wurden bei Antidepressiva keine gefährlichen Auswirkungen auf die Fahrtüchtigkeit nachgewiesen.
- Unter den Appetitzüglern sind die Amphetamine zu erwähnen: Werden sie über einen längeren Zeitraum hinweg eingenommen, schränken sie die Aufmerksamkeit, das Konzentrationsvermögen und die Geschicklichkeit ein.

Alkohol verstärkt in der Regel die Wirkung der Medikamente.

Schließlich ist es sehr wahrscheinlich, daß bestimmte Arzneimittel gegen Husten, Migräne, Allergien, Krämpfe und Übelkeit sowie einige blutdruck- oder blutzuckersenkende Medikamente die Aufmerksamkeit einschränken.

Auch Rauchen am Steuer ist eine häufige Unfallursache.

Andererseits wird die Fahrtüchtigkeit durch den ausreichenden Verzehr mehrfach ungesättigter Fettsäuren sowie die meisten Vitamine des B-Komplexes verbessert.

BANDWURM

Folgendes Rezept wirkt nicht immer, sollte aber als erste Maßnahme versucht werden, da es frei von Nebenwirkungen ist:

- Essen Sie abends einen Kartoffelsalat, der mit 60 g reinem Walnußöl angemacht ist.

Am nächsten Tag sollte der Bandwurm ausgetrieben werden. Denken Sie daran, daß der Bandwurm in ein Gefäß mit lauwarmem Wasser ausgeschieden werden muß, damit man ihn vollständig auffangen kann. Er muß danach unbedingt zur Untersuchung in ein Labor gegeben werden. Nur so kann man sichergehen, daß auch der etwa stecknadelkopfgroße Kopf mit ausgeschieden wurde.

- Sie können sich auch einen Absud aus Knoblauch in Milch zubereiten. Lassen Sie dazu Knoblauch 20 Minuten lang in Milch kochen.

Empfohlene Nahrungsmittel

- Granatäpfel
- Karotten
- Kichererbsen
- Knoblauch
- Kohl
- Kresse
- Kürbis
- Lauch
- Petersilie
- Portulak (Burzelkraut)
- Rhabarber
- Walnüsse
- Walnußöl

Zu meidende Nahrungsmittel

- Rohes oder nur halb durchgebratenes Fleisch
- Schlecht gewaschenes Obst oder Gemüse

BEWUSSTLOSIGKEIT, KURZE

Wenn Sie leicht das Bewußtsein verlieren und dieser Zustand mehrere Sekunden anhält, so kann dies auf eine unzureichende Versorgung mit Kohlenhydraten zurückzuführen sein. Es ist sehr schädlich, dem Körper beispielsweise während einer Schlankheitsdiät einfache und komplexe Kohlenhydrate vorzuenthalten.

Kohlenhydrate sind ein absolut notwendiger Bestandteil für die Bereitstellung von Kraft und Energie. Bei einem Mangel besteht die Gefahr, daß Sie sich körperlich erschöpft fühlen, schon bei der geringsten Anstrengung ermüden, Ihre Widerstandskraft sehr schnell schwindet und Sie nach und nach eine besondere Anfälligkeit für alle bakteriellen und viralen Infektionen entwickeln.

Ihr Körper, der gezwungen ist, unaufhörlich aus seinen Fettreserven zu schöpfen, um seine eigene Glukose zu produzieren, befindet sich in einem dauernden Zustand der Überbeanspruchung einerseits und der Unterversorgung andererseits. Insbesondere Leber und Nieren werden strapaziert und geschwächt. Die Grenzen der Leistungsfähigkeit des Gehirns sind schnell erreicht, und es kann zu Bewußtlosigkeit kommen. Nehmen Sie daher einfache und komplexe Kohlenhydrate in vernünftigen Mengen in Ihren Speiseplan auf.

BIERMER-KRANKHEIT (PERNIZIÖSE ANÄMIE)

(Siehe auch **Blutarmut**)

Ein Vitamin-B12-Mangel ist Auslöser der sogenannten perniziösen Anämie. Diese geht mit Magen-Darm-Beschwerden (Appetitlosigkeit, Durchfall, Verstopfung, diffusen Bauchschmerzen) und neurologischen Symptomen (Parästhesie und Störungen der subjektiven Gefühlswahrnehmung) einher.

Vitamin B12 (Cobalamin) ist hauptsächlich in Leber, Bierhefe, Muskelfleisch, Milch und Käse, Eigelb, Nieren und Austern zu finden. Pflanzliche Nahrung enthält kein Vitamin B12, deshalb ist eine rein vegetarische Ernährung ohne tierische Produkte nicht unbedenklich.

BLASENENTZÜNDUNG (ZYSTITIS)

Bestimmte Nahrungsmittel können Ihnen helfen, wenn Sie zu Blasenentzündung neigen: Kohl, Petersilie, Heilerde (siehe Seite 123), weiße Rüben, Gerste und Lauch. Essen Sie so oft wie möglich rohe Zwiebeln; sie wirken keimtötend und infektionshemmend.

Selbstverständlich können Sie mit dem Verzehr dieser Produkte eine ärztliche Behandlung nur unterstützen, jedoch nicht umgehen.

Anmerkung: Bei Blasenentzündung kann die regelmäßige Einnahme von Magnesiumchlorid (mit dem Einverständnis Ihres behandelnden Arztes) innerhalb von zwei bis drei Wochen Linderung verschaffen. Dosierung: etwa 3 g täglich, aufgelöst in Wasser mit etwas Obstsaft.

Empfohlene Nahrungsmittel
- Gerste
- Heilerde (siehe Seite123)
- Kohl
- Lauch
- Petersilie
- Rüben, weiße
- Zwiebeln

Zu meidende Nahrungs- und Genußmittel

Streichen Sie alle säurebildenden Lebensmittel von Ihrem Speisezettel:
- Alkohol
- Artischocken
- Erdnüsse
- Fette, gehärtete
- Fisch
- Fleisch
- Fleischbrühe, fette
- Geflügel
- Grieß
- Hühnereiweiß
- Hülsenfrüchte (Bohnen, Erbsen, Linsen usw.)
- Innereien (Hirn, Leber, Nieren usw.)
- Kaffee
- Käse, gereifter
- Öle, raffinierte
- Rosenkohl
- Schokolade
- Schwarztee
- Spargel
- Weißmehl und daraus hergestellte Erzeugnisse: Teigwaren, Weißbrot, Zwieback, Gebäck usw.
- Wild
- Wurstwaren
- Zucker

BLASENSTEINE

Eine unzureichende Versorgung mit Ballaststoffen kann auf lange Sicht zu Blasensteinen führen.

- Achten Sie auf eine ballaststoffreiche Ernährung. Ballaststoffe kommen reichlich in der Schale von Hülsenfrüchten und Getreide, in der Zellulose von Frischgemüse und Salaten, dem Pektin von Obst und der Kleie von Vollkornbrot vor.
- Essen Sie nicht zuviel Fleisch, Brokkoli, Artischocken und Spargel.
- Trinken Sie viel Wasser und Obstsäfte.

Blasensteine können auch durch einen Calciumüberschuß verursacht werden.

- Die Einnahme großer Mengen Calciumcarbonat zur Neutralisierung der Magensalzsäure kann zu Hyperkalzämie führen.

– Nehmen Sie weniger Milch- und mehr Getreideprodukte zu sich. Sie können auch den Saft von roter Bete trinken: rote Bete kochen, reiben und das Fruchtfleisch erneut kochen, bis Sie einen Saft erhalten.
– Meiden Sie alle säurebildenden Nahrungsmittel: Erdnüsse, Spargel, Artischocken, Rosenkohl, Hühnereiweiß, fette Fleischbrühe, Wurstwaren, Innereien wie Leber, Nieren und Hirn, Weißmehl und daraus hergestellte Erzeugnisse wie Weißbrot, Teigwaren, Zwieback und Gebäck, würzigen, gereiften Käse, gehärtete Fette, raffinierte Öle, Hülsenfrüchte wie Linsen, Erbsen und weiße Bohnen, Grieß, Zucker, Alkohol, Schwarztee, Kaffee, Schokolade, Fleisch, Fisch, Geflügel und Wild.

Anmerkung: Bei akuten Beschwerden sollten Sie einen Arzt konsultieren. Bis dahin kann ein längeres warmes Bad die Schmerzen lindern.

Empfohlene Nahrungsmittel

– Getreideprodukte (Hafer usw.)
– Heilerde (siehe Seite 123)
– Mandeln
– Obstsäfte
– Rote-Bete-Saft
– Sellerie
– Wasser

Zu meidende Nahrungs- und Genußmittel

– Alkohol
– Artischocken
– Brokkoli
– Erdnüsse und Erdnußöl
– Fisch
– Fleisch
– Fleischbrühe, fette
– Geflügel
– Grieß
– Hühnereiweiß
– Hülsenfrüchte
– Innereien
– Kaffee
– Kakao
– Käse, gereifter
– Kohl (alle Sorten)
– Meerrettich
– Milchprodukte
– Sauerampfer
– Schokolade
– Schwarztee
– Spargel
– Spinat
– Teigwaren
– Tomaten
– Weißmehl und daraus hergestellte Erzeugnisse
– Wild
– Wurstwaren
– Zucker

BLUTARMUT (ANÄMIE)

Es gibt viele Symptome für eine Anämie: Müdigkeit, fehlende Ausdauer bei körperlicher Anstrengung, verminderte geistige Leistungsfähigkeit, anormale Blässe, Konzentrationsprobleme, Schwindelanfälle, Atemnot, reduzierte Abwehrkräfte gegenüber Infektionen usw.

Blutarmut ist ein Mangel an Hämoglobin (dem wichtigsten Bestandteil der roten Blutkörperchen), aufgrund dessen das Blut das Körpergewebe nicht mehr mit dem notwendigen Sauerstoff versorgen kann.

Ein Mangel an den für die Bildung roter Blutkörperchen notwendigen Substanzen Folsäure, Vitamin B12 oder Eisen kann Anämie verursachen.

Ein Drittel aller Frauen leidet zwischen Pubertät und Menopause an einem Folsäuremangel. Folsäure ist ein Vitamin des B-Komplexes (Vitamin B9), das für die Bildung der Nukleinsäuren DNA und RNA (den in allen Zellen vorhandenen Trägern der Erbanlagen) sowie für den Stoffwechsel bestimmter Aminosäuren (den Bestandteilen der Proteine) benötigt wird. Der Organismus nimmt etwa die Hälfte der mit der Nahrung aufgenommenen Folsäure auf.

Grünes Blattgemüse ist reich an Folsäure. Essen Sie also viel davon! Folsäure ist außerdem in Spargel, Tomaten, Sojabohnen, Mais, Mandeln, Kürbis, Leber, Hefe, Kleie, Roggen, Weizenkeimen und Vollkornweizen enthalten. Beim Kochen werden zwei Drittel der in der Nahrung enthaltenen Folsäure zerstört.

Ein Vitamin-B12-Mangel führt langfristig zu der sogenannten perniziösen Anämie mit Appetit- und Gewichtsverlust, starker Erschöpfung, abwechselndem Auftreten von Durchfall und Verstopfung, Gedächtnisverlust usw. Zu einem solchen Mangel kommt es vor allem bei Vegetariern und älteren Menschen, da ausschließlich Nahrungsmittel tierischer Herkunft Vitamin B12 enthalten.

Essen Sie also Fleisch, Geflügel, Fisch, Milchprodukte und Schalentiere. Das Nahrungsmittel mit dem höchsten Vitamin-B12-Gehalt ist Leber: Kalbsleber enthält über 1 mg Vitamin B12 je Gramm; eine Portion Kalbsleber deckt Ihren Bedarf an Vitamin B12 für mindestens zwei Wochen.

Eisenmangel ist die häufigste Ursache für eine Anämie. Etwa 20 % der Weltbevölkerung, vor allem in Entwicklungsländern, sind davon betroffen. Auch in den Industrieländern ist Eisenmangel sehr verbreitet, insbesondere bei Kindern unter zwei Jahren (29 %) und schwangeren Frauen (20 bis 30 % am Ende der Schwangerschaft), aber auch bei all jenen, deren Nahrung zu wenig Eisen enthält: Vegetarier und vor allem die zahlreichen Anhänger wiederholter Diäten.

Viele Frauen leiden an Eisenmangel. Von der Pubertät bis zur Menopause ist ihr Eisenbedarf fast doppelt so hoch wie beim Mann, da die Menstruationsblutungen jeden Monat einen Verlust von etwa 30 mg Eisen verursachen. Jede dritte Frau hat in diesem Zeitraum zu geringe Eisenreserven, jede zehnte leidet an einem schweren Eisenmangel. Ebenfalls betroffen sind Heranwachsende und Frauen mit kurz aufeinanderfolgenden Schwangerschaften.

Schwangere Frauen haben einen stark erhöhten Eisenbedarf: 2,5 bis 5 mg täglich. Dieses Eisen wird für die Bildung der Plazenta und die Versorgung des Fötus benötigt. Der Eisenbedarf ist während der letzten Schwangerschaftsmonate und der Stillzeit besonders hoch; wird er nicht gedeckt, können Mangelerscheinungen auftreten.

Ältere Menschen leiden häufig an einer unzureichenden Magensäureproduktion, wodurch die Eisenresorption erschwert wird.

Die Nahrungsmittel mit dem höchsten Eisengehalt

Muscheln, Blutwurst, Leber und andere Innereien, Eigelb, Kakao, Hülsenfrüchte, Trockenobst (Feigen, Aprikosen), Getreidekleie und mit Eisen angereicherte Vollkornprodukte für Babys, Fleisch, Fisch und Krustentiere.

Milchprodukte, Käse sowie das meiste Obst und Gemüse enthalten nur sehr wenig Eisen.

Nehmen Sie mehr Vitamin C zu sich

Die deutlich schlechtere Eisenresorptionsrate aus pflanzlichen Nahrungsmitteln kann durch den gleichzeitigen Verzehr von Vitamin-C-reichen Lebensmitteln verdoppelt oder verdreifacht werden.

- Essen Sie Obst: Orangen, Grapefruits, Zitronen und Kiwis sind ausgezeichnete natürliche Vitamin-C-Lieferanten.
- Das in grünem Salat enthaltene Eisen wird besser aufgenommen, wenn er statt mit Essig mit Zitrone angemacht wird.
- Trinken Sie Vitamin-C-reiche Obstsäfte; dadurch wird auch die Aufnahme der in den Nahrungsmitteln enthaltenen Folsäure verbessert.
- Trinken Sie ein Eigelb in Orangensaft. Das Vitamin C reduziert das im Eigelb enthaltene Eisen und erleichtert so seine Resorption. Diese Mischung empfiehlt sich insbesondere während der Menstruation.

Was Sie meiden sollten

Trinken Sie weniger Kaffee und Schwarztee: Coffein und die in Schwarztee enthaltenen Gerbstoffe verringern die Eisenresorption des Organismus.

Anmerkung: Übermäßige körperliche Anstrengung vermindert die Eisenresorption.

Empfohlene Nahrungsmittel

- Algen
- Ananas
- Äpfel
- Aprikosen, frisch oder getrocknet
- Auberginen
- Birnen
- Blutwurst
- Datteln
- Eier
- Erdnüsse
- Feigen
- Feldsalat
- Fisch
- Fleisch
- Frischgemüse
- Geflügel
- Getreideprodukte
- Grapefruits
- Hefe
- Heilerde (siehe Seite 123)
- Hülsenfrüchte
- Innereien (Leber)
- Kakao
- Karotten
- Käse
- Kastanien
- Kiwis
- Kleie
- Kohl
- Kresse
- Krustentiere
- Kürbis
- Lauch
- Löwenzahn
- Mais
- Mandeln
- Meerrettich
- Milchprodukte
- Muscheln
- Obst
- Oliven
- Orangen
- Petersilie
- Pflaumen
- Pilze
- Rhabarber
- Roggen
- Rote Bete
- Spargel
- Spinat
- Vollkornbrot
- Vollkornweizen
- Walnüsse
- Wegwarte (Wilde Zichorie)
- Weintrauben
- Zitronen
- Zuckermelone

Zu meidende Genußmittel

- Kaffee
- Schwarztee

BLUTFETTSPIEGEL, ERHÖHTER (HYPERLIPÄMIE)

(Siehe auch **Cholesterin**)

Bei einem ärztlich diagnostizierten erhöhten Cholesterin- und Triglyzeridspiegel sollten Sie Aal, Butter, Eigelb, Eingemachte Früchte, Innereien (Bries, Hirn, Kutteln, Leber, Nieren, Zunge), Käse, Kaviar, Margarine, Sauerrahm, Schinkenspeck, Speck, Talg, Thunfisch und Wurstwaren meiden.

BLUTHOCHDRUCK (HYPERTONIE)

Die Untersuchung größerer Bevölkerungsgruppen, sowohl in den USA als auch in verschiedenen anderen Regionen der Welt, hat unabhängig von Gewicht, Alter, Rasse, Alkoholkonsum und körperlicher Bewegung eine negative Korrelation zwischen der Calciumaufnahme – das heißt dem Verzehr von Milchprodukten, denn sie machen 70 % der Calciumzufuhr aus – und den Blutdruckwerten ergeben (je höher die Calciumzufuhr, um so niedriger der Blutdruck).

Besonders gefährdet für hohe Blutdruckwerte sind Frauen über 55, die nur wenig Milchprodukte zu sich nehmen.

Bei Tieren ließen sich die Blutdruckwerte mittels zusätzlicher Calciumgaben senken. Klinische Tests von D. McCarron zeigten, daß sich diese Beobachtungen auf den Menschen übertragen lassen. Bei einem Doppelblindversuch normalisierte sich der Blutdruck – insbesondere der systolische Wert – bei 45 % der Bluthochdruckpatienten, denen täglich 1.000 mg Calcium zusätzlich verabreicht wurden. Je älter der Patient ist, um so deutlicher ist die Senkung der Werte, vor allem bei Frauen.

- In erster Linie sollten Sie den Verzehr von Salz und stark gesalzenen Nahrungsmitteln wie zum Beispiel Salzgebäck und Erdnüssen einschränken. (Kürzlich durchgeführte Untersuchungen haben gezeigt, daß einige Hochdruckpatienten einen maßvollen Salzkonsum gut vertragen. Im konkreten Fall ist die Beurteilung aber ausschließlich dem Arzt vorbehalten.)
- Auch der Genuß von Wurstwaren, Käse mit hohem Fettanteil und Schokolade sollte reduziert werden.
- Von Alkohol in größeren Mengen ist unbedingt abzuraten.
- Vorsicht ist auch bei Hitze und übertriebenen sportlichen Aktivitäten angebracht.

Ein ausgezeichnetes Nahrungsmittel gegen Bluthochdruck

- Knoblauch wirkt harntreibend und schützt vor erhöhten Blutdruckwerten.

Empfohlene Nahrungsmittel

- Algen (Laminaria)
- Artischocken
- Auberginen
- Erdbeeren
- Grapefruits
- Heidelbeeren
- Himbeeren
- Johannisbeeren, schwarze
- Kirschen
- Knoblauch
- Lauch
- Löwenzahn
- Obst
- Oliven
- Orangen
- Reis
- Roggen
- Trauben
- Weiße Rüben

Zu meidende Nahrungs- und Genußmittel

- Anschovis
- Fenchel
- Glutamat (Geschmacksverstärker)
- Hering
- Kabeljau
- Kaffee
- Kaviar
- Krebse
- Lachs
- Lakritze
- Langusten
- Meeräschenrogen
- Parmesan
- Rote Bete
- Salz (ganz streichen oder einschränken)
- Sardinen
- Schinken
- Schinkenspeck
- Schweineschmalz
- Speck
- Spinat
- Wurstwaren

BOTULISMUS (LEBENSMITTELVERGIFTUNG)

Diese Lebensmittelvergiftung kann sehr schwere Formen annehmen und sogar tödlich sein. Erreger ist der sehr gefährliche Bazillus *Clostridium botulinum.* Die Sporen dieses Bazillus sind sehr hitzebeständig und werden erst durch Erhitzen auf 100°C während sechs Stunden oder auf 120°C während 15 Minuten zerstört.

Frische pflanzliche Nahrungsmittel sowie frisches und gut durchgebratenes Fleisch können von diesem Bazillus nicht befallen sein. Man findet ihn jedoch in schlecht konservierten Produkten, mangelhaft geräuchertem oder unzureichend gesalzenem Schinken, Wurstwaren, die längere Zeit offen aufbewahrt wurden, Krustentieren, die nach dem Fang zu lange der Sonne ausgesetzt wurden, sowie in nur kurz gekochten und mangelhaft konservierten Nahrungsmitteln (grüne Bohnen, rote Bete, Spargel usw.).

Eine Infektion äußert sich zu Beginn in leichtem Fieber; dann kommt es zu immer stärkeren Magenschmerzen, häufig gefolgt von Erbrechen. Diese Symptome treten frühestens einen Tag, manchmal erst zwei oder drei Tage nach der Vergiftung auf. Später folgen Sehstörungen, dann Trockenheit von Mund- und Nasenschleimhaut. Darüber hinaus kann es zu einer Lähmung des Gaumensegels und der Rachenmuskulatur, wachsender Muskelschwäche, Harnverhaltung und anderen schwerwiegenden Folgen kommen.

Konsultieren Sie bei den ersten Anzeichen unverzüglich einen Arzt.

Anmerkung: Bewahren Sie Fleisch, Kartoffeln, Karotten, Zwiebeln, rote Bete, Fenchel, Schwarzwurzeln, weiße Rüben usw. ungekühlt weder roh noch gekocht auf. Meiden Sie den Verzehr von Nahrungsmittelresten, besonders wenn diese in Fett zubereitet wurden.

BRENNEN DER HAUT

In sehr hohen Dosen (über 100 mg) kann Vitamin B3 (Niacin) schädliche Nebenwirkungen haben:

- Juckreiz
- Brennen der Haut
- Übelkeit

Diese Beschwerden sind für sich gesehen kein Grund zur Besorgnis, kommen jedoch noch andere Störungen hinzu, entstehen gesundheitliche Probleme, die behandelt werden müssen.

Vitamin B3 ist in Nahrungsmitteln reichlich vorhanden. Die größten Mengen liefern Leber (von Schwein, Rind oder Kalb), Vollkornprodukte, Fisch, weißes Fleisch, Eier, Datteln, Feigen und Mandeln.

Die empfohlene Tagesdosis liegt bei 15 bis 20 mg, für Kinder unter 10 Jahren bei 6 bis 8 g. Eine höhere Dosis von 50 bis 100 mg in Form von Nicotinamid kann zur Behebung eines Mangels gefahrlos eingenommen werden.

BRONCHITIS

Eine zu fettreiche Ernährung kann Fettablagerungen in der Lunge und damit Bronchitis verursachen. Schränken Sie also Ihren Fettkonsum drastisch ein.

Schwefel lindert zahlreiche Erkrankungen der Atemwege, darunter auch Bronchitis. Nehmen Sie wöchentlich drei Fischmahlzeiten zu sich, und essen Sie Eier, Dörrbohnen, viel Zwiebeln und Knoblauch. Sie können auch dreimal täglich einen Löffel Zwiebelsaft einnehmen.

Darüber hinaus sollten Sie Nahrungsmittel mit viel Vitamin C (frisches Obst und Gemüse), Vitamin A (Fischleber, Milchfett, Eigelb, Karotten, Spinat, Tomaten, Kopfsalat und anderes grünes Blattgemüse, Spargel, Mais, Zuckermelone, Aprikosen und Orangen) sowie Selen (Weizenkeimlinge, Vollkornweizen und Naturreis) zu sich nehmen. Essen Sie auch Mandeln; bei regelmäßigem Verzehr beugen sie einer Entzündung der Bronchien vor.

Anmerkung: Nehmen Sie glutenhaltige Nahrungsmittel und Milchprodukte nur in Maßen zu sich.

Empfohlene Nahrungsmittel

- Äpfel
- Aprikosen
- Brombeeren
- Dörrbohnen
- Eigelb
- Feigen
- Fisch
- Fischleber
- Frischgemüse
- Heilerde (siehe Seite 123)
- Karotten
- Kerbel
- Knoblauch
- Kohl
- Kresse
- Mais
- Mandeln
- Meerrettich
- Naturreis
- Obst, frisches
- Orangen
- Quitten
- Radieschen
- Salate, grüne
- Schwarzer Rettich
- Spargel
- Spinat
- Tomaten
- Vollkornweizen
- Weiße Rüben
- Weizenkeimlinge
- Zuckermelone
- Zwiebeln

BRÜSTE, SCHMERZENDE

Wenn Sie unter prämenstruellen Beschwerden wie Nervosität, Gewichtszunahme durch Wassereinlagerung, schmerzenden Brüsten, Migräne und Erschöpfung leiden, kann Ihnen die kurmäßige Anwendung von Vitamin B6 in Verbindung mit Nachtkerzenöl in den zehn Tagen vor Einsetzen der Monatsblutung Linderung verschaffen.

Vitamin B6 kommt in der Nahrung in relativ großen Mengen vor. Ein Mangel daran ist möglicherweise auf eine schlechte Verwertung bzw. die Zerstörung des Vitamins im Organismus zurückzuführen.

CHOLESTERIN

Es ist nur wenig bekannt, daß Cholesterin ein unentbehrlicher Bestandteil unseres Organismus ist. Nur ein zu hoher Cholesterinspiegel ist gefährlich.

Bestimmte Nahrungsmittel enthalten mehr Cholesterin als andere: Eigelb, Innereien, Wurstwaren, Butter usw. Ein deutliches Absinken des Cholesterinspiegels ist die Folge einer ernsthaften Unterernährung, ein Überschuß jedoch hat schwerwiegende Folgen.

Cholesterin ist unentbehrlich für das einwandfreie Funktionieren der Zellmembranen und kann durch nichts ersetzt werden. Nur ein Überschuß an LDL-Cholesterin *(Low Density Lipoproteins)* ist schädlich, das HDL-Cholesterin *(High Density Lipoproteins)* dagegen schützt vor Herz-Gefäß-Erkrankungen.

Langjährige epidemiologische Studien an großen Bevölkerungsgruppen haben gezeigt, daß eine Senkung des Gehalts an schädlichem Cholesterin um 1 % das Risiko einer Erkrankung der Herzkranzgefäße für sieben Jahre um 2 % verringert. Erhöht man darüber hinaus den Spiegel des nützlichen Cholesterins um 0,01 g/l, sinkt das Risiko um 4 %.

Überschüssiges LDL-Cholesterin lagert sich in Form von Plaques an den Arterienwänden ab und kann zu Arteriosklerose sowie einer Verstopfung der Gefäße führen.

Ist Ihr Cholesterinspiegel zu hoch, können Sie mit der richtigen Ernährung viel zu seiner Senkung beitragen. Den Beweis dafür erbrachte die WHO mit einer Vergleichsstudie zwischen Finnen und Japanern: In Finnland, wo die Ernährung viel cholesterinreiche, tierische Fette enthält, ist die Herzinfarktrate hoch. In Japan dagegen, wo die Ernährung wenig Fleisch und damit wenig Cholesterin, aber viel Fisch und pflanzliche Fette beinhaltet, ist die Sterblichkeitsrate aufgrund von Herzinfarkten sehr niedrig.

- Um Cholesterinablagerungen in den Arterien vorzubeugen, muß die Aufnahme von Cholesterin möglichst stark eingeschränkt werden. Statt dessen müssen dem Körper Nährstoffe zugeführt werden, die den Transport des LDL-Cholesterins aus dem Gewebe in die Leber unterstützen, also den Spiegel des HDL-Cholesterins erhöhen.
- Um den Cholesterinspiegel zu senken, sollten Sie auf fettes Fleisch, die Haut von Geflügel sowie mit Sahne, Butter oder Bratenfett hergestellte Saucen verzichten und den Konsum von Hirn, Eigelb und vor allem sämtlicher tierischer Fette drastisch einschränken. Essen Sie mageren Schinken statt fetthaltiger Wurst- und Fleischwaren.
- Täglich sind 150 g mageres Fleisch erlaubt; Fisch dürfen Sie nach Belieben essen (selbst fetter Fisch ist magerer als Fleisch). Hühnchen (ohne Haut), Perlhühner sowie Kalb- und Pferdefleisch sind mager. Gegrilltes Rindfleisch enthält 5 bis 10 % gesättigte Fettsäuren. Bei Rippenstücken liegt der Fettgehalt über 10 %!
- Um den Spiegel des nützlichen HDL-Cholesterins zu erhöhen, müssen tierische Fette durch mehrfach ungesättigte Fette, also Sonnenblumen-, Maiskeim- oder Färberdistelöl bzw. -margarine ersetzt werden.

Olivenöl hat einen sehr positiven Einfluß auf die Blutgefäße. Den Beweis dafür liefern die Griechen. Trotz ihrer fettreichen Ernährungsweise, wobei sie jedoch hauptsächlich Olivenöl verwenden, erkranken sie nur sehr selten an Arteriosklerose.

Alle Pflanzenöle (Oliven-, Maiskeim-, Traubenkern- und Sonnenblumenöl) sind empfehlenswert (2 Eßlöffel täglich). Sie enthalten einfach oder mehrfach ungesättigte Fettsäuren. Am besten nehmen Sie abwechselnd Öle mit einfach ungesättigten Fettsäuren (zum Beispiel Olivenöl) und Öle mit mehrfach ungesättigten Fettsäuren (zum Beispiel Sonnenblumen- und Maiskeimöl) zu sich.

Frisches Obst und Gemüse sowie Zucker in Maßen sind erlaubt.

Essen Sie bevorzugt im Dampfkochtopf oder Backofen (eventuell in Aluminiumfolie) zubereitete Speisen, fettreduzierte Cremes und Saucen auf der Basis von Joghurt oder Käse mit 20 % Fettanteil.

Das Abendessen sollte nicht zu üppig sein, da es im überfüllten Magen zu einer Überdehnung der Magenblase (des obersten, mit Luft gefüllten Abschnitts des Magens) kommt; legt man sich hin, steigt diese Luftblase nach oben, drückt auf das Herz und verursacht Schmerzen und Herzklopfen.

Das richtige Verhältnis

Laut Marian Apfelbaum, Professor für Ernährungswissenschaft an der Universitätsklinik Xavier-Bichat (Paris), sollte der Anteil der Lipide an der täglichen Kalorienzufuhr 30 % betragen. Liegt er darüber, wird der Cholesterinspiegel nicht optimal gesenkt, ist er niedriger, wird der Körper nicht mit ausreichend HDL-Cholesterin versorgt.

Hierbei ist ein Gleichgewicht zwischen den drei Fettsäuren aufrechtzuerhalten: 1/3 gesättigte Fettsäuren hauptsächlich tierischer Herkunft (eine Portion mageres Fleisch oder Fisch bzw. ein Stück Käse decken bereits diesen Bedarf); 1/3 einfach ungesättigte Fettsäuren, zum Beispiel Olivenöl, und 1/3 mehrfach ungesättigte Fettsäuren, die insbesondere in Sonnenblumen-, Maiskeim- und Traubenkernöl enthalten sind.

Milchprodukte

Sie können den Fettanteil Ihrer Ernährung senken, indem Sie statt Vollmilch entrahmte Milch trinken und Quark mit 0 % Fettanteil essen.

Da kalorienreduzierte Butter zu je 50 % aus Butter und Wasser besteht, können Sie weiterhin richtige Butter essen, wenn Sie dabei die Menge einschränken. Bereiten Sie Ihre Mahlzeiten ohne Butter in einer antihaftbeschichteten Pfanne zu. Buttern Sie Ihr Brot nur leicht, und kratzen Sie jeglichen Überschuß ab. Essen Sie zweimal wöchentlich kleine Mengen „guter Butter".

Bereiten Sie Ihre Nahrungsmittel im Dampfkochtopf zu, anstatt sie in Butter zu braten. Gekochtem Gemüse können Sie ein Stückchen Sonnenblumenmargarine oder ganz wenig Olivenöl beigeben.

Essen Sie Äpfel

Daß Äpfel den Cholesterinspiegel senken ist offiziell anerkannt. Kürzlich wurden Studien über die Auswirkungen des Verzehrs von Äpfeln auf den Fettstoffwechsel veröffentlicht, die im Laboratorium für medizinische Biochemie und in der Notaufnahme der Universitätsklinik Angers durchgeführt worden waren. Sie zeigten, daß das

Risiko von Herz-Gefäß-Erkrankungen durch den Genuß von Äpfeln gesenkt werden kann.

„Der regelmäßige Verzehr von Äpfeln ist vom ernährungswissenschaftlichen Standpunkt aus gesehen sehr sinnvoll. Darüber hinaus lindern sie Verdauungsbeschwerden (sowohl Durchfall als auch Verstopfung), indem sie die Darmtätigkeit regulieren." (Prof. Jean-Louis Jullien).

Äpfel und auch Zitrusfrüchte enthalten Pektine (wasserunlösliche Ballaststoffe), die ebenso wie bestimmte Medikamente das Cholesterin im Verdauungstrakt binden und so seine Aufnahme in die Blutbahn verhindern.

Außerdem

Dr. Sabate von der Universität Lamo Linda in Kalifornien hat in einer statistisch einwandfreien Studie festgestellt, daß Ölfrüchte (insbesondere Walnüsse) den Cholesterinspiegel um 12 bis 16 % senken können. Dies ist vermutlich auf ihren hohen Ballaststoffgehalt zurückzuführen.

Empfohlene Nahrungsmittel

- Algen (Laminaria)
- Artischocken
- Färberdistelöl
- Fisch
- Fleisch, mageres
- Geflügel (Hühnchen, Perlhuhn)
- Getreideprodukte
- Kalbfleisch
- Knoblauch
- Löwenzahn
- Mais und Maiskeimöl
- Olivenöl
- Pferdefleisch
- Schachtelhalm
- Schalotten
- Sojabohnen
- Walnüsse
- Sonnenblumenkerne
- Traubenkernöl
- Zwiebeln

Zu meidende Nahrungsmittel

- Aal
- Butter
- Eigelb
- Eingemachte Früchte
- Innereien (Bries, Hirn, Kutteln, Leber, Nieren, Zunge)
- Käse
- Kaviar
- Margarine
- Sauerrahm
- Schinkenspeck
- Speck
- Talg
- Thunfisch
- Wurstwaren

Silicium trägt ebenfalls dazu bei, den Cholesterinspiegel zu senken. In Form von Kieselsäure ist es in Pflanzen mit widerstandsfähigen Stengeln und Blättern, wie zum Beispiel Schachtelhalm, Obstschalen und Getreidehülsen sowie Zwiebeln, Knoblauch und Schalotten enthalten.

Vitamin B3 kann in hohen Dosen zu einem Absinken des Cholesterinspiegels beitragen, indem es die Cholesterinträger innerhalb des Organismus beeinflußt. Sprechen Sie mit Ihrem Arzt; er kann Ihnen eine geeignete Nahrungsergänzung verschreiben.

Ältere Menschen – ein Sonderfall

Epidemiologische Studien haben eine enge Beziehung zwischen dem Cholesterinspiegel im Blut und dem Risiko einer Erkrankung der Herzkranzgefäße bewiesen. Darum wird vorbeugend oft zu Zurückhaltung bei gesättigten Fettsäuren und Cholesterin geraten.

Es ist sicher sinnvoll, einem erhöhten Cholesterinspiegel vorzubeugen, da dieser neben Rauchen, Bewegungsmangel, Streß usw. eine der häufigsten Ursachen für Erkrankungen der Herzkranzgefäße ist. Um eine zweckmäßige Umsetzung dieser Prävention zu gewährleisten, müssen jedoch drei grundlegende Tatsachen berücksichtigt werden:

– Die Reaktion des Cholesterinspiegels auf eine Änderung der Ernährung ist individuell sehr unterschiedlich: Sie reicht von einem mehr oder weniger starken Absinken des Cholesterinspiegels bei den einen bis zu praktisch gar keiner Veränderung bei anderen. Dies gilt für cholesterinarme Diäten und in geringerem Maße für eine Ernährung, bei der gesättigte teilweise durch ungesättigte Fettsäuren ersetzt werden. Im Durchschnitt bewirkt eine cholesterinarme Diät lediglich ein Absinken des Cholesterinspiegels um 10 %.

Bei älteren Menschen müssen zudem folgende Faktoren berücksichtigt werden:

– Die Bedeutung des Cholesterinspiegels als Risikofaktor ist mit steigendem Alter immer weniger eindeutig. Ab 60 Jahren liegt sie praktisch bei Null. Es gibt auch keinen Beweis dafür, daß eine Änderung der Ernährungsweise, vor allem bei älteren Menschen, einer Erkrankung der Herzkranzgefäße entgegenwirkt.

– Der Alterungsprozeß geht mit Veränderungen des Stoffwechsels essentieller Fettsäuren einher. Um einem Mangel vorzubeugen, der zu einer vermehrten Bildung von Plaques führen kann, ist eine abwechslungsreiche Ernährung erforderlich, die dem Körper nicht nur Linolsäure (Sonnenblumen-, Maiskeim- und Erdnußöl) liefert, sondern auch Alphalinolen- (Raps- und Sojaöl, Butter), Arachidon- (rotes Fleisch, Leber, Eier) und Eicosapentaensäure (fetter und magerer Fisch).

Es ist fraglich, ob es gerechtfertigt ist, einem Patienten von mehr als 60 Jahren eine Diät mit weniger gesättigten Fettsäuren und Cholesterin zu empfehlen, sofern für ihn kein besonderes Risiko besteht. Schränkt man den Konsum von Eiern, Milchprodukten und Butter ein, vernachlässigt man die große Bedeutung dieser Nahrungsmittel als Nährstofflieferanten, also ihren hohen Gehalt an Eiweiß, Calcium sowie Alphalinolen- und Arachidonsäure.

Der Cholesterinspiegel während der Schwangerschaft

Im zweiten Drittel der Schwangerschaft beginnt sich der Cholesterinspiegel zu erhöhen und steigt nahezu linear bis zum letzten Schwangerschaftsmonat weiter an. Der Anstieg beträgt insgesamt etwa 25 bis 50 % und betrifft lediglich das LDL-Cholesterin. Die Wissenschaftler sind sich uneinig darüber, ob der Spiegel des HDL-Cholesterins stabil bleibt oder leicht absinkt. In jedem Fall steigt der Anteil des LDL- im Verhältnis zum HDL-Spiegel.

Auch der Gehalt an Triglyzeriden steigt im zweiten Schwangerschaftsdrittel um 50 bis 100 % deutlich an. Diese Entwicklung setzt sich bis zum Ende der Schwangerschaft fort, bis schließlich ein drei- bis viermal höherer Wert als zu Beginn erreicht wird. Diese Hyperlipämie hat wohlgemerkt nichts mit einer Änderung der Ernährung oder mit der Art der Ernährung zu tun. Sie ist sowohl bei Vegetarierinnen als auch bei Frauen zu beobachten, die tierische Produkte essen. Hier hilft keine Diät.

Ein weiterer wichtiger Hinweis: Diese Hyperlipämie hat offensichtlich keine negativen Auswirkungen auf die Gefäße. Im Gegenteil, Frauen mit mehreren Schwangerschaften sind weniger von Herz-Gefäß-Erkrankungen betroffen. Diese schützende Rolle der Schwangerschaft kann jedoch nicht allein auf die Hyperlipämie zurückgeführt werden – ganz sicher handelt es sich hier um ein Phänomen, das von mehreren Faktoren bestimmt wird.

Kurz gesagt, um die Frau nicht zu beunruhigen und zu verhindern, daß sie sich komplizierten, kostspieligen und sinnlosen Untersuchungen unterzieht, sollte der Lipidspiegel während der Schwangerschaft ohne zwingende Gründe nicht analysiert werden.

Cholesterin und körperliche Bewegung

Eine schwedische Studie über den Einfluß sportlicher Betätigung auf den Gesamtcholesterin- und HDL-Spiegel hat ergeben, daß gut durchtrainierte Skiläufer wesentlich höhere HDL-Werte aufwiesen als weniger durchtrainierte.

Die positiven Auswirkungen der sportlichen Betätigung wurden jedoch durch das Rauchen relativiert, zumindest was die schützende Rolle des HDL-Cholesterins für das Herz betrifft.

DARMINFEKTIONEN

- Artischocken helfen gegen alle Arten von Darminfektionen. Essen Sie sie möglichst roh. Wenn Sie sie kochen, so verwenden Sie das Garwasser für eine Suppe, denn es ist sehr reich an Mineralsalzen.
- Roher Kürbis, den Sie unter Vorspeisen, Suppen und gedünstetes Gemüse mischen können, hat sich als sehr wirksam bei Dünndarmentzündungen (Enteritis) und Ruhr (Dysenterie) erwiesen.
- Mit Äpfeln lassen sich Keime im Darm hervorragend bekämpfen. Da sie die Freisetzung einer keimtötenden Amylase anregen, helfen sie, Darmparasiten loszuwerden. Wenn Sie Äpfel nicht mögen, so bereiten Sie einen Apfeltee zu: 2 bis 3 Früchte 15 Minuten lang in 1 Liter Wasser kochen; den Sud nach Belieben trinken.
- Karotten sind ein äußerst darmfreundliches Gemüse. Sie helfen bei allen Darmbeschwerden, vom einfachen Durchfall bis hin zu parasitären Infektionen. Essen Sie sie roh als Salat oder Saft bzw. gekocht als Suppe oder Püree. Selbst das Karottengrün kann zur Herstellung einer Bouillon oder Suppe verwendet werden. Es enthält reichlich Mineralsalze.
- Knoblauch und Zwiebeln haben eine ausgezeichnete desinfizierende Wirkung.

DARMKOLIKEN

Folgende Nahrungsmittel lindern durch Blähungen oder Durchfall verursachte Bauchschmerzen: Bananen, Chicorée, Fenchel, Gurken, Karotten, Kartoffeln, Kohl und Sellerie.

DARMPARASITEN
(Siehe auch **Bandwurm**)

Vitamin B9 (Folsäure) schützt vor Darmparasiten. Besonders reich an diesem Vitamin sind Bierhefe, Brokkoli, Chicorée, Erdnüsse, Leber, Mandeln, Weizenkeime und Spinat. Geflügel, Hülsenfrüchte, Kalbsbries, Käse, Muskelfleisch und Nieren enthalten größere Mengen dieses Vitamins in gebundener Form (Polyglutamat).

Um die Bekämpfung von Darmparasiten zu unterstützen, sollten Sie den Verzehr von stärkehaltigen Nahrungsmitteln und Kohlenhydraten (Zuckerstoffen) in jeder Form drastisch einschränken.

Anmerkung: Hygiene ist oberstes Gebot, um Darmparasiten zu vermeiden.

Empfohlene Nahrungsmittel
- Auberginen
- Bierhefe
- Brokkoli
- Chicorée
- Erdnüsse
- Fleisch
- Geflügel
- Hülsenfrüchte
- Kalbsbries
- Karotten
- Käse
- Kohl
- Kopfsalat
- Kresse
- Kürbis
- Lauch
- Leber
- Mandeln
- Nieren
- Petersilie
- Rhabarber
- Sauerampfer
- Spargel
- Spinat
- Walnüsse
- Weizenkeime

Zu meidende Nahrungsmittel
- Nicht durchgebratenes Fleisch
- Nicht oder schlecht gewaschenes Obst oder Gemüse
- Stärkehaltige Nahrungsmittel
- Zucker

DARMWANDAUSSTÜLPUNGEN (KOLONDIVERTIKULOSE)

Ballaststoffmangel ist eine mögliche Ursache für diese Erkrankung. Zur Vorbeugung sollten Sie ausreichend Gemüse und Obst zu sich nehmen.

Eine Kolondivertikulose kann auch durch Gärungsprozesse im Darm gefördert werden, die beispielsweise durch den gleichzeitigen Verzehr von kohlenhydrathaltigen Nahrungsmitteln (Stärke) und sauren Früchten ausgelöst werden.

DEKALZIFIZIERUNG DER KNOCHEN

(Siehe auch **Knochenschwund**)

Eine Dekalzifizierung der Knochen kann durch eine mangelhafte Calciumbindung hervorgerufen werden. Ursache dafür kann ein Vitamin-D-Mangel sein, denn dieses Vitamin ermöglicht eine optimale Calciumresorption.

Nehmen Sie bevorzugt Fischöl zu sich, und essen Sie bestimmte Fische wie Sardinen, Lachs und Hering. Auch maßvolle Sonnenbäder sind zu empfehlen: Der wichtigste Vitamin-D-„Lieferant“ ist immer noch die Sonne, die die in der Haut gespeicherte Vorstufe des Vitamins (Provitamin) mit Hilfe der ultravioletten Strahlen in das biologisch aktive Vitamin D umwandelt.

Calciummangel kann indirekt durch bestimmte Krankheiten wie länger andauernden Durchfall, Hypoparathyreoidismus, chronische Niereninsuffizienz und Knochenmetastasen sowie durch Medikamente zur Behandlung von Krämpfen oder Leukämie verursacht werden. Die Einnahme zusätzlicher Mengen Calcium kann einem Calciummangel vorbeugen und die Behandlung dieser Krankheiten unterstützen. Nehmen Sie also mehr Milchprodukte zu sich, und machen Sie eine Vitamin-D-Kur, die eine bessere Calciumresorption ermöglicht.

Vorsicht, wenn Sie gern Getreide essen! Jedes Übermaß ist schädlich, da die in den Ballaststoffen des Getreides enthaltene Phytinsäure die Calcium- und Eisenresorption im Darm hemmt: Mehr als 30 g Ballaststoffe aus Vollkornprodukten verursachen einen Calciumverlust. Sie sollten also Ihren Getreidekonsum einschränken oder ihn durch eine gesteigerte Aufnahme von Käse und anderen Milchprodukten kompensieren.

Empfohlene Nahrungsmittel

- Algen (Laminaria)
- Ananas
- Äpfel
- Datteln
- Erdbeeren
- Fischöl
- Gerste
- Hefe
- Heilerde (siehe Seite 123)
- Hering
- Johannisbeeren, rote
- Karotten
- Käse
- Kirschen
- Kohl
- Kopfsalat
- Lachs
- Mandeln
- Milchprodukte
- Orangen
- Pilze
- Radieschen
- Rote Bete
- Sardinen
- Schwarzer Rettich
- Sellerie
- Sojabohnen
- Spargel
- Weintrauben

DEPRESSIONEN

Depressionen können auf eine unausgewogene Ernährung zurückgehen.

Wenn Sie zu viele Süßigkeiten essen, kann Ihr Organismus früher oder später den Preis dafür fordern. Zur Verwertung von Zucker benötigt der Organismus nämlich Chrom und Vitamin B1. Ein durch einen zu hohen Zuckerkonsum hervorgerufener Vitamin-B1-Mangel kann Depressionen verursachen.

Es genügt oft, sich ausgewogen zu ernähren und dem Organismus ausreichend Vitamin B1 zuzuführen. Die wichtigsten Vitamin-B1-Lieferanten sind Weizenkeime, Vollkornprodukte und Hefe. In sehr viel kleineren Mengen findet man es in Walnüssen, Schweinefleisch, Milch- und Milchprodukten, Eigelb sowie in den grünen Bestandteilen pflanzlicher Nahrung. Dieses Vitamin wird unter anderem durch Kaffee, Alkohol sowie die Antibabypille zerstört.

Aber auch ein Zuckermangel kann psychische Erschöpfung und Depressionen verursachen. Wichtig ist, das richtige Maß zu finden!

Ein weiteres interessantes Phänomen: Ein Kupferüberschuß kann sich ebenfalls negativ auf die Psyche auswirken und Depressionen verursachen. Mäßigen Sie Ihren Erdnußkonsum, und nehmen Sie ausreichend Zink und Vitamin C zu sich; diese wirken einem zu hohen Kupfergehalt des Organismus entgegen. Essen Sie häufiger zinkreiche Nahrungsmittel wie Austern, Fleisch, Geflügel, Vollkornbrot, Eigelb, Leber, Fisch, Krusten- und Schalentiere. Vitamin C ist in Obst und Gemüse enthalten.

Aprikosen und Heilerde (siehe Seite 123) sowie Kohl (in Maßen genossen) können nervöse Depressionen und Erschöpfung lindern.

Lithium ist ebenfalls ein wirksames Antidepressivum.

DICKDARMENTZÜNDUNG (KOLITIS)

(Siehe auch **Dünndarmentzündung**)

Die richtige Ernährung ist die beste Methode, um die mit einer Dickdarmentzündung verbundenen Schmerzen zu lindern oder sogar ganz abklingen zu lassen, wenn bei der ärztlichen Untersuchung keine bestimmte Ursache festgestellt werden konnte.

Medikamente auf der Basis von Heilerde binden die Giftstoffe im Darm und wirken krampflösend; sie können während eines Anfalls eingenommen werden.

Folgende Nahrungsmittel sind gut verträglich:

- Milch und Milchprodukte, Weichkäse mit geringem Fettanteil;
- mageres Fleisch, Fisch, Krustentiere und Eier. All diese Produkte sollten gedämpft bzw. ohne Fett zubereitet werden;
- weißer Reis, Grieß, Zwieback;

- im Dampfkochtopf zubereitetes Frischgemüse: Karotten, Spargel, Chicorée und Kartoffeln.

Meiden Sie dagegen gekochtes Gemüse wie Auberginen, Artischocken, Sellerie, Kohl, Gurken, Schwarzwurzeln, Pilze und Zwiebeln.

- **Vorsicht vor rohem Frischgemüse und bestimmten rohen Früchten** wie Pflaumen, Kiwis, Melonen und grünem Obst. Essen Sie diese Produkte höchstens dreimal wöchentlich in kleinen Mengen.
- Essen Sie gekochtes Obst oder Kompott. Meiden Sie Dörrpflaumen sowie getrocknete Feigen und Datteln.
- Zucker, Honig und Marmelade dürfen in Maßen verzehrt werden.
- **Meiden Sie Nahrungsmittel, die im Darm gären:** Käse mit mehr als 45 % Fettanteil (Camembert, Greyerzer, Cantal usw.) und Hülsenfrüchte wie Bohnen, Linsen und Kichererbsen. Essen Sie keine gekochten Fette und nur wenig Wurstwaren. Gebäck ist eine explosive Mischung aus Zucker, Mehl und Hefe. Im Darm gärt es und verursacht Schmerzen.
- Abzuraten ist auch von geräuchertem oder fritiertem Fleisch bzw. Fisch sowie bestimmten Geflügelsorten (Gans, Ente, Fasan).
- Vollkornbrot, Mais sowie Hafer und daraus hergestellte Erzeugnisse reizen den empfindlichen Darm. Essen Sie keine stärkehaltigen Lebensmittel wie Weizenstärke und Hülsenfrüchte. Reis, Teigwaren und Tapioka dagegen werden gut vertragen.
- Trinken Sie viel: Ärzte empfehlen mindestens eineinhalb Liter Wasser täglich.
- Essen Sie langsam, in einer ruhigen Atmosphäre, und kauen Sie gut. Lassen Sie keine Mahlzeiten ausfallen, und meiden Sie zu üppige Abendessen.

Anmerkung: In bestimmten Fällen hat es sich als wirksam erwiesen, eine Nulldiät zu machen, also eine Zeitlang nichts zu essen und nur Wasser oder Kräutertee zu trinken. Diese Maßnahme sollte jedoch von einem kompetenten Arzt überwacht werden.

Auch emotionale Probleme können eine Dickdarmentzündung verursachen. Streßbewältigung ist häufig sinnvoll und sogar von grundlegender Bedeutung.

Empfohlene Nahrungsmittel

- Algen (Laminaria)
- Äpfel
- Avocados
- Bohnen, grüne
- Brombeeren
- Chicorée
- Eier, gekocht
- Feldsalat
- Fisch
- Fleisch, mageres
- Frischgemüse, gut gekocht
- Gerste
- Grieß
- Hefe
- Heidelbeeren
- Heilerde (siehe Seite 123)
- Johannisbeeren, rote
- Karotten
- Kartoffeln
- Krustentiere
- Kürbis
- Löwenzahn
- Mandeln
- Milchprodukte
- Mispeln
- Obst, gekocht
- Orangen
- Pfirsiche
- Portulak (Burzelkraut)
- Reis, weißer
- Schinken
- Spargel
- Tapioka
- Tomaten
- Weichkäse
- Weintrauben
- Weiße Rüben
- Zwieback

Zu meidende Nahrungsmittel

- Artischocken
- Auberginen
- Bohnen, weiße und rote
- Datteln
- Erdbeeren
- Erdnüsse und Erdnußöl
- Feigen, getrocknet
- Fisch, fritiert
- Fleisch, geräuchert
- Gebäck
- Granatäpfel
- Gurken
- Hülsenfrüchte
- Kaktusfeigen
- Käse, gereifter
- Kastanien
- Kichererbsen
- Kiwis
- Kohl
- Kohlensäurehaltige Getränke
- Linsen
- Obst, grünes
- Pflaumen und Backpflaumen
- Pilze
- Schwarzwurzeln
- Sellerie
- Trüffel
- Vollkornmehl
- Weizenstärke
- Wurstwaren
- Zuckermelone
- Zwiebeln

DRÜSENERKRANKUNGEN

Ein wirksames Mittel zur Linderung und Heilung von Drüsenerkrankungen ist Silicium. In Form von Kieselsäure ist dieses Spurenelement in Pflanzen mit widerstandsfähigen Stengeln und Blättern, wie zum Beispiel Schachtelhalm, Obstschalen und Getreidehülsen sowie in Zwiebeln, Knoblauch und Schalotten enthalten.

Empfohlene Nahrungsmittel

- Getreideprodukte
- Knoblauch
- Schachtelhalm
- Schalotten
- Zwiebeln

DÜNNDARMENTZÜNDUNG (ENTERITIS)

(Siehe auch **Dickdarmentzündung**)

Enteritis ist eine entzündliche Erkrankung des Dünndarms, die von konstanten, stechenden oder dumpfen Schmerzen und manchmal leichtem Fieber begleitet wird. Diese Erkrankung ist nicht besorgniserregend. Sie können den Heilungsprozeß jedoch beschleunigen, indem Sie Rohkost, Milchprodukte, kohlensäurehaltige Getränke, Alkohol und scharfe Gewürze meiden.

DURCHFALL (DIARRHOE)

Vorübergehender Durchfall kann durch den Verzehr bestimmter Nahrungsmittel wie Pflaumen, dicke Bohnen oder jedes andere Lebensmittel, gegen das Sie allergisch sind, hervorgerufen werden. Auch unsauberes Trinkwasser (wie man es häufig in südlichen Ländern findet) und die Einnahme bestimmter Medikamente können Durchfall auslösen.

Bei Durchfall ist es sehr wichtig, viel Flüssigkeit zu trinken, weil der Körper dabei gefährlich viel Wasser verliert.

- Trinken Sie Schwarztee, ein bewährtes Mittel gegen Durchfall!
- Verzichten Sie auf Rohkost, Frischgemüse, rohes Obst, Wurstwaren, Wild, Milch und Süßigkeiten. Meiden Sie Nahrungsmittel mit einem hohen Gehalt an Proteinen oder Ballaststoffen sowie Fritiertes.
- Nehmen Sie Karottensuppe oder Reiswasser zu sich. Kochen Sie in einem Liter Wasser 20 bis 25 g Reis eine Stunde lang auf kleiner

Flamme, wobei Sie fortlaufend frisches Wasser hinzugeben. Nach Bedarf trinken.

- Essen Sie albuminreiche Nahrungsmittel wie Hühnereiweiß, Fisch und Joghurt.
- Frischer Knoblauch ist ein ausgezeichnetes natürliches Desinfektionsmittel mit antibiotischen Wirkstoffen.
- Bananen, Reis (möglichst Naturreis) und geröstetes Brot wirken stopfend.
- Essen Sie während der akuten Phase möglichst wenig. Beginnen Sie erst wieder normal zu essen, wenn der Durchfall nachläßt.
- Kauen Sie gut.

Ein Vitamin-B1-Mangel kann die Ursache für scheinbar grundlosen Durchfall sein. Die wichtigsten Vitamin-B1-Lieferanten sind Weizenkeime, Vollkornprodukte und Hefe. In sehr viel kleineren Mengen findet man es in Walnüssen, Schweinefleisch, Milch- und Milchprodukten, Eigelb sowie in den grünen Bestandteilen pflanzlicher Nahrung. Zerstört wird es durch Kaffee, Alkohol sowie die Antibabypille.

Empfohlene Nahrungsmittel

- Bananen
- Eier
- Fisch
- Gerste
- Hefe
- Heilerde (siehe Seite 123)
- Joghurt
- Kaktusfeigen
- Karotten (Suppe)
- Kastanien
- Knoblauch, frischer
- Kohl
- Milchprodukte
- Mispeln
- Naturreis
- Schwarztee
- Schweinefleisch
- Vollkornprodukte
- Walnüsse
- Weizenkeime

Zu meidende Nahrungs- und Genußmittel

- Alkohol
- Frischgemüse
- Fritiertes
- Kaffee
- Milch
- Obst, rohes
- Pflaumen
- Rohkost
- Saubohnen
- Süßigkeiten
- Wild
- Wurstwaren

EITERFLECHTE (IMPETIGO)

Gegen diese entzündliche Erkrankung hilft Vitamin A, das auch zur Behandlung von Hauterkrankungen wie Akne und Schuppenflechte (Psoriasis) eingesetzt wird.

Als Retinol ist dieses Vitamin in der Leber von Fischen und anderen Tieren, dem Fett von Milchprodukten sowie in Eigelb enthalten; als Carotin (Provitamin A) in Karotten, Spinat, Tomaten, Kopfsalat und anderem grünen Blattgemüse, Spargel, Mais, Zuckermelone, Aprikosen, Orangen usw. Trockenobst enthält mehr Vitamin A als frisches.

Anmerkung: Einige Formen von Impetigo lassen sich auf eine schlechte biologische Qualität der Nahrungsmittel zurückführen, vor allem wenn sie mit chemischen Substanzen behandelt wurden, um sie haltbarer zu machen oder ihren Geschmack zu intensivieren.

EKZEME

Ekzeme sind häufig Ausdruck allergischer Reaktionen. Sie können zum Beispiel durch Lebensmittelallergien gegen Milchprodukte oder Kontaktallergien (Pflege-, Schönheits- oder Putzmittel) ausgelöst werden. Es empfiehlt sich also, die allergene Substanz durch medizinische Tests zu ermitteln.

Es ist jedoch auch möglich, daß der Körper auf eine unausgewogene Ernährung reagiert.

Gammalinolensäure, eine mehrfach ungesättigte essentielle Fettsäure (Vitamin F) kann Ekzeme lindern. Sie finden sie insbesondere in Nachtkerzen- und Borretschöl. Weitere mehrfach ungesättigte essentielle Fettsäuren sind in Pflanzenölen wie Weizenkeim-, Sonnenblumen-, Soja- und Erdnußöl enthalten. Diese müssen jedoch aus erster Kaltpressung stammen, da ihre wertvollen Fettsäuren durch Erhitzen und Raffinieren zerstört werden.

Vitamin B8 (Biotin) kann ebenfalls zur Heilung von Ekzemen beitragen. Folgende Nahrungsmittel sind reich an diesem Vitamin: Bierhefe, Eigelb, Erdnüsse (Vorsicht: Erdnüsse können bei manchen Menschen allergische Reaktionen auslösen!), Leber, Nieren, Pilze, Schokolade (auch bei Schokolade sind allergische Reaktionen möglich!) und Trockenerbsen. Eine Nahrungsergänzung mit Vitamin B8 kann sehr wirkungsvoll sein.

- Spargel wirkt harntreibend, entschlackt und verdünnt das Blut. Aufgrund dieser Eigenschaften ist er zur Linderung aller Erkrankungen im Zusammenhang mit einer Überlastung des Organismus durch Giftstoffe geeignet. Essen Sie ihn roh und so oft wie möglich, vor allem im Frühjahr, dann ist seine Wirksamkeit am größten.
- Machen Sie je nach Saison Kuren mit weißen Rüben, Karotten, Kohl, Kresse, Löwenzahn oder schwarzem Rettich, um den Organismus zu entschlacken.
- Machen Sie eine Kur, während der Sie sich ausschließlich von gekochten Äpfeln ernähren.
- Nachtkerzenöl zeitigt außergewöhnliche Erfolge bei der Behandlung dieser Erkrankung, die häufig mit einem Mangel an essentiellen Fettsäuren verbunden ist.
- Kürzlich wurde entdeckt, daß Stutenmilch Kindern und Erwachsenen, die häufig an Ekzemen leiden, erheblich helfen kann.
- Nehmen Sie bei nässenden Ekzemen weniger Kohlenhydrate, bei trockenen Ekzemen weniger Proteine zu sich.

Herr J.-M. Merlier beobachtete bei seinem zweijährigen Kind die Entwicklung eines Ekzems. Ein Arzt empfahl ihm eine Cortisoncreme. Der Vater zog es jedoch vor, dem Ratschlag eines Naturheilpraktikers zu folgen, der ihm empfahl, Milchprodukte zu reduzieren, Limonaden sowie Obstsäfte wegzulassen und bevorzugt Walnuß- oder Sesamöl aus erster Kaltpressung zu verwenden. Das Ekzem verschwand innerhalb von sechs Monaten vollkommen.

Ein anderer Fall: Bei den zwei ältesten Kindern von Frau L. Magnin verschwanden die Ekzeme spurlos, nachdem sie Kuhmilch durch Sojamilch ersetzt hatte. Beim dritten Kind brachte Ziegenmilch die Lösung. Diese ist heute im Tetra-Pack erhältlich.

Frau J. L. stellte eine Besserung ihres Ekzems fest, als sie auf Zucker, Bonbons und tierische Fette verzichtete.

Anmerkung: Manchmal haben Ekzeme genetische Ursachen und sind nach dem heutigen Wissensstand nicht heilbar. Eine ausgewogene Ernährung und ein gesunder Lebenswandel ohne größeren Streß können jedoch stark lindernde Wirkung haben.

Empfohlene Nahrungsmittel

- Äpfel, gekocht
- Avocados
- Bierhefe
- Borretschöl
- Eigelb
- Fischöl
- Heilerde (siehe Seite 123)
- Karotten
- Kohl
- Kresse
- Leber
- Löwenzahn
- Mandeln
- Nachtkerzenöl
- Nieren
- Orangen
- Pflanzenöle
- Pilze
- Schwarzer Rettich
- Spargel
- Trockenerbsen
- Weintrauben
- Weiße Rüben

Zu meidende Nahrungsmittel

- Allergene Nahrungsmittel
- Butter
- Dörrpflaumen
- Fette, gehärtete
- Fisch
- Fleisch in zu großen Mengen
- Hefe
- Hühnereiweiß
- Hülsenfrüchte
- Käse, fetter
- Kiwis
- Obst, gekocht (mit Ausnahme von Äpfeln)
- Ölfrüchte
- Roggen
- Schokolade
- Weizen
- Wurstwaren
- Zucker

EKZEM, SEBORRHOISCHES

(Siehe auch **Schmerfluß**)

Mögliche Ursache für die Entstehung eines seborrhoischen Ekzems ist ein Vitamin-B8-Mangel. Wie Vitamin B6 (Pyridoxin) ist Vitamin B8 (Biotin) wichtig für die Gesundheit von Haut und Haaren.

In kleinen Mengen ist Vitamin B8 in allen tierischen und pflanzlichen Nahrungsmitteln enthalten. Den höchsten Gehalt findet man in Bierhefe, Eigelb, Erdnüssen, Leber, Nieren, Pilzen, Schokolade und Trockenerbsen.

Eine Nahrungsergänzung mit Vitamin B8 kann den Heilungsprozeß beschleunigen.

ENTZÜNDUNGEN DER NASEN- UND RACHENSCHLEIMHAUT (RHINOPHARYNGITIS)

Vitamin C stärkt das Immunsystem, beugt damit bakteriellen und viralen Infekten (Schnupfen, Grippe usw.) vor und unterstützt deren Heilung.

Essen Sie möglichst oft Vitamin-C-reiche Nahrungsmittel wie Johannisbeeren, Zitronen, Orangen, Grapefruits und Kiwis sowie frisches Gemüse wie Blumenkohl, Rosenkohl, Brokkoli, Gemüsepaprika und Petersilie.

Silber ist seit langem für seine antiseptische Wirkung bekannt. Dieses Spurenelement wirkt der Vermehrung von Infektionserregern entgegen und verbessert dank seiner fiebersenkenden Wirkung in jedem Fall den Zustand des Kranken. Es bekämpft Bakterien auf wirkungsvolle Weise und unterstützt Kupfer und Gold in ihrer infektionshemmenden Wirkung ausgesprochen gut. Diese drei Spurenelemente wirken zusammen wie ein natürliches Antibiotikum. Sie lassen Infektionen abklingen, stärken die körpereigenen Abwehrkräfte und können bei allen infektionsbedingten Beschwerden regelmäßig eingenommen werden.

Bei Grippe und den sich daraus ergebenden Komplikationen wird eine Kombination aus Silber und Kupfer empfohlen, bei Angina, Entzündungen der Nasen- und Rachenschleimheit sowie der Lunge eine Kombination aus Silber, Kupfer, Gold und Mangan.

Bitten Sie Ihren Arzt, Ihnen eine Kombination aus Silber, Kupfer und Gold zu verschreiben. Mangan ist in Walnüssen, Vollkornprodukten und grünem Blattgemüse enthalten.

Empfohlene Nahrungsmittel

- Blumenkohl
- Brokkoli
- Grapefruits
- Johannisbeeren
- Kiwis
- Orangen
- Paprikaschoten
- Petersilie
- Rosenkohl
- Salate, grüne
- Vollkornprodukte
- Walnüsse
- Zitronen

Zu meidende Nahrungsmittel

- Glutenhaltiges Getreide
- Milchprodukte (für einige Zeit)

ERKÄLTUNGSKRANKHEITEN

(Siehe auch **Grippe**)

Vitamin C ist bei Erkältungskrankheiten unübertroffen. Machen Sie eine Kur mit Nahrungsmitteln, die reichlich Vitamin C enthalten, beispielsweise mit Zitrusfrüchten, Kiwis usw.

Frischer Knoblauch ist der große Klassiker bei der Behandlung einer Erkältung. Legen Sie beispielsweise ein paar rohe Knoblauchscheiben auf ein Butterbrotsandwich.

Sie können auch zerdrückte Knoblauchzehen in Wasser aufkochen lassen und den Dampf inhalieren. Dieses Heilmittel hat sich bei allen Erkältungskrankheiten bewährt.

Wenn Ihnen der Verzehr größerer Mengen Knoblauch widersteht, können Sie statt dessen auch geruchsneutrale Knoblauchkapseln nehmen.

Ingwer ist ebenfalls sehr wirkungsvoll gegen Erkältungen und eignet sich sowohl zur Vorbeugung als auch zur Behandlung. Ingwer fördert die Sauerstoffversorgung des Blutes, wirkt abschwellend und desinfizierend. Er stimuliert die Abwehrkräfte und stärkt die Lebensgeister.

Zwei Erkältungsrezepte auf Ingwerbasis

- Bringen Sie Wasser mit ein paar zerdrückten Ingwerscheiben zum Kochen. Nach Geschmack Honig hinzugeben.
- Bereiten Sie zunächst geklärte Butter zu: 500 g Butter im warmen Wasserbad zergehen lassen. Die Hitze zurücknehmen und den weißen Schaum mit einem Tuch abschöpfen. Nochmals auf kleiner Flamme erhitzen und den Schaum wieder abschöpfen. Dann die geklärte Butter mit 3 gehäuften Eßlöffeln Ingwer und der gleichen Menge braunem Zucker mischen. Diese Mischung gleichmäßig auf einem großen Teller verteilen und mit einem Messer Linien einzeichnen, so daß sich Quadrate mit ungefähr 2 cm Seitenlänge bilden. Den Teller zunächst 15 Minuten lang in die Gefriertruhe, dann in den Kühlschrank stellen.

Bei den ersten Anzeichen einer Erkältung sollten Sie täglich von dieser Ingwerbutter essen.

Noch ein hervorragendes Erkältungsrezept

- 1/8 Teelöffel Cayennepfeffer mit dem Saft einer Zitrone, einer gehackten Knoblauchzehe und 1 g Vitamin C vermischen. Das Ganze in kleinen Schlucken trinken. Wenn Ihnen die Mischung zu stark ist, können Sie sie mit Wasser oder Kamillentee verdünnen.

Dieses Hausmittel ist sehr wirksam: Cayennepfeffer und Knoblauch haben eine ausgeprägte keimtötende Wirkung und regen die Schweißproduktion an; der Zitronensaft liefert zudem reichlich Vitamin C und Flavonoide (Vitamin P).

Erkältungssalat

Dies ist ein Rezept aus dem reichen Erfahrungsschatz eines Heilpraktikers. Es versorgt Sie mit reichlich Kupfer, das Infektionen abklingen läßt.

- Rohe Spinatblätter
- Rohe weiße Rüben in Scheiben
- Apfelscheiben
- Rosinen
- Zitronensaft
- Olivenöl

Aus diesen Zutaten einen Salat mischen und damit, solange die Erkältung anhält, die Mittags- und Abendmahlzeit ersetzen.

Thymiantee sowie heißer Zitronensaft mit Honig helfen erfahrungsgemäß sehr gut gegen Erkältungen.

ERKRANKUNGEN IM HALS-NASEN-OHREN-BEREICH

Um Ihren Organismus im Kampf gegen wiederholte Erkrankungen im Hals-Nasen-Ohren-Bereich zu unterstützen, erhöhen Sie Ihre tägliche Aufnahme von Vitamin C. Es stärkt das Immunsystem, beugt bakteriellen und viralen Infekten (Schnupfen, Grippe usw.) vor und unterstützt deren Heilung.

Da dieses empfindliche Vitamin nicht im Organismus gespeichert wird, muß es täglich in ausreichender Menge aufgenommen werden. Essen Sie also häufiger als gewöhnlich frisches Obst wie Johannisbeeren, Zitronen, Orangen, Grapefruits und exotische Früchte (Acerola, Kiwis) sowie frisches Gemüse wie Blumen- und Rosenkohl, Brokkoli, Paprikaschoten, Kartoffeln und Petersilie.

Gold regt die Zellaktivität an, steigert die körpereigenen Abwehrkräfte und unterstützt die weißen Blutkörperchen bei der Vernichtung von Fremdkörpern und Bakterien. Ebenso wie Kupfer und Silber, mit denen es häufig kombiniert verabreicht wird, hat es eine starke infektionshemmende Wirkung. Insbesondere bei Kindern unterstützt Gold die Bekämpfung von Erkrankungen im Hals-Nasen-Ohren-Bereich und fördert zudem das Wachstum. Bitten Sie Ihren Arzt, Ihnen eine Kombination aus Gold, Kupfer und Silber zu verschreiben.

Anmerkung: Bei Kindern empfiehlt es sich, nach Absprache mit dem Kinderarzt alle glutenhaltigen Nahrungsmittel und Milchprodukte zumindest für einige Zeit vollständig wegzulassen.

Empfohlene Nahrungsmittel

- Acerola[4]
- Blumenkohl
- Brokkoli
- Grapefruits
- Johannisbeeren
- Kartoffeln
- Kiwis
- Orangen
- Paprikaschoten
- Petersilie
- Rosenkohl
- Zitronen

Zu meidende Nahrungsmittel

- Glutenhaltiges Getreide
- Milchprodukte

ERKRANKUNGEN IM MUNDBEREICH

Vitamin B2 unterstützt die Heilung von Erkrankungen im Mundbereich, einschließlich Lippen und Zunge. Essen Sie also häufiger die in der folgenden Tabelle empfohlenen Nahrungsmittel.

Anmerkung: Teilen Sie sich Ihre Mahlzeiten während einiger Zeit in kleinere Portionen auf, und verzichten Sie auf Wurstwaren, Zucker und Gebäck.

---

[4] Die Acerolakirsche ist die Vitamin-C-reichste Frucht. Sie ist auch unter den Namen Barbadoskirsche, Antillenkirsche, Ahornkirsche, Westindische Kirsche, Puerto-Rico-Kirsche, Jamaika-Kirsche oder Malpighie bekannt.

Empfohlene Nahrungsmittel
- Basilikum
- Eier (insbesondere Eigelb)
- Fisch, fetter
- Hefe
- Innereien (Leber, Nieren)
- Käse
- Ölfrüchte
- Weizenkeime

Zu meidende Nahrungsmittel
- Gebäck
- Wurstwaren
- Zucker

ERREGUNGSZUSTÄNDE

Ungewohnte Erregungszustände können durch die Einnahme eines Vitamin-C-Präparats verursacht werden. Wird synthetisches Vitamin C abends eingenommen, kann es auch zu Einschlafproblemen führen.

Nehmen Sie mehr natürliches Vitamin C in Form von Obst und Gemüse zu sich und reduzieren Sie, selbstverständlich nach Absprache mit Ihrem Arzt, die Einnahme des synthetischen Vitamins.

Wird ein Vitamin-C-Präparat aus therapeutischen Gründen verschrieben, müssen Sie die Erregungszustände unter Umständen in Kauf nehmen.

ERSCHÖPFUNG

(Siehe auch **Müdigkeit** und **Antriebsschwäche**)

Ißt man zu wenig Fleisch, was bei älteren Menschen häufig der Fall ist (weil es ihnen nicht schmeckt oder es ganz einfach zu teuer ist), kann sich ein Carnitinmangel einstellen. Carnitin hat die Aufgabe, die Verbrennung von Fett in Energie zu unterstützen.

Bringen Sie daher öfter Fleisch auf den Tisch, wenn Sie voller Kraft und Energie sein möchten.

FETTLEIBIGKEIT

(Siehe auch **Gewichtszunahme**)

Es gibt verschiedene Arten von Fettleibigkeit, daher ist es sehr wichtig, sich einer ärztlichen Untersuchung zu unterziehen, bevor man eine Diät in Angriff nimmt.

In einigen Fällen kann Fettleibigkeit auf eine Funktionsstörung des Hypothalamus oder andere Krankheiten zurückzuführen sein; sie kann genetische Gründe haben oder auch eine Folge von Streß sein. Nur in bestimmten Fällen ist Überernährung daran schuld. Es ist daher wichtig, zusammen mit dem Arzt die für den jeweiligen Fall von Fettleibigkeit geeignete Strategie festzulegen. Nur dann kann man sich einer Diät unterziehen, die nicht zu sehr einschränken sollte, damit man sie auch längere Zeit durchhalten kann.

Im folgenden lesen Sie zunächst einmal ein paar einfache Ratschläge, die bei der Einhaltung einer Diät helfen.

Tricks, mit denen Sie Ihren Appetit unter Kontrolle halten

Der Einkauf

- Gehen Sie nach dem Essen einkaufen.
- Kaufen Sie Ihre Nahrungsmittel nach einer zuvor erstellten Liste.
- Meiden Sie Fertiggerichte.
- Nehmen Sie nicht mehr Geld mit, als Sie für die Nahrungsmittel auf der Liste benötigen.

Pläne

- Nehmen Sie sich vor, weniger zu essen.
- Ersetzen Sie Zwischenmahlzeiten durch eine Gymnastikübung.
- Essen Sie zu festen Zeiten.
- Lassen Sie sich nicht von anderen zum Essen überreden.

Aktivitäten

- Bewahren Sie alle Nahrungsmittel außer Sichtweite und an einem einzigen Ort auf.
- Lassen Sie keine Mahlzeiten auf dem Tisch stehen.
- Verwenden Sie kleinere Schüsseln und Teller.
- Vermeiden Sie es, bei Tisch zu servieren.
- Stehen Sie sofort nach den Mahlzeiten vom Tisch auf.
- Bewahren Sie keine Reste auf.

Urlaub, Empfänge

- Trinken Sie weniger alkoholische Getränke.
- Legen Sie schon vor einem Empfang fest, was und wieviel Sie essen werden.

- Nehmen Sie vor einem Empfang einen kalorienarmen Imbiß ein.
- Finden Sie für sich eine freundliche Art und Weise, um angebotenes Essen abzulehnen.
- Lassen Sie sich von einem gelegentlichen Ausrutscher nicht entmutigen.

Kontrolliertes Essen

- Legen Sie zwischen jedem Bissen die Gabel hin.
- Kauen Sie sorgfältig, bevor Sie schlucken.
- Bereiten Sie immer nur eine Mahlzeit auf einmal zu.
- Lassen Sie immer einen Rest auf dem Teller.
- Legen Sie in der Mitte der Mahlzeit eine Pause ein.
- Machen Sie während des Essens nichts anderes (Lesen, Fernsehen).

Rückenstärkung

- Bitten Sie Freunde und Familie um Unterstützung.
- Bitten Sie Freunde und Familie, Sie mit Komplimenten oder Belohnungen zu bestärken.
- Belohnen Sie sich selbst für Ihre Erfolge, das heißt für verlorene Pfunde.
- Sehen Sie spezielle Belohnungen für ein spezielles Eßverhalten vor (schriftliche Abmachung mit sich selbst).

Eine wirkungsvolle Diät besteht aus einer sehr ausgewogenen Ernährung, die Sie mit Nährstoffen in den richtigen Proportionen versorgt.

Der Verzehr von Fett muß auf ein Mindestmaß, das für die Aufrechterhaltung der Körperfunktionen notwendig ist, eingeschränkt werden. Nehmen Sie täglich höchstens 10 g Butter und 30 g ungesättigte Fettsäuren (2 Eßlöffel) zu sich.

Wählen Sie anstelle von gesättigten ungesättigte Fettsäuren. Einfach ungesättigte Fettsäuren, die zum Beispiel in Oliven-, Raps- und Erdnußöl sowie im Fett von Ente und Gans enthalten sind, sowie mehrfach ungesättigte Fettsäuren, die Sie in Sonnenblumen-, Maiskeim- und Traubenkernöl sowie in Fischöl finden, müssen dem Körper über die Nahrung zugeführt werden. Er selbst kann sie nicht selbst herstellen, benötigt sie aber für den Aufbau von Zellen und Nervengewebe.

Der Verzehr von Kohlenhydraten muß eingeschränkt werden, wobei aber zwischen zwei Arten von Kohlenhydraten zu unterscheiden ist:

- Einfache Kohlenhydrate sind in Haushaltszucker, Konditoreiwaren, Gebäck, Keksen, zuckerhaltigen Getränken, Sirup usw. enthalten. Werden einfache Kohlenhydrate allein verzehrt, gehen sie sehr schnell ins Blut über. Sie müssen daher vom Speisezettel gestrichen werden.
- Komplexe Kohlenhydrate kommen in stärkehaltigem Gemüse, Getreideprodukten, Trockenobst und Hülsenfrüchten, Kartoffeln und in Form von Zellulose in frischem Gemüse und Obst vor. Da komplexe Kohlenhydrate sehr viel langsamer verdaut werden als einfache, liefern sie dem Körper über den ganzen Tag verteilt Energie. Es ist daher wichtig, sie in Maßen zu sich zu nehmen.

Verzehren Sie fett- und zuckerhaltige Nahrungsmittel bzw. Getränke nicht in derselben Mahlzeit.

Auch Eiweiß muß ein fester Bestandteil der Ernährung sein, die tägliche Zufuhr sollte 1 g pro Kilogramm Körpergewicht betragen. Achten Sie dabei auf ein gutes Gleichgewicht zwischen tierischem und pflanzlichem Eiweiß.

Tierisches Eiweiß

- Rind: 1 Steak von 100 g enthält 20 g Eiweiß.
- Geflügel: 100 g Brustfilet enthält 20 g Eiweiß.
- Schwein: 1 Kotelett enthält 15 g, eine Scheibe Schinken 20 g Eiweiß.
- Fisch: 1 Filet von 100 g enthält 15 bis 25 g Eiweiß.
- Eier: 1 Ei enthält 10 g Eiweiß.
- Milch: 5 dl enthalten 20 g Eiweiß.
- Greyerzer: 60 g enthalten 20 g Eiweiß.

Pflanzliches Eiweiß

- Brot: 1/2 Pariser Brot enthält 5 g Eiweiß.
- Getreideflocken: 100 g Hafer- oder Maisflocken enthalten 10 bis 15 g Eiweiß.
- Teigwaren: 100 g enthalten 9 g Eiweiß
- Reis: 100 g enthalten 3 g Eiweiß.
- Linsen, Kichererbsen, weiße Bohnen: 200 g enthalten 18 g Eiweiß (soviel wie ein Steak).

Nahrungsmittel, die verboten sind oder nur sehr sparsam verzehrt werden sollten

Avocados, Bananen, Butter, colahaltige Getränke, Erdnüsse, Fruchtgelee, Gans, Haselnüsse, Hirn, Honig, in Sirup eingelegte Früchte, Käse, Kakao, kandiertes Obst, Kokosnuß, Konfitüre, Kuchen mit Marmeladenfüllung, Mandeln, Margarine, Marzipan, Mayonnaise, Pinienkerne, Sauerrahm, Schokolade, Schweineschmalz, Speck, Speiseeis, Talg, Trockenobst, Walnüsse und Wurstwaren.

Seien Sie außerdem zurückhaltend mit stark gesalzenen Nahrungsmitteln. Sehr viel Natrium enthalten zum Beispiel Salzgebäck, Fischeier, geräuchertes Fleisch bzw. Fisch, Oliven, Wurstwaren, Garnelen, industriell hergestellte Saucen, das Mineralwasser von Vichy (bei übermäßigem Genuß), saure Gurken und Kapern. Genießen Sie diese Nahrungsmittel nur in beschränktem Maß.

Empfehlenswerte Nahrungsmittel

Essen Sie viel Gemüse, es versorgt Sie mit reichlich Ballaststoffen. Den Genuß von Obst sollten Sie wegen des Fruchtzuckers auf höchstens zwei Früchte täglich beschränken. Meiden Sie auch die allzu kalorienreichen Obstsäfte, insbesondere wegen des hohen Zuckergehalts.

Folgende Gemüsesorten sind Spitzenreiter für die Entschlackung des Körpers: Sellerie, Chicorée, Fenchel, Petersilie und Löwenzahn.

Aber seien Sie sich bewußt, daß kein Nahrungsmittel für sich gesehen schlank macht, wie dies von Grapefruits, Ananas (sehr kalorienreich) oder Zitronen behauptet wurde.

Vergessen Sie nicht, am meisten hilft es:

1. den Verzehr von gesättigten Fettsäuren einzuschränken und
2. regelmäßig eine Gymnastikübung täglich zu machen, deren Dauer und Intensität Sie nach und nach steigern. Auf diese Weise verbessern Sie die Sauerstoffversorgung des Körpers.

FIEBER

Hohes Fieber ist immer ein Warnsignal, auf das man unverzüglich reagieren sollte. Ein Arztbesuch ist unerläßlich. Einige Nahrungsmittel können Ihnen aber helfen, sich vor den eventuellen Folgeerscheinungen des Fiebers zu schützen.

Die Auffassungen der Mediziner über eine erhöhte Körpertemperatur sind auch heute noch unterschiedlich.

Für viele Ärzte ist Fieber ein pathologisches Phänomen, das allgemeine körperliche sowie nervöse Gesundheitsstörungen mit besorgniserregendem oder gar tödlichem Verlauf nach sich ziehen kann.

Anderen Ärzten, insbesondere den Naturmedizinern, ist diese Auffassung zu streng; sie plädieren für eine etwas nuanciertere Darstellung.

In einigen Fällen weist das Fieber tatsächlich auf eine schwere Infektion hin. Es kann aber auch die Reaktion des Körpers auf bestimmte Medikamente oder Impfungen sein. Wenn ein solcher Verdacht besteht, muß unbedingt unverzüglich ein Arzt aufgesucht werden, insbesondere wenn das Fieber von Reizzuständen der Hirnhaut begleitet wird.

In anderen Fällen ist Fieber eine Verteidigungs- und Schutzreaktion des Körpers. So reicht beispielsweise bei einem Katarrh (Schleimhautentzündung der oberen Atemwege mit Schleimauswurf) die körpereigene Abwehr eines Menschen im Normalfall aus, um ihn wieder gesund werden zu lassen. Der Naturarzt (oder der gesetzlich zugelassene Heilpraktiker) wird gegebenenfalls eine Fastenkur verordnen (Verzicht auf alle Nahrungsmittel, Wasser in beliebigen Mengen), die im allgemeinen ein bis drei Tage, in Spezialkliniken aber auch sehr viel länger eingehalten werden kann.

Solange man bei erhöhter Körpertemperatur fastet, sollte man auf säurehaltige Früchte oder Fruchtsäfte verzichten. Wasser wird entweder pur getrunken oder mit etwas Saft aus mildem Gemüse (roh oder gekocht) versetzt. Dadurch steigt das Fieber unter Umständen sehr hoch an, was aber stets unter Beobachtung des Naturarztes erfolgt. Der Schleimauswurf, das Schwitzen und ein eventueller Durchfall reinigen den Körper auf natürliche Weise. Verfügt der Kranke über genügend körpereigene Abwehrkräfte, ist mit einer baldigen Genesung zu rechnen. Die Nahrungsaufnahme kann 24 Stunden nach Normalisierung der Körpertemperatur (knapp 37° C) nach und nach wieder eingeführt werden.

Diese Art von Fieber ist charakteristisch für eine „akute Erkrankung“ und gilt unter diesen Umständen als heilsam.

Bei fiebrigen Erkrankungen muß also sehr differenziert vorgegangen werden. Vorsicht ist oberstes Gebot. Der Patient sollte im Zweifelsfall einen Arzt konsultieren und dessen Anordnungen gewissenhaft befolgen.

Wenn bei einem Kleinkind Fieberkrämpfe auftreten, sollten die Eltern nicht in Panik geraten. Der Arzt, insbesondere der Naturmediziner, hat unter anderem die Aufgabe, die Eltern zu beruhigen, was jedoch nicht heißen soll, daß bestimmte Reaktionen des Kindes nicht ernst zu nehmen wären (vor allem nach Einnahme chemischer Substanzen oder nach einer Impfung).

Obstsaft führt dem Körper Fruchtsäure zu, die bei erhöhter Körpertemperatur nur schwer verdaut werden kann. Die Mineralstoffreserven, die eigentlich zur Selbstheilung des Organismus beitragen sollten, werden zur Neutralisierung der Säure mobilisiert. Dies kann zu Rückfällen sowie zu Komplikationen mit Azetonämie (Auftreten von Azeton im Blut), Azetonurie (Ausscheidung von Azeton mit dem Harn), schmerzhaftem Erbrechen und allgemeinem Unwohlsein führen. Die Genesung zögert sich hinaus oder wird erschwert. Es kann sogar zu Krämpfen kommen.

Aus diesem Grund können Säfte aus Zitronen, Orangen, Grapefruits, Kiwis, Äpfeln, Trauben, schwarzen oder roten Johannisbeeren, Heidelbeeren usw. nicht in jedem Fall uneingeschränkt empfohlen werden.

Bei Azetonämie bzw. Azetonurie kann man sich bis zur ärztlichen Untersuchung mit etwas Zuckerrohrsaft oder einem Stückchen – wenn möglich braunem – Zucker behelfen. Den gleichen Zweck erfüllt auch unverdünnter milder Honig.

Sehr gute Ergebnisse ließen sich bei zum Teil schweren Infektionskrankheiten mit der hochdosierten Gabe von Magnesiumchlorid erzielen, das vom Arzt verschrieben werden muß.

Empfohlene Nahrungsmittel, jedoch in Maßen zu genießen

- Äpfel
- Gurken
- Karotten
- Kohl
- Wasser, schwach mineralisiertes
- Zucchini

Zu meidende Nahrungsmittel

- Alle sauren Früchte
- Teilweiser oder vollständiger Verzicht auf alle übrigen Nahrungsmittel *(falls vom Arzt nicht anders verordnet)*

FRUCHTBARKEIT, MANGELNDE

(Siehe auch **Sexualität**)

Mangelnde Fruchtbarkeit kann unter anderem auf Fluormangel zurückgehen. Parallel zu einer ärztlichen Behandlung können Sie daher Nahrungsergänzungen mit Fluor zu sich nehmen. Fluor ist darüber hinaus in fluoriertem Salz, bestimmten Mineralwässern, Meeresfrüchten, Radieschen, Algen und Schwarztee enthalten.

Empfohlene Nahrungsmittel

- Algen
- Kürbiskerne
- Meeresfrüchte
- Mineralwässer, fluorreiche
- Radieschen
- Salz, fluoriertes
- Schwarztee

FURUNKULOSE (AUSGEDEHNTE FURUNKELBILDUNG)

- Folgende Nahrungs- und Genußmittel sollten Sie zumindest vorübergehend von Ihrem Speisezettel streichen: Gewürze, Wild, Wurstwaren, aber auch Brot, Süßigkeiten, gereiften Käse, Fisch, Wein (oder nur verdünnt) sowie Kaffee.
- In schlimmeren Fällen muß während eines akuten Schubes eine vegetarische Ernährung eingehalten werden, wobei der übermäßige Genuß von stärke-, zucker- und fetthaltigen Lebensmitteln zu vermeiden ist.
- Nehmen Sie täglich einen Teelöffel Bierhefe ein: sie hilft Ihrem Körper, sich von den Furunkeln zu befreien.
- Ein Teelöffel geschwefelter Honig kann den Zustand der Haut ebenfalls günstig beeinflussen.
- Vitamin B8 (Biotin) ist wesentlich am Eiweiß-, Fett- und Kohlenhydratstoffwechsel beteiligt. Zu finden ist es in Leber, Nieren, Eigelb, Schokolade, Erdnüssen, Trockenerbsen, Bierhefe und Pilzen. In kleineren Mengen ist es in jedem tierischen und pflanzlichen Gewebe vorhanden. In Form einer Nahrungsergänzung eignet es sich sehr gut für die Behandlung einer Furunkulose.

Empfohlene Nahrungsmittel
- Äpfel
- Bierhefe
- Eigelb
- Erdnüsse
- Feigen
- Fenchel
- Heilerde (siehe Seite 123)
- Karotten
- Kartoffeln
- Kohl
- Kopfsalat
- Leber
- Mangold
- Nieren
- Pilze
- Quitten
- Schokolade
- Trockenerbsen

Zu meidende Nahrungs- und Genußmittel
- Brot
- Fisch
- Gewürze
- Kaffee
- Käse, gereifter
- Süßigkeiten
- Wein
- Wild
- Wurstwaren

FUSSGELENKE, EMPFINDLICHE

Wenn Sie empfindliche Fußgelenke haben, leiden Sie vermutlich an Fluormangel. Fluor ist einer der Hauptbestandteile der Knochen. Entsprechend einer Empfehlung der Weltgesundheitsorganisation (WHO) wird es in einigen Ländern (zum Beispiel in der Schweiz, den USA und Irland) dem Trinkwasser beigegeben. In Deutschland ist dies jedoch verboten.

Fluor fördert die Bindung von Calcium und ist daher unentbehrlich für die Mineralisierung des Knochengewebes. Darüber hinaus aktiviert es die Kollagenbildung und kräftigt so das Gewebe. Der Tagesbedarf wird auf etwa 1 mg geschätzt.

Fluormangel führt zu brüchigen Knochen. Sportler sowie Menschen mit empfindlichen Fußgelenken, die sich leicht den Knöchel verstauchen, sollten regelmäßig Fluor einnehmen.

Fluor ist in bestimmten Mineralwässern sowie in Meeresfrüchten und Schwarztee enthalten. Sie können aber auch ein Fluorpräparat einnehmen.

Empfohlene Nahrungsmittel

- Algen (Laminaria)
- Heilerde (siehe Seite 123)
- Kerbel
- Kohl
- Meeresfrüchte
- Mineralwässer, fluorhaltige
- Petersilie
- Schwarztee

GÄHNEN, HÄUFIGES

Wenn Sie häufig gähnen müssen, kann dies auf einen Zuckermangel hindeuten. Essen Sie also mehr Süßigkeiten!

In bestimmten Fällen können auch Gärungsprozesse im Magen-Darm-Trakt (ein Überschuß an Ballaststoffen oder Kohlenhydraten: Brot, Zucker usw.), die gleichzeitige Aufnahme von sauren Früchten und kohlenhydrathaltigen Lebensmitteln oder ganz einfach Müdigkeit infolge von Schlafmangel die Ursache sein.

GALLENBLASENENTZÜNDUNG (CHOLEZYSTITIS)

Eine Entzündung der Gallenblase ist sehr schmerzhaft. Diese Erkrankung geht meistens auf Steine zurück, die eine medizinische Behandlung oder einen chirurgischen Eingriff erforderlich machen.

Was die Ernährung angeht, so wird hier schwarzer Rettich empfohlen. Auch der Verzehr von Kerbel und Chicorée kann sich positiv auswirken.

Meiden Sie allzu fetthaltige Nahrungsmittel.

GALLENSTEINE

- Wasserunlösliche Ballaststoffe (Pektine, Gummi und Alginate) beugen der Bildung von Gallensteinen vor.
- Essen Sie möglichst oft Artischocken, Spargel und Auberginen. Sie stimulieren die Leber- und Gallenblasenfunktion.
- Zudem sollten Sie viel Ananas sowie Kirschen, Erdbeeren und Trauben essen.
- Trinken Sie Kressesaft.

Empfohlene Nahrungsmittel

- Ananas
- Artischocken
- Auberginen
- Erdbeeren
- Kartoffeln
- Kirschen
- Kopfsalat
- Kresse und Kressesaft
- Löwenzahn
- Oliven
- Radieschen
- Schwarzer Rettich
- Spargel
- Tomaten
- Weintrauben
- Weizen (machen Sie eine Weizenkur, siehe Seite 386)

Zu meidende Nahrungsmittel

- Fetthaltige Nahrungsmittel

GEDÄCHTNISSTÖRUNGEN

(Siehe auch **Konzentrationsprobleme**)

Wenn Sie zuviel Zucker essen, kann dies einen Mangel an Chrom und Vitamin B1 (Thiamin) hervorrufen. Um Zucker abbauen zu können, benötigt unser Organismus Chrom und Vitamin B1. Ein durch übermäßigen Zuckergenuß entstandener Vitamin-B1-Mangel kann zu Gedächtnisstörungen führen.

Vitamin B1 finden Sie in Weizenkeimen, Vollkornprodukten und Hefe. Wird Getreide behandelt, um es von der Kleie zu befreien, so wird ihm dieses wertvolle Vitamin entzogen. In sehr viel kleineren Mengen ist es in Walnüssen, Schweinefleisch, Milch- und Milchprodukten, Eigelb sowie in den grünen Bestandteilen pflanzlicher Nahrung enthalten. Zerstört wird es durch Kaffee, Alkohol und die Antibabypille.

Auch ein Mangel an Vitamin B3 (Niacin) kann Gedächtnisstörungen hervorrufen. Der menschliche Organismus kann dieses Vitamin aus der essentiellen Aminosäure Tryptophan synthetisieren. Ein Mangel kann entstehen, wenn Sie mehr Fisch als Fleisch essen.

Vitamin B3 ist in Nahrungsmitteln im allgemeinen reichlich vorhanden. Die größten Mengen enthalten Leber (von Schwein, Rind oder Kalb), Vollkornprodukte, Fisch, weißes Fleisch, Eier, Datteln, Feigen und Mandeln.

Aluminium

Gedächtnisstörungen bei Jugendlichen oder Erwachsenen lassen sich erfolgreich mit Aluminium behandeln. Dieses Spurenelement wird in Form einer Nahrungsergänzung eingenommen.

Empfohlene Nahrungsmittel

- Algen
- Äpfel
- Aprikosen
- Avocados
- Bananen
- Birnen
- Bohnen
- Datteln
- Eigelb
- Erdnüsse
- Feigen
- Fisch
- Fleisch, weißes
- Kastanien
- Leber
- Mandeln
- Milchprodukte
- Orangen
- Pflaumen
- Reis
- Sellerie
- Sojabohnen
- Spargel
- Spinat
- Trauben
- Vollkornprodukte
- Walnüsse
- Weizen

GEHEMMTHEIT

Lithium ist das Mittel schlechthin bei psychischen und emotionalen Störungen. Es hilft gegen Nervosität, Angstzustände, psychische Labilität, Reizbarkeit, Aggressivität, Erregungszustände, Gemütsschwankungen und Verhaltensstörungen (Manien, Zwangsvorstellungen), Depressionen, Gehemmtheit, Persönlichkeitsstörungen bei Kindern, Erwachsenen oder alten Menschen, Anpassungsschwierigkeiten in Familie oder Beruf usw.

Natürliche Lithiumlieferanten sind Vollkornprodukte und Samenkörner.

Lithium wird in seiner Wirkung durch Vitamin E unterstützt.

GEHIRNFUNKTIONEN

Ein Mangel an mehrfach ungesättigten Fettsäuren kann die Gehirnfunktionen beeinträchtigen. Fette (Lipide) machen über die Hälfte des Trockengewichts des Gehirns aus. Im Nervensystem liegen sie in der höchsten Konzentration vor (mit Ausnahme bestimmter Fettreserven). Diese Fette spielen eine grundlegende Rolle bei der Bildung der

Zellmembranen, von deren einwandfreiem Zustand die Weiterleitung von Reizen über die Nervenzellen weitgehend abhängig ist.

Die Aufnahme mehrfach ungesättigter Fettsäuren mit der Nahrung ist nicht nur während der Entwicklung, sondern in jedem Alter unentbehrlich für das Gehirn. Diese Moleküle können von unserem Organismus nicht hergestellt werden und müssen daher mit der Nahrung, hauptsächlich in Form von Speiseölen, aufgenommen werden.

Eine unzureichende Zufuhr von Linolensäure kann zu Anomalien in der Zusammensetzung der Zellmembranen, Netzhautstörungen, einer verminderten Widerstandskraft gegenüber bestimmten Schadstoffen sowie zum Teil schweren Beeinträchtigungen der geistigen Fähigkeiten wie Lernstörungen, Gedächtnisproblemen usw. führen.

Eines der folgenden Nahrungsmittel sollte täglich auf Ihrem Speiseplan stehen: Soja-, Sonnenblumen- oder Walnußöl, Fisch oder Fischöl (beispielsweise Lebertran oder Heilbuttleberöl) sowie Innereien (von Tieren aus biologischer Aufzucht).

Einige Biologen sind übrigens von der großen Bedeutung des Lachsöls überzeugt, das einen zu hohen Gehalt an Cholesterin und Triglyzeriden im Blut wirksam bekämpft und damit die Durchblutung des Gehirns verbessert.

GEHIRNZELLEN

Ein Mangel an Alphalinolensäure kann eine Schädigung der Gehirnzellen verursachen. Diese mehrfach ungesättigte Fettsäure ist in Walnuß-, Soja- und Rapsöl enthalten. Um geistig fit zu bleiben, sollten Sie also bei der Zubereitung Ihrer Mahlzeiten vor allem diese Öle verwenden.

Wichtig ist auch eine gute Sauerstoffversorgung durch tägliche Atemübungen, verbunden mit einer sehr leichten Ernährung ohne Kaffee, Alkohol und Giftstoffe. Rauchen ist streng verboten.

GEISTIGE LEISTUNGSFÄHIGKEIT

Wenn Sie das Gefühl haben, geistig weniger leistungsfähig zu sein und langsamer zu verstehen und zu reagieren, nehmen Sie möglicherweise zuviel Zucker zu sich. Ein Zuckerüberschuß führt zu einem Mangel an dem für den Zuckerstoffwechsel unentbehrlichen Vitamin B1 (Thiamin).

Wenn Sie rauchen, regelmäßig Alkohol trinken, schwanger sind, stillen oder die Pille nehmen, haben Sie ebenfalls einen erhöhten Bedarf an Vitamin B1. Medikamente zur Neutralisierung der Magensalzsäure (Antazida) zerstören das mit der Nahrung aufgenommene Vitamin B1.

In diesen Fällen sollten Sie mehr Weizenkeime, Vollkornprodukte und Hefe essen. In sehr viel kleineren Mengen ist Vitamin B1 in Walnüssen, Schweinefleisch, Milch- und Milchprodukten, Eigelb sowie in den grünen Bestandteilen pflanzlicher Nahrung enthalten.

Empfohlene Nahrungsmittel

- Eier
- Getreidekeimlinge
- Hefe
- Milch und Milchprodukte
- Schweinefleisch
- Vollkornprodukte
- Walnüsse
- Weizenkeime

GELENK- UND RÜCKENBESCHWERDEN

Mangan- und Zinkmangel spielen bei den bekannten Wachstumsschmerzen bei Kindern, Gelenk- und Rückenbeschwerden sowie den schmerzhaften Symptomen der Polyarthritis eine gewisse Rolle.

- Mangan ist in grünem Blattgemüse, Vollkornprodukten und Walnüssen enthalten.
- Zink finden Sie in Austern (sehr zinkreich), Eigelb, Fisch, Hülsenfrüchten, Kürbiskernen, Lamm-, Pferde- und Kalbfleisch, Leber und Vollkornprodukten.

GEWICHTSVERLUST, UNERWÜNSCHTER

Ein Gewichtsverlust, der nicht durch eine Diät oder eine von Ihrem Arzt diagnostizierte Krankheit verursacht wurde, kann auf bestimmte Mängel zurückgehen. So kann eine zu proteinarme Ernährung langfristig zu Gewichtsverlust führen. Dies ist häufig der Fall bei älteren Menschen, die kein Fleisch mehr mögen oder sich keines mehr leisten können.

Versuchen Sie, wieder mehr Fleisch, aber auch mehr pflanzliche Proteine zu sich zu nehmen. Sie können auch kleine Fleischstückchen (oder Hackfleisch) in Gemüsegerichte mischen, so daß Sie das Fleisch weniger schmecken!

Ein Gewichtsverlust kann aber auch auf einen Vitamin-C-Mangel zurückgehen. Eine gewisse Menge Obst und frisches Gemüse ist unentbehrlich. Alte Menschen leiden häufig an Vitamin-C-Mangel.

Anmerkung: Ein erholsamer Schlaf, Streßbewältigung und der Verzicht auf das Rauchen fördern eine gesunde Gewichtszunahme.

Empfohlene Nahrungsmittel	*Zu meidende Genußmittel*
– Fleisch, rotes	– Alkohol
– Frischgemüse	– Kaffee
– Hülsenfrüchte	
– Obst	
– Vollkornprodukte	

GEWICHTSZUNAHME

(Siehe auch **Fettleibigkeit**)

Unter den Derivaten der essentiellen Aminosäuren spielt Carnitin eine ganz besondere Rolle im Organismus.

Carnitin wird in der Leber und in den Nieren synthetisiert. Über das Blut gelangt es in das Innere der Zellen, insbesondere in die Muskelzellen, die bis zu vierzigmal mehr Carnitin enthalten als die anderen Zellen. Seine Aufgabe besteht darin, die Verbrennung von Fett in Energie zu unterstützen.

Ohne Carnitin ist eine Fettverbrennung in den Muskeln nicht möglich – die Folge sind Müdigkeit, Antriebslosigkeit, Kälteempfindlichkeit und Gewichtszunahme.

Vier nützliche Tips zur Gewichtsreduzierung

Unabhängig von den Ratschlägen, die Sie im Kapitel **Fettleibigkeit** finden, werden Ihnen folgende vier Tips helfen, einige überschüssige Pfunde loszuwerden:

1. Nehmen Sie ein- bis zweimal täglich zwischen den Mahlzeiten einen halben Teelöffel Lachsöl mit etwas Saft einer reifen Zitrone zu sich.
2. Wenn Sie abnehmen und gleichzeitig Ihren Mineralstoffhaushalt nicht vernachlässigen wollen, sind Kürbiskerne die idealen Helfer. Nehmen Sie täglich 1 Eßlöffel Kürbiskerne oder 1 Teelöffel Kürbiskernöl zu einer fleisch- und eifreien Mahlzeit zu sich (möglichst morgens).
3. Nehmen Sie täglich drei bis vier Backpflaumen morgens oder als Nachspeise zu sich, die Sie über Nacht in chlorfreiem Wasser eingeweicht haben (so vermeiden Sie einen Blähbauch). Bei behandelten Früchten sollten Sie das Einweichwasser wegschütten.
4. Trinken Sie zusätzlich ein bis zwei Tassen Sternanistee täglich.

GEWICHTSZUNAHME DURCH WASSEREINLAGERUNG

Wenn Sie kurz vor Einsetzen der Monatsblutung zunehmen und jeden Monat einige zusätzliche hundert Gramm ansetzen, so führt dies zu einer langsamen, aber stetigen Gewichtszunahme.

Nehmen Sie Vitamin B6 (Pyridoxin) zu sich, das Sie reichlich in Getreide und Getreidekeimlingen, Vollkornbrot, Hefe, Eigelb, Rinderleber und Sojabohnen finden. Weitere Vitamin-B6-Lieferanten sind Innereien, rotes Fleisch, Fisch, Kohl, Spinat und anderes Frischgemüse, Trockenerbsen, frisches Obst, Käse, Milch und Melasse.

Vitamin B6 trägt dazu bei, Beschwerden im Zusammenhang mit dem prämenstruellen Syndrom, der Schwangerschaft (Übelkeit) und der Einnahme der Antibabypille merklich zu lindern. Es kommt in der Nahrung in relativ großen Mengen vor, ein Mangel ist daher in der Regel auf eine schlechte Verwertung bzw. auf die Zerstörung des Vitamins im Organismus zurückzuführen.

Wenn Sie unter prämenstruellen Beschwerden wie Nervosität, Gewichtszunahme durch Wassereinlagerung, schmerzenden Brüsten, Migräne und Erschöpfung leiden, kann Ihnen die kurmäßige Anwendung von Vitamin B6 in Verbindung mit Nachtkerzenöl in den zehn Tagen vor Einsetzen der Monatsblutung Linderung verschaffen.

Empfohlene Nahrungsmittel

- Eigelb
- Fisch
- Fleisch, rotes
- Frischgemüse
- Getreideprodukte
- Hefe
- Innereien (Leber, Nieren)
- Käse
- Kohl
- Melasse
- Milch
- Nachtkerzenöl
- Obst, frisches
- Sojabohnen
- Spinat
- Trockenerbsen
- Vollkornbrot
- Wasser in großen Mengen

GLEICHGEWICHTSSTÖRUNGEN

Ein Mangel an Mangan kann die Ursache für Gleichgewichtsstörungen sein, die auf eine Schwäche des Innenohrs zurückzuführen sind.

Mangan ist enthalten in:

- Walnüssen
- Vollkornprodukten
- grünem Blattgemüse

GLUTENALLERGIE

Leiden Sie an Glutenunverträglichkeit oder -allergie?

Gluten ist ein komplexes Gefüge von Proteinbestandteilen, das man in bestimmten Getreidesamen findet, beispielsweise in Weizen, Roggen, Gerste, Hafer und Dinkel.

Reis, Hirse, Mais, Kastanien, Kartoffeln und Perureis (Quinoa) enthalten kein Gluten.

Das Gluten des angekeimten Getreides wird in seiner Wirkung durch ein Vitamin neutralisiert und leichter verdaulich gemacht (auch für Menschen mit einer Glutenallergie).

Übrigens empfiehlt es sich, Gluten erst so spät wie möglich in die Ernährung eines Kindes aufzunehmen.

Ein übermäßiger Verzehr von Gluten äußert sich in einer verstärkten Anfälligkeit für Katarrhe (mit Flüssigkeitsabsonderungen einhergehende Entzündungen der Schleimhäute von Hals, Nasen und Ohren, des Verdauungstraktes und möglicherweise der Geschlechtsorgane). Einige Menschen können eine echte Glutenallergie entwickeln.

In glutenhaltigen Getreidekörnern wird das Gluten in seiner Wirkung durch Vitamin E neutralisiert. Wird das Korn zu Mehl gemahlen und gebacken (zur Herstellung von Brot, Teigwaren und Konditoreigebäck), wird das darin enthaltene Vitamin E zerstört. Das Gluten wird zu einer zähflüssigen und klebrigen Substanz, die an den Magenwänden haftet. Dies fördert Verwesungsprozesse im Darm, die Vitamine des B-Komplexes können weniger gut verwertet werden.

Folgende Symptome können auf eine Glutenallergie hinweisen: Verdauungsprobleme, Mangelerscheinungen als Folge einer gestörten Verwertung der Nahrungsmittel, ständig wiederkehrende Entzündungen von Hals, Nase, Ohren und Geschlechtsorganen, depressive Verstimmungen und psychische Störungen, Gelenkschmerzen usw.

Wodurch kann man glutenhaltiges Getreide, in gemahlenem oder gebackenem Zustand, ersetzen? Durch nicht gebackenes, sondern nur getrocknetes Brot, dessen ganzes Korn zuvor eingeweicht und dann grob zerkleinert wurde (Pumpernickel), denn ohne Mahlen und Backen bleibt das Vitamin E intakt, eventuell aber auch durch Brot aus angekeimtem Getreide, das zerkleinert und in der Sonne oder im Ofen bei maximal 35° C getrocknet wird („Essener Brot").

Schließlich wäre noch darauf hinzuweisen, daß eine absolute Unverträglichkeit von Gluten die Ursache für Zöliakie bzw. Sprue ist, eine Erkrankung der Dünndarmschleimhaut, die mit chronischem Durchfall und vielfältigen Mangelerscheinungen einhergeht.

Die einzige Behandlungsmethode besteht darin, Gluten vollständig zu meiden und eine Ernährung einzuhalten, die das Mehl der vier Getreidesorten Weizen, Gerste, Hafer und Roggen sowie alle Produkte, die es enthalten, ausschließt.

GRIPPE (INFLUENZA)

Neben Vitamin C, das gegen Infektionen hilft (enthalten in Kiwis, Orangen, Grapefruits, Zitronen, Äpfeln, Birnen, Bananen, schwarzem Rettich, Petersilie, Brokkoli, Rosenkohl, Blumenkohl, Grün-, Weiß- und Rotkohl, Kresse, Spinat, Paprikaschoten und allen Salatsorten), wirkt auch Silber der Vermehrung von Infektionserregern entgegen und verbessert dank seiner fiebersenkenden Wirkung in jedem Fall den Zustand des Kranken. Es bekämpft Bakterien auf wirkungsvolle Weise und unterstützt Kupfer und Gold in ihrer infektionshemmenden Wirkung ausgesprochen gut. Diese drei Spurenelemente wirken zusammen wie ein natürliches Antibiotikum. Sie lassen Infektionen abklingen, stärken die körpereigenen Abwehrkräfte und können bei allen infektionsbedingten Beschwerden regelmäßig eingenommen werden.

Bei Grippe und den damit verbundenen Komplikationen wird Silber zusammen mit Kupfer eingesetzt, bei Angina, Entzündungen der Nasen- und Rachenschleimhaut sowie der Lunge mit Kupfer, Gold und Mangan.

Heilerde (siehe Seite 123), Kohl und Orangen beschleunigen die Genesung von einer Grippe.

Anmerkung: Eine Grippe sollten Sie unbedingt in Ruhe zu Hause auskurieren.

HAARAUSFALL

Vitamin B5 (Pantothensäure) ist in Verbindung mit Vitamin B8 (Biotin) hervorragend für die Behandlung von Haarausfall geeignet. Bei älteren Männern wird dadurch das Entstehen einer Glatze hinausgezögert. Es kann ebenfalls wirksam zur Bekämpfung krankhaften Haarausfalls (Alopezie) mit Depigmentierung der verbleibenden Haare bei Frauen sowie kreisförmigen Haarausfalls (Pelade) bei Kindern eingesetzt werden.

Vitamin B5 wird durch Alkohol, Kaffee und Schwarztee (verringern oder meiden Sie für einige Zeit deren Konsum), die Antibabypille, Schlafmittel und Sulfonamide[(5)] zerstört. Ein Vitamin-B5-Mangel kann Haarausfall bewirken.

Täglich sollten etwa 10 mg Vitamin B5 aufgenommen werden; zur Behebung eines Mangels kann die Dosis gefahrlos auf bis zu 100 mg erhöht werden. Nehmen Sie daher vor allem die in der folgenden Tabelle empfohlenen Nahrungsmittel zu sich.

Wie Vitamin B5 fördert auch Vitamin B8 (Biotin) die Gesundheit von Haut und Haaren. Sie finden es wie alle anderen Vitaminen des B-Komplexes in Bierhefe. In Verbindung mit Vitamin B5 bekämpft es wirksam starken Haarausfall und Glatzenbildung.

[(5)] Sulfonamidhaltige Wirkstoffe sind in folgenden Arzneimitteln vertreten: Antidiabetika, Diuretika, Chemotherapeutika und Neuroleptika.

Anmerkung: Schränken Sie die Aufnahme von Kohlenhydraten, Stärke und raffiniertem Zucker drastisch ein. Von Rauchen ist strengstens abzuraten.

Empfohlene Nahrungsmittel

- Austern
- Bierhefe
- Eigelb
- Erdnüsse
- Geflügel
- Gelée royale
- Getreide und Getreidekeimlinge
- Honig
- Kohl
- Kresse
- Leber, Nieren
- Melasse
- Milch
- Pilze
- Rindfleisch
- Schokolade
- Sojabohnen
- Sonnenblumenkerne
- Spinat
- Tomaten
- Trockenerbsen
- Weizen- und Reiskleie

Zu meidende Genußmittel

- Alkohol
- Kaffee
- Nikotin

HAARE UND NÄGEL, BRÜCHIGE

Haare und Nägel spiegeln das innere Gleichgewicht des Körpers wieder. Wenn Sie an einem Nährstoffmangel leiden, zeigt sich das unverzüglich am Zustand der Haare und Nägel. Vor allem ein Vitamin-E-Mangel macht sich schnell bemerkbar.

Vitamin E besitzt antioxidative Eigenschaften, schützt so die Zellen und das Gewebe und wirkt dem Alterungsprozeß entgegen.

Vitamin E ist in Weizenkeimen, Haselnüssen, Mandeln, grünem Blattgemüse, insbesondere Kopfsalat und Spinat, Vollkornprodukten, Lebertran usw. enthalten. Wer reichlich Pflanzenöle mit mehrfach ungesättigten Fettsäuren (Maiskeim-, Sonnenblumen- oder Erdnußöl) zu sich nimmt, sollte seine Vitamin-E-Zufuhr erhöhen.

Auch ein Vitamin-F-Mangel kann die Ursache für spröde Haare und brüchige Fingernägel sein. Dieses Vitamin ist enthalten in:

- pflanzlichen Ölen aus Weizenkeimen, Sonnenblumenkernen, Sojabohnen und Erdnüssen. Sie müssen allerdings aus erster Kaltpressung stammen, denn durch Erhitzen und Raffinieren werden ihre wertvollen Fettsäuren zerstört.

- Erdnüssen, Walnüssen, Mandeln, Avocados (Linolsäure)
- Nachtkerzen- und Borretschöl (Gammalinolensäure)
- Fischöl und fetten Fischen (Linolensäure)

Sie können Ihre Nägel festigen, indem Sie sie jeden Abend mit Olivenöl einreiben, ohne es vollständig zu entfernen, denn die Nägel nehmen über Nacht eine kleine Menge des Öls auf.

Anmerkung: Bei einer Haaranalyse zur Ermittlung der erforderlichen Dosis wird oft auch ein Mangel an Silicium, manchmal auch an Eisen oder Zink festgestellt.

Empfohlene Nahrungsmittel

- Haselnüsse
- Kopfsalat
- Lebertran
- Mandeln
- Spinat
- Vollkornprodukte
- Weizenkeime

HAARE, ERGRAUEN DER

Um ein vorzeitiges Ergrauen der Haare zu verhindern, können Sie eine Kur mit den Vitaminen B5 (Pantothensäure) und B9 (Folsäure) machen.

- Vitamin B5 finden Sie in Kohl, Austern, Honig, Milch, Eiern, Sojabohnen, Tomaten, Sonnenblumenkernen, Rindfleisch, Geflügel, Getreide und Getreidekeimlingen, Spinat, Gelée royale, Melasse, Reis- und Weizenkleie, Leber, Herz, Nieren und Bierhefe.
- Vitamin B9 ist in Spinat, Brokkoli, Chicorée, Bierhefe, Weizenkeimen, Erdnüssen, Mandeln und Leber enthalten.

In bestimmten Fällen können an Blutarmut leidende Menschen mit Hilfe einer längerfristigen Vitamin-B12-Kur (Cobalamin) ihre natürliche Haarfarbe zurückgewinnen.

Durch die regelmäßige, tägliche Einnahme von Magnesiumchlorid wurden bei zahlreichen Menschen gute Erfolge erzielt. Sie gewannen ihre natürliche Haarfarbe zumindest zum Teil zurück. Prof. Lautié empfiehlt eine Tagesdosis von 3 g Magnesiumchlorid morgens auf nüchternen Magen in Wasser mit etwas Zitronen-, Trauben- oder Apfelsaft.

HÄMORRHOIDEN

Hämorrhoiden sind ganz einfach die Folge einer Venenschwäche und lassen sich sehr gut behandeln. Wichtig ist eine Ernährung mit reichlich Obst und Gemüse, die Sie mit Flavonoiden versorgt.

Außerdem sollten Sie für einen weichen Stuhl sorgen, indem Sie viel Wasser trinken und sich ballaststoffreich ernähren. Ballaststoffe kommen reichlich in der Schale von Hülsenfrüchten und Getreide, in der Zellulose von Frischgemüse und Salaten, dem Pektin von Obst und der Kleie von Vollkornbrot vor.

Meiden oder verzichten Sie am besten ganz auf folgende Nahrungs- und Genußmittel: Gewürze, Pfeffer, Senf, Wurstwaren, Alkohol, Kaffee sowie schwerverdauliche oder sehr fette Nahrungsmittel.

Kastanien sind ein wirkungsvolles Venentonikum, doch achten Sie beim Verzehr stets darauf, daß sie auch wirklich gar sind.

Gold kann aufgrund seiner vielseitigen biologischen Wirkung zur Beeinflussung sämtlicher Körperfunktionen und Organe sowie bei Erkrankungen aller Art, unter anderem auch bei Hämorrhoiden, eingesetzt werden.

Machen Sie es sich zur Gewohnheit, so häufig wie möglich zu Fuß zu gehen und zu schwimmen. Legen Sie sich zwischendurch aber auch öfters einmal hin, um sich auszuruhen.

Empfohlene Nahrungsmittel

- Heidelbeeren
- Heilerde (siehe Seite 123)
- Kartoffeln
- Kastanien
- Kerbel
- Kohl
- Lauch
- Löwenzahn
- Mangold
- Vollkornbrot
- Wasser
- Zuckermelone

Zu meidende Nahrungs- und Genußmittel

- Alkohol
- Gewürze, scharfe
- Gewürzkräuter
- Gurken, saure
- Kaffee
- Milchprodukte
- Pfeffer
- Senf
- Wurstwaren

HÄNDE UND FÜSSE, KALTE

Dieses Problem kann auf einen Iodmangel hinweisen.

- Sie finden dieses Spurenelement in Meeresalgen, die sehr iodreich sind (700 mg pro 100 g), Muscheln und anderen Schalentieren, Räucherhering, Sojabohnen, Knoblauch, Hülsenfrüchten und Trockenobst.
- Auf stark säurehaltige Früchten sollten Sie am Morgen vollständig verzichten und ansonsten den Konsum einschränken.
- Machen Sie morgens, mittags und abends jeweils eine Stunde vor den Mahlzeiten Atemübungen.

HARNSÄUREÜBERSCHUSS

Folgende Nahrungsmittel sollten Sie meiden: Blutwurst, Fisch (Barsch, Goldbrasse, Dornhai, Forelle, Geißbrasse, Hecht, Hering, Karpfen, Lachs, Makrele, Meeräsche, Muräne, Petersfisch, Drachenkopf, Meerbarbe, Sardinen, Schleie, Schwertfisch, Steinbutt, Stör, Thunfisch, Tintenfisch), Fleisch, Geflügel und Wild (Ente, Fasan, Gans, Hammel, Hase, Hirsch, Huhn, Kaninchen, Kapaun, Lamm, Pferd, Perlhuhn, Pute, Rebhuhn, Rind, Schwein, Taube, Wachteln, Wildschwein), Fleischbrühe, Gelatine, Himbeeren, Innereien (Bries, Leber, Nieren, Rindermilz), Kaviar, Linsen, Pilze, Krustentiere (Austern, Hummer, Krabben, Krebse, Langusten) und Trüffel.

HARNWEGINFEKTIONEN

Der Bazillus *Escherichia coli* ist der häufigste bakterielle Erreger wiederholt auftretender Harnweginfektionen. Die Erkrankung muß von einem Arzt behandelt werden. Die Therapie kann jedoch durch den Verzehr von Gurken, Fenchel, Karotten, schwarzen Johannisbeeren, Sellerie und Zwiebeln unterstützt werden.

Meiden Sie hingegen alle säurebildenden Lebensmittel: Erdnüsse, Spargel, Artischocken, Rosenkohl, Hühnereiweiß, fette Fleischbrühe, Wurstwaren, Innereien wie Leber, Nieren und Hirn, Weißmehl und daraus hergestellte Erzeugnisse wie Weißbrot, Teigwaren, Zwieback und Gebäck, würzigen, gereiften Käse, gehärtete Fette, raffinierte Öle, Hülsenfrüchte wie Linsen, Erbsen und weiße Bohnen, Grieß, Zucker, Alkohol, Schwarztee, Kaffee, Schokolade, Fleisch, Fisch, Geflügel und Wild.

HAUT UND HAARE, TROCKENE

Nehmen Sie mehr Vitamin A zu sich:

- Als Retinol ist es in der Leber von Fischen und anderen Tieren, dem Fett von Milchprodukten und Eigelb enthalten.
- Als Carotin (Provitamin A) finden Sie es in zahlreichen Gemüse- und Obstsorten: Karotten, Spinat, Tomaten, Kopfsalat und anderem grünen Blattgemüse, Spargel, Mais, Melonen, Aprikosen, Orangen usw. Trockenobst enthält mehr Vitamin A als frisches.

Trockene Haut kann auch auf einen Mangel an Vitamin B8 (Biotin) zurückzuführen sein. Dieses Vitamin finden Sie hauptsächlich in Bierhefe, Eigelb, Erdnüssen, Innereien (Leber, Nieren), Pilzen, Schokolade und Trockenerbsen.

Geben Sie nach der morgendlichen und abendlichen Reinigung etwas Makadamia- oder Jojobaöl auf die Haut.

HAUT, GESUNDE UND SCHÖNE

Eine ausreichende Versorgung mit Spurenelementen gewährleistet eine gesunde, reine und schöne Haut. Eine sehr wichtige Rolle spielen neben Selen und Zink aber auch die Vitamine A, C und E.

- **Selen** ist notwendig für das Wachstum von Zellen und Gewebe. Außerdem schützt es die Haut vor Schädigungen durch Schwermetalle (zum Beispiel bei einem hohen Schadstoffgehalt der Luft in städtischen Gebieten).

  In größeren Mengen ist es in Vollkornprodukten, Getreidekeimlingen, Bohnen jeglicher Art, Erbsen, Mais, Zwiebeln und Sesam enthalten.

- **Zink** schützt vor Infektionen und ist bei Hautproblemen ein wertvolles Heilmittel.

  Man findet dieses Spurenelement vor allem in Pilzen, Weizenkeimen, Austern und Hefe.

  Während der Schwangerschaft, Stillzeit sowie bei starken Regelblutungen sollte man dieses Spurenelement vermehrt zu sich nehmen. Auch bei körperlichen Hochleistungen (insbesondere bei Wettkampfsportarten) werden die Zinkreserven vom Körper schnell aufgebraucht, was sich in Erschöpfung und einer Neigung zu Depressionen bemerkbar macht.

- **Vitamin A** bzw. Carotin (Provitamin A) stärkt die natürlichen Schutzmechanismen der Haut gegenüber der Sonneneinstrahlung. Darüber hinaus gewährleistet es die Zellerneuerung.

Es ist vor allem in Butter (vor allem im Frühling und im Herbst), in Lebertran und Heilbuttleberöl, Petersilie, Eiern, Frischkäse, Kopfsalat, Chicorée, Löwenzahn und Milch enthalten. Größere Mengen liefern außerdem Karotten, Spinat, Zuckermelone, Aprikosen und Paprikaschoten.

Wenn Sie sich öfters der Sonne aussetzen, sollten Sie auf eine verstärkte Versorgung mit natürlichem (nicht mit synthetischem) Vitamin A achten.

- **Vitamin C** begünstigt den Abbau und die Ausscheidung von Giftstoffen und macht freie Radikale unschädlich. Außerdem sorgt es generell für eine Stärkung der körpereigenen Abwehrkräfte.

Man findet es hauptsächlich in Zitrusfrüchten, Artischocken, Spargel, Sellerie, Kohl, Kastanien, Erdbeeren, Himbeeren, Kresse, Tomaten, Sauerampfer, Petersilie und nicht zuletzt in Kartoffeln, die größere Mengen dieses Vitamins unter ihrer Schale enthalten.

Vitamin C wird sehr leicht durch Rauchen sowie eine starke Schadstoffbelastung der Umwelt zerstört. Während der Schwangerschaft ist eine verstärkte Versorgung mit Vitamin C angezeigt.

- **Vitamin E** setzt die Oxidation der wesentlichen Zellbestandteile herab.

Man findet es in großen Mengen in pflanzlichen Ölen (aus Weizenkeimen, Sonnenblumenkernen, Oliven usw.) sowie in Spinat, Mandeln, Haselnüssen, Kopfsalat, Kresse usw.

In einer stark schadstoffbelasteten Umgebung (wenn Sie beispielsweise aktiv oder passiv rauchen oder anderen Giftstoffen ausgesetzt sind), reicht das über die Nahrung aufgenommene Vitamin E nicht aus. In diesem Fall ist die Einnahme eines Vitamin-E-Präparats angezeigt.

Überdies schaden ausgedehnte Sonnenbäder der Haut.

Anmerkung: Vergessen Sie nicht, daß Chlor und einige Wasserzusätze sowie bestimmte Seifen, insbesondere Produkte mit chemischen Inhaltsstoffen, die Haut angreifen.

HAUTAUSSCHLAG

Schwefel hat eine allgemein desensibilisierende Wirkung und ist, ebenso wie Mangan, ein Antiallergikum. Er wird zur begleitenden Therapie von Hautausschlag empfohlen.

Organisch gebunden ist Schwefel in folgenden Nahrungsmitteln enthalten:

- Eiweiß: Fleisch, Fisch, Eiern, Milch und Milchprodukten
- Dörrbohnen
- Zwiebeln und Knoblauch

Sie können auch eine Nahrungsergänzung mit Schwefel einnehmen.

HAUTERKRANKUNGEN (DERMATOSEN)

(Siehe auch **Haut, gesunde und schöne**)

Dermatosen können auf einen Vitamin-B3-Mangel zurückgehen. Vitamin B3 (Niacin) findet man in sehr vielen Nahrungsmitteln. Den höchsten Gehalt weisen Leber (von Schwein, Rind und Kalb), Vollkornprodukte, Fisch, weißes Fleisch, Eier, Datteln, Feigen und Mandeln auf.

Der menschliche Organismus kann Vitamin B3 aus der essentiellen Aminosäure Tryptophan synthetisieren. Ein Mangel kann entstehen, wenn Sie mehr Fisch als Fleisch essen. Mögliche Folgen sind Herz-Gefäß-Erkrankungen, Dermatosen und Gedächtnisstörungen

Dermatosen können auch durch einen Vitamin-B6-Mangel hervorgerufen werden. Vitamin B6 (Pyridoxin) ist insbesondere in Getreide und Getreidekeimlingen, Vollkornbrot, Hefe, Eigelb, Rinderleber und Sojabohnen enthalten.

Bestimmte psychisch bedingte Hauterkrankungen oder mit zwanghaftem Kratzen verbundener Juckreiz (Pruritus) werden erfolgreich mit Lithium behandelt. Die empfohlene Tagesdosis beträgt 100 bis 200 Mikrogramm. Vitamin E verstärkt die Wirkung von Lithium.

Schwefel tonisiert die Haut und wird zur Behandlung zahlreicher Hauterkrankungen empfohlen. Organisch gebunden findet sich Schwefel als Bestandteil tierischer und pflanzlicher Proteine und ist unter anderem in Dörrbohnen, Zwiebeln und Knoblauch enthalten.

Anmerkung: Trinken Sie morgens und abends einen leichten Klettenwurzelaufguß *(Bardanae radix)*.

Empfohlene Nahrungsmittel

- Algen
- Datteln
- Dörrbohnen
- Eier
- Feigen
- Fisch
- Getreidekeimlinge
- Hefe
- Heilerde (siehe Seite 123)
- Himbeeren
- Honig
- Kalbfleisch
- Karotten
- Kerbel
- Knoblauch
- Kohl
- Kresse
- Leber
- Löwenzahn
- Mandeln
- Mangold
- Naturreis
- Orangen
- Rindfleisch
- Schwarzwurzeln
- Sojabohnen
- Spargel
- Vollkornprodukte
- Walnüsse
- Weintrauben
- Zuckermelone
- Zwiebeln

Zu meidende Nahrungsmittel

- Allergene Nahrungsmittel wie Erdnüsse, Schokolade, Erdbeeren, Milch, Eier usw., wenn Sie empfindlich darauf reagieren.

HAUTJUCKEN VERBUNDEN MIT ZWANGHAFTEM KRATZEN (PRURITUS)

(Siehe auch **Juckreiz**)

Bestimmte psychisch bedingte Hauterkrankungen und mit zwanghaftem Kratzen verbundener Juckreiz (Pruritus) lassen sich erfolgreich mit Lithium behandeln. Die empfohlene Tagesdosis beträgt 100 bis 200 Mikrogramm. Natürliche Lithiumlieferanten sind Vollkornprodukte und Samenkörner.

Lithium wird in seiner Wirkung durch Vitamin E unterstützt.

Empfohlene Nahrungsmittel

- Gurken
- Kerbel
- Mandeln
- Samenkörner
- Vollkornprodukte

HAUTVERÄNDERUNGEN

(Siehe auch **Haut, gesunde und schöne**)

Die Haut speichert größere Mengen Vitamin E. Ihm kommt die wichtige Rolle eines Antioxidans zu, das Zellen und Gewebe schützt. Ein Mangel daran kann die Ursache für einen schlechten Zustand der Haut sein.

- Die wichtigsten Vitamin-E-Lieferanten sind Weizenkeime sowie Haselnüsse, Mandeln, grünes Blattgemüse, vor allem Kopfsalat und Spinat, Vollkornprodukte, Lebertran usw. Wenn Sie häufig pflanzliche Öle mit mehrfach ungesättigten Fettsäuren verwenden (Maiskeim-, Sonnenblumen-, Erdnußöl usw.), ist es wichtig, vermehrt Vitamin E zu sich zu nehmen.

Auch ein Mangel an Vitamin B1 (Thiamin) kann die Ursache für Hautprobleme sein. Ihr Vitamin-B1-Bedarf ist erhöht, wenn Sie rauchen, regelmäßig Alkohol oder Kaffee trinken und viel Zucker zu sich nehmen. Wenn Sie nach den Mahlzeiten Medikamente zur Neutralisierung der Magensalzsäure (Antazida) einnehmen, so wird das mit der Nahrung aufgenommene Vitamin B1 zerstört. Das Gleiche gilt auch für die Einnahme der Antibabypille.

- Die wichtigsten Vitamin-B1-Lieferanten sind Weizenkeime, Vollkornprodukte und Hefe. Wird Getreide behandelt, um es von der Kleie zu befreien, so wird ihm dieses wertvolle Vitamin entzogen. In sehr viel kleineren Mengen findet man es in Walnüssen, Schweinefleisch, Milch- und Milchprodukten, Eigelb sowie in den grünen Bestandteilen pflanzlicher Nahrung.

Eine weitere mögliche Ursache für Hautveränderungen ist ein Vitamin-B2-Mangel. Vitamin B2 (Riboflavin) ist mitverantwortlich für die Gesundheit der Haut. Nimmt man mit der Nahrung viel Vitamin B2 auf, hat es heilende Wirkung.

- Vitamin B2 ist vor allem in Hefe, Leber, Nieren, Weizenkeimen, Käse, fettem Fisch, Ölfrüchten und Eigelb enthalten. Zerstört wird es durch Alkohol und die Antibabypille. Wenn Sie regelmäßig unter Streß stehen, steigt Ihr Bedarf an Vitamin B2. Symptom ist eine anormal starke Müdigkeit.

Empfohlene Nahrungsmittel
- Eigelb
- Fisch, fetter
- Hefe
- Innereien (Leber, Nieren)
- Käse
- Kopfsalat
- Ölfrüchte (Haselnüsse, Mandeln, Walnüsse)
- Spinat
- Vollkornprodukte
- Weizenkeime

Zu meidende Genußmittel
- Alkohol
- Kaffee
- Nikotin

HEFEPILZERKRANKUNGEN (CANDIDOSEN)

Der häufigste Erreger von Hefepilzerkrankungen ist *Candida albicans*. Es können die unterschiedlichsten Körperstellen befallen werden, insbesondere jedoch Mund, Kopf (bei Säuglingen), Nägel, Genitalien und After.

Die Vermehrung dieses Pilzes wird durch eine zu alkalische Ernährung mit sehr vielen Kohlenhydraten gefördert. Bei einigen Menschen tragen auch glutenhaltige Nahrungsmittel und Milchprodukte zum Wachstum des Pilzes bei.

Diese Nahrungsmittel sollten also nur eingeschränkt verzehrt oder sogar für einige Zeit ganz weggelassen werden. Statt dessen sollten Gemüse und Obst aus biologischem Anbau gegessen werden. Oft hilft es, einige Wochen lang ausschließlich Rohkost zu sich zu nehmen.

HERINGSWURMKRANKHEIT (ANISAKIASIS)

Der Verzehr rohen Fisches kann eine Wurmkrankheit verursachen, die mit Verdauungsstörungen, Magenschmerzen, Übelkeit und in 25 % der Fälle auch mit Erbrechen und Durchfall einhergeht. Diese Symptome treten wenige Stunden nach der Mahlzeit auf und können von allergischen Reaktionen begleitet sein. Erreger ist ein Parasit (Anisakis oder Heringswurm).

Dieser Wurm, dessen Larven im Wasser schlüpfen, verursacht bei großen Säugetieren Lähmungen. Die Larven werden von verschiedenen Krustentieren geschluckt, die wiederum von Fischen gefressen werden.

Der Wurm kann nur durch Erhitzen auf über 60° C oder Einfrieren bei unter 20° C zuverlässig abgetötet werden.

Wenn die obengenannten Beschwerden auftreten, die oft den Symptomen einer Blinddarmentzündung täuschend ähnlich sind, konsultieren Sie unverzüglich Ihren Arzt.

HERPES

Bei der Behandlung dieser Viruserkrankung helfen die Vitamine B1 (Thiamin), B5 (Pantothensäure) und E (Tocopherole).

Wenn Sie rauchen, regelmäßig Alkohol trinken oder viel Zucker zu sich nehmen, ist Ihr Bedarf an Vitamin B1 erhöht. Dies gilt auch für Schwangere, stillende Mütter und Frauen, die die Pille nehmen. Wenn Sie nach den Mahlzeiten Antazida (Medikamente zur Neutralisierung der Magensalzsäure) einnehmen, so wird das mit der Nahrung aufgenommene Vitamin B1 zerstört.

Die wichtigsten Vitamin-B1-Lieferanten sind Weizenkeime, Vollkornprodukte und Hefe. In sehr viel kleineren Mengen ist es in Milch- und Milchprodukten, Eigelb sowie in den grünen Bestandteilen pflanzlicher Nahrung enthalten.

Vitamin B5 hilft dank seiner Mitwirkung an der Antikörperproduktion, die gesamte Immunabwehr aufzubauen. Für die Behandlung von Hauterkrankungen (Mykosen, Herpes) ist es unentbehrlich.

Zu finden ist Vitamin B5 insbesondere in Kohl, Austern, Honig, Milch, Eiern, Sojabohnen, Tomaten, Sonnenblumenkernen, Rindfleisch, Geflügel, Getreide und Getreidekeimlingen, Spinat, Gelée royale, Melasse, Reis- und Weizenkleie, Leber, Herz, Nieren und in Bierhefe. Es wird durch Alkohol, Coffein, die Antibabypille, Schlafmittel und Sulfonamide(6) zerstört.

Vitamin E lindert den Juckreiz und beschleunigt die Rückbildung des Bläschenausschlags. Es kann in Form einer Vitamin-E-haltigen Salbe auf die Haut aufgetragen werden.

Knoblauch ist ebenfalls wirksam gegen Bakterien und Viren.

Versorgen Sie sich täglich mit:

- 4 Bierhefekapseln
- 3 Weizenkeimtabletten
- 1 Portion Salat (möglichst aus Löwenzahn, Feldsalat oder Kresse) mit einem Dressing aus kaltgepreßtem Sonnenblumenöl und Apfelessig

---

(6) Sulfonamidhaltige Wirkstoffe sind in folgenden Arzneimitteln vertreten: Antidiabetika, Diuretika, Chemotherapeutika und Neuroleptika.

- 1 Teelöffel Weizenkleie

Und essen Sie mindestens einmal wöchentlich:

- 12 Austern
- 1 Linsensalat mit einem Dressing aus Sonnenblumenöl und Petersilie
- Heringe
- Kalbsleber
- 1 Pilzsalat

Beim Genuß von Fleisch sollte Lammfleisch an erster Stelle stehen, denn es weist den höchsten Zinkgehalt auf.

Wenn Sie zu Herpes neigen, sollten Sie auf Schokolade und Walnüsse vollständig verzichten. Und ganz wichtig: Essen Sie Äpfel!

Bei einer *Dermatitis herpetiformis*, der sogenannten Duhring-Brocq-Krankheit, ist in bezug auf Gluten dasselbe zu beachten wie bei Zöliakie (siehe **Zöliakie**).

Anmerkung: Bei intensivem und anhaltendem Streß kann es zu einer akuten Herpeserkrankung kommen (im allgemeinen im Lippenbereich). In bestimmten Fällen tritt der Herpes an den äußeren Geschlechtsteilen auf; bei einer Anfälligkeit des Partners (das heißt bei einem geschwächten Immunsystem) kann diese Viruserkrankung für ihn ansteckend sein.

Zur Unterstützung der medikamentösen Behandlung ist zusätzlich zu der empfohlenen Ernährungsumstellung die hochdosierte Einnahme von Magnesiumchlorid über drei Tage angezeigt, die dann nach und nach reduziert wird. Magnesiumchlorid wird morgens in Wasser mit etwas Zitronen-, Trauben- oder Apfelsaft aufgelöst.

HERZ-GEFÄSS-ERKRANKUNGEN

- Roggen ist reich an Rutin und anderen Flavonoiden, es regt den Blutkreislauf an und stärkt die Kapillargefäße.
- Aprikosen enthalten reichlich Kalium und sind besonders Herzkranken zu empfehlen.
- Eine Kur mit Naturreis und Obst entlastet Herz und Kreislauf.
- Starke Esser tun gut daran, ihre Mahlzeiten leicht und abwechslungsreich gestalten. Geben Sie dabei fettarmer Milch, Käse mit weniger als 40 % Fettgehalt sowie fettarmem Fleisch oder Fisch

den Vorzug. Verzichten Sie auf Snacks wie Erdnüsse, Salzgebäck usw. (50 g Chips entsprechen 2 Eßlöffeln Öl), und trinken Sie nicht mehr als ein Glas Wein täglich.

- Nehmen Sie außerdem pflanzliche Ballaststoffe wie Äpfel, Knoblauch, Zwiebeln und Artischocken zu sich, um Ihren Cholesterinspiegel zu senken. Verwenden Sie nur wenig oder möglichst gar kein Salz. Halten Sie sich insbesondere an Weihnachten und sonstigen Feiertagen mit dem Verzehr von Austern, Wild, Wurstwaren und Süßigkeiten etwas zurück. Diese Zeiten sind besonders dazu angetan, Blutdruckwerte stark ansteigen zu lassen.
- Setzen Sie wenn möglich mehrmals in der Woche Karotten auf den Speiseplan. Der Verzehr von viel Obst und Gemüse fördert die Gesundheit des Herz-Gefäß-Systems.

Die Ernährung aus dem Mittelmeerraum

Ancel Keys, der verschiedene Langzeitstudien in sieben Ländern koordiniert hat, konnte nachweisen, daß der Verzehr von gesättigten Fettsäuren in engem Zusammenhang mit der Häufigkeit des Auftretens von Herzkranzgefäßerkrankungen steht.

Andere Studien, bei denen der ursächliche Zusammenhang und die positiven Auswirkungen einer Ernährungsumstellung zu vorbeugenden Zwecken dargelegt werden sollten, lieferten allerdings recht enttäuschende Ergebnisse. Lediglich eine Studie von Leren (Oslo, 1970) ergab eine bedeutende Verringerung der Zweitinfarkte um 23 %, wobei aber auch hier die Zahl der plötzlichen Todesfälle unverändert blieb. Durch eine fischreiche Ernährung konnten die Todesfälle dagegen merklich, das heißt um 33 %, verringert werden (M. Burr, 1989). Hinsichtlich der Vorbeugung eines Erstinfarktes konnte nur die Studie von Hjermann (Oslo, 1986) sowohl für die nicht tödlichen Infarkte als auch für die plötzlichen Todesfälle einen merklichen Rückgang von 47 % nachweisen.

Bei der Sieben-Länder-Studie jedoch wiesen die Kreter nach zehnjähriger Studiendauer eine um 95 % geringere Sterblichkeit infolge von Erkrankungen der Herzkranzgefäße gegenüber den Einwohnern Hollands oder der USA auf.

Die Wissenschaftler gehen von der Annahme aus, daß die Ernährungsgewohnheiten der Kreter einen noch sehr viel effektiveren Schutz gewähren als die derzeit empfohlene Herzdiät der *American*

Heart Association zur Vorbeugung eines Erst- oder Zweitinfarktes. Diese Annahme gründet auf den Ergebnissen vorausgegangener Studien bei Landwirten in den französischen Departements Moselle und Var; diese zeigten, daß die Ernährungsgewohnheiten im Mittelmeerraum die für den Infarkt verantwortliche Aktivität der Blutplättchen effektiv reduzieren, ohne den Cholesterinspiegel zu senken[(7)].

Bei einer 1986 im Labor des Staatlichen Gesundheits- und Medizinforschungsinstituts Frankreichs INSERM durchgeführten Studie wurden 600 Patienten, die nach einem ersten Herzinfarkt in der Klinik für kardiovaskuläre Erkrankungen von Lyon stationär behandelt wurden, nach dem Zufallsprinzip in zwei Gruppen eingeteilt:

1. eine Kontrollgruppe, die sich an die Herzdiät der *American Heart Association* hielt;
2. eine Versuchsgruppe, die die Ernährungsweise der Kreter einhielt (mehr Getreideprodukte, Gemüse und Obst, weniger Fleisch und Wurstwaren; Fisch, Käse und Wein in Maßen). Lediglich Olivenöl wurde durch eine speziell für die Studie entwickelte Versuchsmargarine auf Rapsbasis ersetzt. In der Zusammensetzung ähnelte sie dem Olivenöl, wies aber eine höhere Konzentration an Alphalinolensäure auf. Als Lieferanten dieser essentiellen Fettsäure dienen auf Kreta Olivenöl, Portulak (Burzelkraut) und Walnüsse.

Die Versuchsgruppe nahm über einen Zeitraum von ein bis vier Jahren mehr Brot, Gemüse und Obst und weniger Fleisch zu sich. Butter und Crème fraîche (Sauerrahm) wurden durch die angebotene Margarine ersetzt, die der ganzen Familie kostenlos zur Verfügung gestellt wurde.

Der Gehalt an Cholesterin und Lipoproteinen in der Nahrung wurde in beiden Gruppen gleichermaßen gesenkt. Der Anteil an Vitaminen mit oxidationshemmender Wirkung (E und C) dagegen wurde in der Versuchsgruppe bedeutend erhöht.

- Nach einer Studiendauer von durchschnittlich 27 Monaten wurden in der Kontrollgruppe (Herzdiät) 16 Todesfälle infolge Herzinfarkts (davon 8 plötzliche) gegenüber 3 in der Versuchsgruppe (davon 0 plötzliche) verzeichnet, **dies entspricht einer Reduzierung um 76%**.

[(7)] Renaud S. et al. „Influence of long-term diet modification on platelet function and composition in Moselle farmers“, *American Journal of Clinic Nutrition*, 1986.

- In der Kontrollgruppe wurden 17 Zweitinfarkte ohne tödlichen Ausgang gegenüber 5 in der Versuchsgruppe verzeichnet, **dies entspricht einer Reduzierung um 73 %.**
- **Die Gesamtsterblichkeit lag in der Versuchsgruppe um 70 % niedriger** (20 Todesfälle in der Kontrollgruppe gegenüber 8 in der Versuchsgruppe).

Fazit: Die im Mittelmeerraum übliche Ernährung mit einer Anpassung an unsere nordeuropäischen Ernährungsgewohnheiten wurde bislang bei Patienten mit einer Erkrankung der Herzkranzgefäße nicht in Betracht gezogen. Sie scheint aber zur Vermeidung eines Zweitinfarktes sowie eines plötzlichen Todesfalls nach einem ersten Infarkt sehr viel effektiver zu sein als die derzeit von Kardiologen verordnete Herzdiät.

Quelle: „Mediterranean alphalinolenic acid-rich diet in secondary prevention of coronary heart disease". M. de Lorgeril, S. Renaud, N. Mamelle, P. Salen, J. L. Martin, I. Monjaud, J. Guidollet, P. Touboul, J. Delaye, *Lancet*, 1994.

Empfohlene Nahrungsmittel

- Algen
- Ananas
- Äpfel
- Aprikosen
- Artischocken
- Auberginen
- Bohnen, grüne
- Erdbeeren
- Feldsalat
- Hefe
- Heidelbeeren
- Heilerde (siehe Seite 123)
- Karotten
- Kirschen
- Kohl
- Kopfsalat
- Lauch
- Mandeln
- Olivenöl
- Pflaumen
- Reis
- Roggen
- Sojabohnen
- Sonnenblumenkerne
- Spargel
- Tomaten
- Walnüsse
- Weizen

Zu meidende Nahrungs- und Genußmittel

- Butter
- Innereien (Bries, Hirn, Leber, Zunge)
- Kaffee
- Langusten
- Schokolade
- Speck
- Thunfisch
- Wurstwaren

HERZINNENHAUTENTZÜNDUNG (ENDOKARDITIS)

Silber hemmt die Entwicklung von Infektionserregern. Dank seiner fiebersenkenden Wirkung verbessert es in jedem Fall den Zustand des Kranken. Bei einer infektiösen Entzündung der Herzinnenhaut wird es in Verbindung mit Phosphor eingesetzt.

Nehmen Sie diese beiden Spurenelemente nach Rücksprache mit Ihrem Arzt in Form einer Nahrungsergänzung zu sich.

HERZKLOPFEN

Cobalt regt über das Hormon Erythropoetin die Produktion roter Blutkörperchen an. Zudem reguliert es das vegetative Nervensystem und hilft gegen alle damit zusammenhängenden Beschwerden wie Krämpfe, Migräneanfälle, Hitzewallungen und Herzklopfen. Es ist hauptsächlich in tierischen Produkten enthalten, zum Beispiel in Fleisch, Milch und Meeresfrüchten.

Auch ein Magnesiummangel macht sich unter anderem in Herzklopfen bemerkbar. Dazu kommt es häufig während einer Schlankheitsdiät, weil Nahrungsmittel mit einem hohen Magnesiumgehalt in den meisten Fällen sehr kalorienreich sind. Ein Magnesiummangel ist auch bei Schwangeren, stillenden Müttern, Alkoholikern sowie bei Unterernährung und bestimmten Erkrankungen (eingeschränkter Resorptionsfähigkeit des Darms, Bauchspeicheldrüsenentzündung, Diabetes, Unterfunktion der Nebenschilddrüsen, Schilddrüsenüberfunktion usw.) zu beobachten.

Versorgen Sie Ihren Körper mit Magnesium, indem Sie folgende Nahrungsmittel häufig zu sich nehmen: Hülsenfrüchte, Kakao, Ölfrüchte, Schokolade, Vollkornprodukte (Vollkornbrot, Naturreis usw.) und Weichtiere. Verwenden Sie Weizenkeime (aus dem Reformhaus). Sie haben die gleiche Konsistenz wie Paniermehl und können über Salate und Gemüse gegeben oder anstelle von Paniermehl verwendet werden.

Variieren Sie Ihre Salate mit rohen Spinatblättern, Rippenmangold oder Löwenzahn. Geben Sie einige Herzmuscheln sowie ein paar gehackte Mandeln hinzu, auch sie können einen grünen Salatteller attraktiver machen. Salat muß nicht unbedingt nur aus grünen Blättern bestehen! Für einen schmackhaften Salatteller eignen sich ebenfalls gekochte Linsen, rote oder weiße Bohnen, Kichererbsen, alle Kohlsorten sowie Brokkoli. Sie können kalt mit wenig Olivenöl und einigen Schalotten (die grauen sind die besten) oder Zwiebelringen serviert werden.

Empfohlene Nahrungsmittel

- Auberginen
- Brokkoli
- Fleisch
- Hülsenfrüchte (Bohnen, Kichererbsen, Linsen usw.)
- Kakao
- Kohl
- Löwenzahn
- Mandeln
- Mangold
- Meeresfrüchte
- Milch
- Salate, grüne
- Schalotten
- Sellerie
- Spargel
- Spinat
- Vollkornprodukte
- Weichtiere
- Zwiebeln

HEUFIEBER (RHINITIS ALLERGICA)

Essen Sie zur Vorbeugung mittags und abends einen Salat (möglichst Kopfsalat) mit einem Dressing aus Apfelessig und 3 Tropfen ätherischen Estragonöls. Verwenden Sie zur Abwechslung auch einmal Färberdistelöl, es schmeckt hervorragend!

Sie können einen allergischen Anfall stoppen, indem Sie ätherisches Estragonöl inhalieren.

HITZEWALLUNGEN

Eine Cobaltkur kann Hitzewallungen lindern.

Die besten Nahrungsmittel zur Bekämpfung von Hitzewallungen sind Knoblauch, schwarze Johannisbeeren und Heidelbeeren.

IMMUNABWEHR

Um Ihr Immunsystem zu stärken, nehmen Sie Vitamin B5 (Pantothensäure) zu sich.

Dieses Vitamin wird von den Darmbakterien hergestellt und im Organismus aus Calcium synthetisiert. Zerstört wird es durch Alkohol, Coffein, die Antibabypille, Schlafmittel und Sulfonamide[8].

Die Tagesdosis sollte bei etwa 10 mg liegen; zur Behebung eines Mangels können problemlos höhere Dosen bis 100 mg eingenommen werden.

Zu finden ist Vitamin B5 vor allem in Kohl, Austern, Honig, Milch, Eiern, Sojabohnen, Tomaten, Sonnenblumenkernen, Rindfleisch, Geflügel, Getreide und Getreidekeimlingen, Spinat, Gelée royale, Melasse, Reis- und Weizenkleie, Leber, Herz, Nieren und Bierhefe.

Vitamin B5 mindert Müdigkeit und Streß und ist mitverantwortlich für das gesamte Immunsystem, da es an der Bildung von Antikörpern beteiligt ist.

INFEKTIONEN

Mit einem völligen Verzicht auf schnell und langsam verwertbare Zuckerstoffe (Kohlenhydrate), beispielsweise während einer Schlankheitsdiät, schaden Sie sich genauso wie mit einem übermäßigen Genuß dieser Nährstoffe.

Kohlenhydrate sind ein absolut notwendiger Bestandteil für die Bereitstellung von Kraft und Energie. Bei einem Mangel besteht die Gefahr, daß Sie sich körperlich erschöpft fühlen, schon bei der geringsten Anstrengung ermüden, Ihre Widerstandskraft sehr schnell schwindet und Sie nach und nach eine besondere Anfälligkeit für alle bakteriellen und viralen Infektionen entwickeln.

Ihr Körper, der gezwungen ist, unaufhörlich aus seinen Fettreserven zu schöpfen, um seine eigene Glukose zu produzieren, befindet sich in einem dauernden Zustand der Überbeanspruchung einerseits und der Unterversorgung andererseits.

Vitamin A hilft dem Körper, Infektionen zu bekämpfen. Als Retinol ist es in der Leber von Fischen und anderen Tieren, dem Fett von Milchprodukten sowie in Eigelb enthalten; als Carotin (Provitamin A) in Karotten, Spinat, Tomaten, Kopfsalat und anderem grünen Blattgemüse, Spargel, Mais, Zuckermelone, Aprikosen, Orangen usw. Trockenobst enthält mehr Vitamin A als frisches.

---

[8] Sulfonamidhaltige Wirkstoffe sind in folgenden Arzneimitteln vertreten: Antidiabetika, Diuretika, Chemotherapeutika und Neuroleptika.

Silber ist seit langem für seine antiseptische Wirkung bekannt. Dieses Spurenelement wirkt der Vermehrung von Infektionserregern entgegen und verbessert dank seiner fiebersenkenden Wirkung in jedem Fall den Zustand des Kranken. Es bekämpft Bakterien auf wirkungsvolle Weise und unterstützt Kupfer und Gold in ihrer infektionshemmenden Wirkung ausgesprochen gut. Diese drei Spurenelemente wirken zusammen wie ein natürliches Antibiotikum. Sie lassen Infektionen abklingen, stärken die körpereigenen Abwehrkräfte und können bei allen infektionsbedingten Beschwerden regelmäßig eingenommen werden.

Bei Infektionen der weiblichen Geschlechtsorgane, Blutvergiftung (Sepsis) und Lungenentzündung wird Silber in Verbindung mit Selen verabreicht. Bei einer infektiösen Entzündung der Herzinnenhaut (Endokarditis) wird es in Verbindung mit Phosphor eingesetzt. Bei Typhuserkrankungen, Wundrose (Erysipel), schwerem Scharlach, akutem Gelenkrheuma sowie entzündlichem Rheuma empfiehlt sich die kombinierte Einnahme von Silber, Mangan und Kupfer. Grippale Infekte und ihre Komplikationen lassen sich mit einer Kombination aus Silber und Kupfer, Angina, Entzündungen der Nasen- und Rachenschleimhaut sowie der Lunge mit Silber, Kupfer, Gold und Mangan behandeln.

Auch Zwiebeln eignen sich hervorragend zur Bekämpfung von Infektionen. Essen Sie sie so oft wie möglich roh. Dies gilt auch für Knoblauch, der zwei natürliche antibakterielle Wirkstoffe enthält: Allicin und Garlicin.

Essen Sie jeden Tag einige Mandeln, auch sie sind ein hervorragendes natürliches Antibiotikum.

Anmerkung: Mangelnde Hygiene bei der Aufbewahrung bzw. Verarbeitung von Nahrungsmitteln (Küche, Kühlschrank) und die Art und Weise der Haltbarmachung sind häufig verantwortlich für Infektionen mit natürlichen Erregern wie zum Beispiel dem Listeria-Bakterium (siehe **Listeriose**).

INFEKTION DER WEIBLICHEN GESCHLECHTSORGANE

Silber ist ein wirkungsvolles Mittel zur Bekämpfung von Infektionskrankheiten und stärkt die körpereigenen Abwehrkräfte. Es eignet sich zur Behandlung aller Infektionskrankheiten, insbesondere der weiblichen Geschlechtsorgane, bei denen es in Verbindung mit Selen verabreicht wird.

Auch Zwiebeln helfen sehr gut gegen Infektionen. Essen Sie sie so oft wie möglich roh. Dies gilt auch für Knoblauch, der zwei natürliche antibakterielle Wirkstoffe enthält: Allicin und Garlicin.

Bei einer erhöhten Anfälligkeit für Infektionen der Geschlechtsorgane können Sie zur Vorbeugung jeden Tag Mandeln essen, auch sie sind ein hervorragendes natürliches Antibiotikum.

Anmerkung: Die meisten medikamentösen Antibiotikabehandlungen können zu Rückfällen und Komplikationen führen. Ganz wichtig ist es, sich generell gesund zu ernähren und außerdem auf einen gesunden Lebensstil zu achten, zu dem ausreichende körperliche Bewegung, Ruhe, Schlaf, vorsichtiges Sonnenbaden, ein vernünftiger Umgang mit Streß und nicht zuletzt Hygiene beim Geschlechtsverkehr gehören.

JUCKREIZ

(Siehe auch **Hautjucken verbunden mit zwanghaftem Kratzen**)

Wenn Sie unter Juckreiz leiden und Ihr Arzt keine bestimmte Erkrankung feststellen konnte, ist vielleicht ein Vitamin-B3-Überschuß die Ursache. Große Mengen dieses Vitamins sind in Leber (von Schwein, Rind und Kalb), Vollkornprodukten, Fisch, weißem Fleisch, Eiern, Datteln, Feigen und Mandeln enthalten. Wenn Sie sich unausgewogen ernähren und eines oder mehrere dieser Produkte in großen Mengen zu sich nehmen, nur weil es Ihnen schmeckt, genügt es vielleicht, sich damit zurückzuhalten, um den Juckreiz zu beheben!

Dies war der Fall bei Christian B., der sich seit seiner Kindheit aus purer Naschsucht jeden Abend vor dem Fernseher eine üppige Mischung aus Datteln, Feigen und Mandeln einverleibte ... Er legte diese Gewohnheit ab, und wie durch ein Wunder verschwand der Juckreiz!

Ein Vitamin-D-Überschuß hat dieselbe Wirkung. Dieses Mißgeschick passierte einer älteren Dame, die auf Anraten ihres Arztes eine Nahrungsergänzung mit Vitamin D einnahm, diesem aber nicht gesagt hatte, daß sie jeden zweiten Abend eine Dose Sardinen verspeiste!

Juckreiz am Anus tritt bei manchen Menschen sehr häufig auf. Die Ursache ist bis heute ungeklärt. Das Auftragen von Apfelessig oder einer Vitamin-E-haltigen Creme kann jedoch Linderung verschaffen.

KÄLTEEMPFINDLICHKEIT

Wenn Sie besonders kälteempfindlich sind, leiden Sie wahrscheinlich an einem Carnitinmangel. Unter den Derivaten der essentiellen Aminosäuren spielt das Carnitin für den Körper eine ganz besondere Rolle.

Carnitin wird in Leber und Niere produziert. Über das Blut gelangt es in das Innere der Zellen, insbesondere der Muskelzellen, die davon bis zu vierzigmal mehr enthalten als die übrigen Körperzellen. Seine Aufgabe ist es, die Verbrennung von Fett in Energie zu unterstützen.

Ohne Carnitin ist eine Fettverbrennung in den Muskeln nicht möglich – die Folge ist Müdigkeit, Antriebslosigkeit, Kälteempfindlichkeit sowie Gewichtszunahme durch Fetteinlagerung. Es ist daher wichtig, genügend Fleisch zu verzehren.

Um etwas gegen Ihre Kälteempfindlichkeit zu tun, sollten Sie außerdem reichlich Artischocken, Karotten, Kohl, Feldsalat, Lauch, Tomaten, Ananas, Bananen, Erdbeeren, schwarze Johannisbeeren, Äpfel und Pflaumen essen.

Wenn Sie bei kalter Witterung leicht frieren, sollten Sie vor allem morgens den Genuß von säurehaltigem Obst, insbesondere von Zitrusfrüchten, einschränken. Frühstücken Sie reichlich, doch verzichten Sie auf Früchte mit hohem Wasseranteil.

Auch Atemgymnastik ist eine nützliche Maßnahme gegen Kälteempfindlichkeit. Sie können sie mehrmals täglich in Maßen praktizieren, jedoch nicht unmittelbar nach den Mahlzeiten.

KAPILLARRESISTENZ, VERMINDERTE

Das spontane Platzen kleiner Blutgefäße kann durch eine erhöhte Aufnahme von Vitamin K verhindert werden. Dieses Vitamin ist hauptsächlich in grünem Blattgemüse (Wirsingkohl, Spinat, Rosenkohl, Brokkoli, Kopfsalat, Kresse usw.), Fischmehl und Leber enthalten.

Unter normalen Umständen ist es nicht nötig, ein Vitamin-K-Präparat einzunehmen. Als Inhaltsstoff von Pflegecremes für Gesicht und Beine wirkt dieses Vitamin jedoch dem spontanen Platzen von Kapillaren und damit der Entstehung blauer Flecken entgegen.

KEHLKOPFENTZÜNDUNG (LARYNGITIS)

Schwefel hilft bei zahlreichen Erkrankungen der Atemwege wie zum Beispiel Asthma, Bronchitis, chronischer Kehlkopf- oder Nasenschleimhautentzündung usw.

Organisch gebunden findet sich Schwefel in:

- Eiweiß: Fleisch, Fisch, Eiern, Milch und Milchprodukten
- Dörrbohnen
- Zwiebeln und Knoblauch

KEUCHHUSTEN

Bei Verdacht auf Keuchhusten sollte zuerst immer ein Arzt konsultiert werden.

Zur Linderung der Hustenanfälle können Knoblauch, Kresse und Rettichsirup wesentlich beitragen.

Hustenlindernder Sirup

- 1 großer schwarzer Rettich
- brauner Kristallzucker

Waschen Sie den Rettich, schälen Sie ihn jedoch nicht. Schneiden Sie ihn in feine Scheiben, legen Sie damit den Boden einer Salatschüssel aus und bedecken Sie sie mit braunem Zucker. Fahren Sie fort, indem Sie immer abwechselnd eine Schicht Rettich und Zucker einfüllen.

Innerhalb von zwei bis drei Stunden entsteht viel Saft. Wenn die Rettichscheiben vollkommen zusammengeschrumpft sind, gießen Sie den Saft ab und bewahren ihn im Kühlschrank auf.

Nehmen Sie mehrmals täglich einen Teelöffel davon ein.

Anmerkung: Der Verzicht auf Kuhmilch und Milchprodukte – oder die bloße Einschränkung ihres Verzehrs – führt oft zu einer Linderung der Hustenanfälle.

KNOCHEN, BRÜCHIGE

(Siehe auch **Knochenschwund**)

Eine gut bemessene Calciumversorgung in jungen Jahren kann für eine optimale Knochengrundsubstanz sorgen, allerdings nur in dem Rahmen, der bei jedem Menschen genetisch festgelegt ist.

So zeigt eine unter der Leitung von V. Matkovic an 14-jährigen Jugendlichen über den Zeitraum von zwei Jahren durchgeführte Studie, bei der Calcium als Nahrungsergänzung verabreicht wurde, daß man durch die Verdopplung der Calciumgaben (1.600 mg gegenüber 800 mg bei den Versuchspersonen aus der Kontrollgruppe) die Knochenmasse erhöhen kann.

Vergleichbare Ergebnisse (C. C. Johnston) wurden bei eineiigen Zwillingen im Alter von 6 bis 14 Jahren beobachtet. Bei einem Zwilling pro Zwillingspaar wurde die Calciumversorgung in Form einer Nahrungsergänzung auf 1.600 mg angehoben, der andere erhielt durchschnittlich 900 mg allein über die Nahrung. Nach drei Jahren konnte bei den Zwillingen, die eine calciumhaltige Nahrungsergänzung erhalten hatten, eine relative Zunahme der Knochenmasse von mehr als 8,5 % gegenüber den Zwillingen festgestellt werden, die Calcium allein aus der Nahrung erhalten hatten. Diese Studie hebt die spezifische Rolle von Calcium bei identischen genetischen Voraussetzungen hervor. Ist hingegen die Calciumversorgung in der Jugend unzureichend, so verläuft das Wachstum zwar normal, die Knochen sind jedoch weniger widerstandsfähig. Wird dieses Defizit nicht zumindest teilweise bis zum 30. oder 35. Lebensjahr ausgeglichen, besteht ein erhöhtes Osteoporoserisiko.

Kelly fand diese lineare Abhängigkeit zwischen Knochendichte des Oberschenkelhalses und der Calciumversorgung ebenfalls bei Zwillingen – bei älteren Männern – bestätigt.

Mehrere Studien zu therapeutischen Calciumgaben bei Frauen vor den Wechseljahren belegen die positive Wirkung calciumhaltiger Nahrungsergänzungen auf die Knochenmasse (Cumming). Nach Ansicht Barans könnte eine erhöhte Calciumzufuhr (1.500 mg/Tag gegenüber 900 mg/Tag) ebenfalls den Knochenabbau im Bereich der Wirbelsäule bei Frauen zwischen 30 und 42 Jahren verhindern.

Unsere wichtigsten Calciumlieferanten sind Milchprodukte: Sie machen 60 bis 80 % des über die Nahrung aufgenommen Calciums aus. Das Besondere an Milchprodukten ist, daß sie Calcium in größeren Mengen und in einer vom Körper besonders gut verwertbaren Form enthalten (der mittlere Resorptionskoeffizient liegt, je nach Art der Messung, bei 25 bis 40 %). Darüber hinaus ist es angesichts des reichlichen Angebots von Milchprodukten in den Geschäften ein leichtes, seinen Bedarf an Calcium selbst im Rahmen einer kalorienreduzierten Diät zu decken.

- Ein Beispiel: Um sich mit 1.200 mg Calcium zu versorgen, reicht ein Liter Milch täglich oder aber 5 dl Milch + 2 Joghurts + 1 Portion (30 g) Käse bzw. 2,5 dl Milch + 2 Joghurts + 2 Portionen (60 g) Käse bzw. 3 Joghurts + 1 Süßspeise auf Milchbasis + 2 Portionen Käse.

Viele junge Mädchen machen Schlankheitskuren. Bei einer Reduktionsdiät muß, selbst wenn genügend Calcium aufgenommen wird, auf eine ausreichende Versorgung mit Milchprodukten geachtet werden. Unabhängig von der Art der Schlankheitskur sind Milchprodukte zu empfehlen, die reichlich Eiweiß, wenig Fett und keine Zuckerzusätze enthalten. Das große Angebot, das es heute in verschiedenen Magerstufen gibt (Milch, Käse usw.), erfüllt diese Kriterien und macht es möglich, eine Diät abwechslungsreich zu gestalten. Wird der Fettgehalt eines Nahrungsmittels reduziert, so gehen ihm keine ernährungsphysiologischen Eigenschaften verloren. Lediglich der Gehalt an fettlöslichen Vitaminen (insbesondere A, aber auch D) wird vermindert.

Im übrigen hat man festgestellt, daß sich häufige Abmagerungskuren nachteilig auf die Knochenmasse auswirken können.

Eine vegetarische Ernährung kann zu einem Calciummangel führen. Dies ist vor allem bei strikten Vegetariern, den sogenannten Veganern, der Fall, die jedes Nahrungsmittel tierischer Herkunft, auch Eier und Milchprodukte, ablehnen. Die Nahrungsmittel, die bei einer derartigen Ernährungsweise üblicherweise verzehrt werden, decken trotz eines nicht unwesentlichen Gehalts an Calcium den Calciumbedarf des Körpers nicht.

Um beispielsweise 300 mg Calcium aufzunehmen, müßte man 1 kg Orangen, 850 g Kohl, 300 g Brokkoli, 150 g Sojamehl oder 150 g bis 300 g Tofu (je nach Herkunft) essen. Dabei wurde aber noch nicht berücksichtigt, daß Calcium aus pflanzlicher Nahrung vom Körper weniger gut verwertet werden kann, woran die darin enthaltenen Ballaststoffe sowie die Oxal- und Phytinsäure schuld sind.

Die Ernährung von Lacto-Ovo-Vegetariern[9] ist ausgewogener, doch auch hier darf die nachteilige Wirkung nicht außer Acht gelassen werden, die zu große Ballaststoffmengen haben können.

In jedem Alter kann man durch einfache Maßnahmen der Gefahr einer Osteoporoseerkrankung vorbeugen und sie später einschränken. Eine ausgewogene Ernährung mit reichlich Calcium sowie regelmäßige körperliche Bewegung sind die Grundpfeiler dieser Vorbeugung, und zwar von Jugend an bis ins hohe Alter.

- Stellen Sie sich bei jeder Mahlzeit und jedem Imbiß ein Glas Milch auf den Tisch, und achten Sie darauf, daß jede Mahlzeit mindestens ein Milchprodukt enthält (Käse, Joghurt, Milchdessert, Erzeugnis auf Milchbasis usw.). Sorgen Sie bei Ihren Milchprodukten für Abwechslung.
- Reichern Sie Ihre Speisen und Getränke wann immer möglich mit Milch oder Milchprodukten an: Legen Sie eine Scheibe Käse aufs Brot, geben Sie Milch in Tee oder Kaffee, oder ersetzen Sie sie ganz durch Milch bzw. ein kaltes oder warmes Milchmixgetränk, beispielsweise heiße Schokolade, Minzmilch, Erdbeermilch usw. Auch Suppen lassen sich mit Milch (und eventuell mit Käse) anreichern.
- Wählen Sie in Schnellrestaurants Milk-Shakes, Cheeseburger und Salate mit Käse. Trinken Sie möglichst ein Glas Milch.
- Denken Sie daran, häufiger mit Milch und Milchprodukten zubereitete Speisen auf den Tisch zu bringen, beispielsweise in Form von Gemüse- oder Obstgratins, Soufflés, Gnocchi, Blätterteigtaschen mit Käsefüllung, Bechamelsauce, Mehlschwitze, Puddings, Salate mit Käse usw.
- Belegen Sie die Brote für Ihre Kinder mit Käse oder einem anderen Milchprodukt anstatt mit Schokolade oder Marmelade.
- Im Büro, unterwegs, in der Schule … Sie sollten immer verschiedene Milchprodukte dabei haben – UHT-erhitzte Milchprodukte, in Einzelportionen abgepackter Käse usw. ermöglichen den Genuß solcher Produkte in jeder Situation.

Anmerkung: Regelmäßige, aber mit Bedacht genossene Sonnenbäder sowie maßvolle körperliche Bewegung sind für einen ausgeglichenen Mineralstoffhaushalt der Knochen von grundlegender Bedeutung.

---

[9] Lacto-Ovo-Vegetarier nehmen neben pflanzlicher Nahrung und Obst auch Milchprodukte und Eier zu sich.

KNOCHENDEFORMATIONEN

Knochendeformationen (Osteomalazie bei Erwachsenen, Rachitis bei Kindern) können auf eine mangelhafte Calciumbindung zurückgehen. Wie bei einer Dekalzifizierung der Knochen kann auch hier ein Vitamin-D-Mangel die Ursache sein, da dieses Vitamin eine optimale Calciumresorption ermöglicht.

Nehmen Sie bevorzugt Fischöl zu sich, und essen Sie bestimmte Fische wie Sardinen, Lachs und Hering. Auch maßvolle Sonnenbäder sind zu empfehlen: Der wichtigste Vitamin-D-„Lieferant" ist immer noch die Sonne, die die in der Haut gespeicherte Vorstufe des Vitamins (Provitamin) mit Hilfe der ultravioletten Strahlen in das biologisch aktive Vitamin D umwandelt.

Calciummangel kann indirekt durch bestimmte Krankheiten wie länger andauernden Durchfall, Unterfunktion der Nebenschilddrüse (Hypoparathyreoidismus), chronische Niereninsuffizienz und Knochenmetastasen sowie durch Medikamente zur Behandlung von Krämpfen oder Leukämie verursacht werden. Eine zusätzliche Calciumzufuhr kann die Behandlung dieser Krankheiten unterstützen und Calciummangel vorbeugen. Nehmen Sie also mehr Milchprodukte zu sich, und machen Sie eine Vitamin-D-Kur zur Verbesserung der Calciumresorption.

Vorsicht, wenn Sie gern Getreide essen! Jedes Übermaß ist schädlich, da die in den Ballaststoffen des Getreides enthaltene Phytinsäure die Calcium- und Eisenresorption im Darm hemmt: Der Verzehr von mehr als 30 g Ballaststoffen aus Vollkornprodukten verursacht einen Calciumverlust, der zu Knochendeformationen führen kann. Sie sollten also Ihren Getreidekonsum einschränken oder ihn durch eine gesteigerte Aufnahme von Käse und anderen Milchprodukten, Mandeln, Haselnüssen, Trockenobst, Dörrbohnen, Weichtieren und calciumreichen Mineralwässern kompensieren.

KNOCHENENTZÜNDUNG (OSTITIS)

Kieselsäure unterstützt die Behandlung von Knochenentzündungen. Sie ist in Pflanzen mit widerstandsfähigen Stengeln und Blättern wie beispielsweise Schachtelhalm, Obstschalen und Getreidehülsen sowie Zwiebeln, Knoblauch und Schalotten enthalten.

KNOCHENERWEICHUNG (OSTEOMALAZIE)

Bei Erwachsenen, insbesondere bei Frauen, führt ein Vitamin-D-Mangel zu einer Erweichung der Knochen (Osteomalazie), die sich in Schmerzen im Beckenbereich, in den Gliedmaßen und der Wirbelsäule äußert, wobei es zu einer fortschreitenden Schwächung dieser Bereiche kommt.

Im Gegensatz zu anderen Vitaminen ist Vitamin D nur in wenigen Nahrungsmitteln enthalten. Zu finden ist es hauptsächlich in Fischleberöl (vor allem von fetten Fischen) und dem Fleisch bestimmter Fische wie Sardinen, Lachs und Hering, in kleinen Mengen auch in Eigelb, Milch und Milchprodukten sowie Avocado. Ein wichtiger Vitamin-D-„Lieferant" ist das Sonnenlicht auf der Haut. Bei unzureichender Sonnenbestrahlung oder starker Pigmentierung der Haut muß das Vitamin oft in Form einer Nahrungsergänzung eingenommen werden.

Vitamin D reguliert den Calcium- und Phosphorstoffwechsel, der eine wesentliche Voraussetzung für gesunde Knochen und Zähne ist.

KNOCHENSCHMERZEN

Werden Knochenschmerzen nicht durch eine schwere Krankheit wie eine Knochenmarkentzündung (Osteomyelitis) oder die Paget-Krankheit *(Osteodystrophia deformans)* verursacht, gehen sie eventuell auf einen Vitamin-C-Mangel zurück. Vitamin C ist an sehr vielen Abläufen im Organismus beteiligt. Da es von diesem jedoch nicht gespeichert wird und sehr empfindlich ist, muß es dem Körper täglich in ausreichender Menge zugeführt werden. Bei einer Ernährung ohne Obst und Gemüse besteht ein hohes Risiko eines Vitamin-C-Mangels.

Die folgenden Nahrungsmittel sollten mehrmals wöchentlich gegessen werden:

- frisches Obst, insbesondere rote und schwarze Johannisbeeren, Zitronen, Orangen, Grapefruits und exotische Früchte (Acerola, Kiwis);
- frisches Gemüse, insbesondere Blumen- und Rosenkohl, Brokkoli, Paprikaschoten, Kartoffeln und Petersilie.

KNOCHENSCHWUND (OSTEOPOROSE)

Die zwei Formen der Osteoporose

Postmenopausale Osteoporose (Typ 1)
Sie äußert sich vor allem in einem Zusammensacken der Wirbel, das ab dem 60. oder 65. Lebensjahr vor allem Frauen betrifft. Sie verursacht auch Knochenbrüche des unteren Teils des Radius bzw. der Speiche.

Senile Osteoporose (Typ 2)
Sie äußert sich in Knochenbrüchen, die entweder spontan oder nach einem normalerweise harmlosen Sturz insbesondere im Bereich des Oberschenkelhalses auftreten. Die Häufigkeit nimmt mit steigender Lebenserwartung zu. Der Anteil der Frauen (2/3) ist dabei nicht so extrem hoch wie bei Typ 1. Diese Form der Osteoporose tritt zudem später auf, meist zwischen dem 75. und 80. Lebensjahr, kann dann aber lebensgefährlich werden. Die Sterblichkeitsrate nach einem solchen Knochenbruch liegt bei 25 %.

Durch vorbeugende Maßnahmen kann man etwas gegen beide Formen der Osteoporose tun. Für alle älteren Menschen steht in diesem Zusammenhang Calcium im Mittelpunkt der Aufmerksamkeit (bei Frauen ist von Fall zu Fall eine Östrogenbehandlung in Betracht zu ziehen). Je früher man mit der Vorbeugung beginnt, um so wirkungsvoller ist sie. Man sollte möglichst schon mit 50 Jahren damit beginnen, Frauen sogar noch früher, da sich bei ihnen die Knochenmasse bereits zwischen dem 35. und 40. Lebensjahr zurückzubilden beginnt.

Die vorbeugende Einnahme von Calcium leuchtet aus mehreren Gründen ein:

- Die Calciumresorption über den Darm nimmt mit fortschreitendem Alter ab, und der Organismus älterer Menschen ist nicht in der Lage, eine verringerte Zufuhr zu kompensieren.
- Die Menge, die für gewöhnlich mit der Nahrung aufgenommen wird (600 bis 700 mg) reicht in der Regel für eine ausgeglichene Calciumbilanz nicht aus; sie verlangt eine Zufuhr von 900 bis 1.000 mg vor den Wechseljahren und 1.200 bis 1.500 mg während und nach den Wechseljahren.
- Mittels einer zusätzlichen Calciumzufuhr läßt sich der Knochenabbau um ca. 50 % senken, das gilt auch für das Zusammensacken der Wirbel sowie für Oberschenkelhalsbrüche. Das Calcium verringert die Produktion und Freisetzung des Nebenschilddrüsen-

hormons (Parathormon), das den Knochenabbau fördert. Wie kürzlich Professor Meunier im Internationalen Kolloquium über die Ernährung älterer Menschen erklärte: „Die Empfehlung einer Ernährung mit reichlich Milch und Milchprodukten ist im Hinblick auf die Vorbeugung von Osteoporose bei älteren Menschen durchaus gerechtfertigt.“ Mit Milchprodukten, den wichtigsten Calciumlieferanten in der Nahrung, können Sie Ihren Calciumbedarf problemlos decken.

So gewährleisten Sie eine ausreichende Calciumversorgung

1 Glas Milch (2,5 dl) enthält 300 mg Calcium. Dasselbe gilt für 2 Becher Joghurt, 30 g Emmentaler, 10 Petits-Suisses (Doppelrahmfrischkäse), 80 bis 100 g Camembert oder 300 g Quark.

Der tägliche Bedarf von 1.200 mg Calcium läßt sich also einfach decken, beispielsweise mit 5 dl Milch + 30 g Emmentaler + 2 Joghurts pro Tag.

Weitere Calciumlieferanten sind Obst und Gemüse. Allerdings enthalten sie sehr viel kleinere Mengen (um 300 mg Calcium aufzunehmen, müßten Sie beispielsweise 1 kg Orangen oder 850 g Kohl essen). Darüber hinaus wird dieses Calcium vom Körper weniger gut verwertet. Andere Nahrungsmittel (Getreide usw.) enthalten nur sehr kleine Mengen Calcium.

Doch auch unter den pflanzlichen Nahrungsmitteln gibt es hervorragende Calciumlieferanten, die sich somit sehr gut zur Vorbeugung von Osteoporose eignen, beispielsweise Wal- und Haselnüsse sowie Mandeln.

- Körperliche Bewegung und maßvoller Sport wirken sich positiv auf den Erhalt der Knochenmasse aus. Dies wurde bereits in verschiedenen Studien nachgewiesen.
- Die Vorbeugung eines Vitamin-D-Mangels ist wichtig, denn ein jahreszeitlich bedingter oder chronischer Mangel ist nicht selten, vor allem bei älteren Menschen, die im Krankenhaus liegen. Vitamin D ist nur in wenigen Nahrungsmitteln enthalten. Man findet es hauptsächlich in Fischleberöl und dem Fleisch bestimmter Fische wie Sardinen, Lachs und Hering, in kleinen Mengen auch in Eigelb, Milch und Milchprodukten. Der wichtigste Vitamin-D-„Lieferant“ ist immer noch die Sonne, die die in der Haut gespeicherte Vorstufe des Vitamins (Provitamin) mit Hilfe der ultravioletten Strahlen in das biologisch aktive Vitamin D umwandelt.

Einige medikamentöse Wirkstoffe können Vitamin D zerstören und somit zu Rachitis oder einer Erweichung der Knochen (Osteomalazie) führen. Dazu gehören beispielsweise Phenobarbital, bestimmte mild wirkende Abführmittel, insbesondere Phenolphtalein, sowie Colestyramin.

- Alkohol- und Nikotinkonsum ist in größeren Mengen schädlich.
- Fluor ist ein wesentlicher Bestandteil des Skeletts und des Zahnschmelzes. Entsprechend einer Empfehlung der Weltgesundheitsorganisation (WHO) wird es in einigen Ländern (zum Beispiel in der Schweiz, den USA und Irland) zur Vorbeugung von Karies dem Trinkwasser beigegeben. Es ist in Milch, Fisch, Hirse, grünem Gemüse und fluoriertem Kochsalz enthalten. Fluor wird insbesondere Frauen in den Wechseljahren empfohlen, um Osteoporose zu vermeiden. Es ist unerläßlich für einen ausgeglichenen Mineralstoffhaushalt des Knochengewebes, denn es unterstützt die Calciumbindung. Darüber hinaus aktiviert es die Bildung von gewebestützendem Kollagen. Der geschätzte tägliche Bedarf liegt bei ca. 1 mg.
- Silicium ist unentbehrlich für Osteoporosepatienten (noch besser ist eine vorbeugende Einnahme), denn dieses Spurenelement ist wesentlich an der Calciumbindung beteiligt. In Form von Kieselsäure ist es in Pflanzen mit widerstandsfähigen Stengeln und Blättern, wie zum Beispiel Schachtelhalm, Obstschalen und Getreidehülsen sowie Zwiebeln, Knoblauch und Schalotten enthalten.

Eine Störung des Phophorstoffwechsels, die ebenfalls Osteoporose zur Folge haben kann, kann auf eine Behandlung mittels Hämodialyse bei chronischer Niereninsuffizienz, eine Vergiftung mit Tetrazyklinen (Antibiotika), deren Haltbarkeitsdatum abgelaufen ist, oder die Einnahme von Aluminiumhydroxid (Antazidum) zur Neutralisierung der Magensalzsäure zurückzuführen sein.

Weitere Osteoporosefaktoren sind Kortikoide, eine länger andauernde unausgewogene Ernährung, eine Strahlentherapie (mit mehr als 50 Gray), Bismut, Bisphosphonate oder Fluor in hoher Dosierung und Heparin.

Aber auch der übermäßige Verzehr von Eiweiß und Fett kann der Calciumbilanz schaden.

Vergessen Sie nicht, daß die Weichen für die „Skelettalterung“ bereits in der Kindheit gestellt werden. Je besser die Knochensubstanz, um so besser ist die weitere Entwicklung des Skeletts.

Anmerkung: Da bestimmte Medikamente den Mineralstoffhaushalt aus dem Gleichgewicht bringen können, sollten Sie mit Ihrem Arzt darüber sprechen, wenn Sie sich in Behandlung befinden.

Empfohlene Nahrungsmittel

- Haselnüsse
- Karotten
- Kartoffeln
- Käse
- Knoblauch
- Kohl
- Mandeln
- Milch und Milchprodukte
- Schachtelhalm
- Schalotten
- Sellerie
- Spinat
- Walnüsse
- Weiße Rüben
- Weizen
- Zwiebeln

KONZENTRATIONSPROBLEME

(Siehe auch **Gedächtnisstörungen**)

Die Unfähigkeit, sich zu konzentrieren, ist häufig auf eine mangelnde Versorgung mit Kohlenhydraten (Zuckerstoffen) zurückzuführen, die der notwendige Treibstoff für unser Gehirn sind. Es ist wichtig, dem Organismus Kohlenhydrate in vernünftigen Mengen zuzuführen.

Wie bereits erwähnt, sollten einfache (schnell verwertbare) und komplexe (langsam verwertbare) Kohlenhydrate 50 bis 55 % der täglichen Kalorienzufuhr ausmachen. Ernährungsspezialisten weisen aber darauf hin, daß einfache Kohlenhydrate höchstens 10 % der täglichen Energiezufuhr darstellen sollten.

- Vernünftig ist der Verzehr von 50 g einfachen Kohlenhydraten täglich. Eine Orange enthält 10 g, ein Apfel 18 g. 100 g Bonbons liefern jedoch bereits 90 g Zucker, die gleiche Menge Honig 75 g und Speiseeis 25 g.
- Komplexe Kohlenhydrate werden sehr viel langsamer verdaut als einfache. Sie liefern dem Körper über den ganzen Tag verteilt Energie und sind daher einfachen Kohlenhydraten vorzuziehen. 20 g komplexe Kohlenhydrate sind beispielsweise in 40 g Brot, 100 g Kartoffeln, 100 g gekochten Hülsenfrüchten, 100 g Teigwaren bzw. Reis oder 130 g Erbsen enthalten.

Auch ein Mangel an Proteinen kann Ursache für Konzentrationsprobleme sein, da die darin enthaltenen Aminosäuren unentbehrlich für die Bildung der Gehirnzellen sind. Es ist erwiesen, daß ein Mangel an Aminosäuren beim Fötus aufgrund einer Unterernährung der Mutter oder des Säuglings während der ersten Lebensmonate zu einer irreparablen, mehr oder weniger schweren geistigen Unterentwicklung führen kann.

Bei älteren Menschen ist die Fähigkeit zur Bildung von Proteinen eingeschränkt. Das bedeutet, daß sie mehr Proteine zu sich nehmen müssen, um einem Mangel vorzubeugen. Tatsächlich ist ihr Bedarf an mit der Nahrung aufzunehmenden Aminosäuren dreimal höher als bei jüngeren Menschen.

Empfohlene Nahrungs- und Genußmittel

- Algen
- Äpfel
- Aprikosen
- Avocados
- Bananen
- Birnen
- Bohnen
- Datteln
- Erdnüsse
- Hirse
- Kaffee
- Kastanien
- Mandeln
- Orangen
- Pflaumen
- Reis
- Sellerie
- Sojabohnen
- Spargel
- Spinat
- Weintrauben
- Weizen

KRAMPFADERN (VARIZEN)

Gold regt die Zellaktivität an, steigert die körpereigenen Abwehrkräfte und unterstützt die weißen Blutkörperchen bei der Vernichtung von Fremdkörpern und Bakterien. Ebenso wie Kupfer und Silber, mit denen es häufig kombiniert verabreicht wird, hat es eine starke infektionshemmende Wirkung. Gold wird in der Leber, der Milz und im Knochenmark gespeichert. Es ist in vielerlei Hinsicht wirksam und kann zur Beeinflussung sämtlicher Körperfunktionen und Organe sowie bei Erkrankungen aller Art eingesetzt werden: Herz-Gefäß-Erkrankungen, Bluthochdruck, Hämorrhoiden, Krampfadern usw.

Bei Krampfadern sollten Sie eine Gewichtszunahme unbedingt vermeiden. Übergewicht muß abgebaut und eine eventuelle Zellulitis bekämpft werden, denn dies sind Faktoren, die eine bestehende Venenschwäche verschlimmern. Kommen nächtliche Wadenkrämpfe hinzu, muß auf Weißwein, Champagner, starke Aperitifs, Kaffee und Schwarztee zum Abendessen verzichtet werden.

Essen Sie nicht zuviel Fleisch, es erhöht die Körpertemperatur und belastet den Organismus.

Regelmäßiges Gehen beugt der Entstehung von Krampfadern vor. Vermeiden Sie längeres Stehen.

Salat gegen Krampfadern

- 500 g Löwenzahn
- 1/4 Weißkohl
- 1 rohe, vollreife Aubergine
- 1 Grapefruit
- 3 Äpfel
- Zitronensaft
- Olivenöl

Die Löwenzahnblätter zerpflücken und waschen, die Äpfel in Stücke, den Weißkohl in feine Streifen und die Aubergine in Scheiben schneiden, die Grapefruit in mundgerechte Stücke teilen. Die Zutaten vermengen und mit einem Dressing aus Zitronensaft und Olivenöl anmachen. Den Salat nach Belieben essen. (Diese Menge ist für vier Personen berechnet.)

Anmerkung: Kaliumreiche Nahrungsmittel (das heißt vor allem frisches Obst und Gemüse) eignen sich sehr gut zur Vorbeugung von Gefäßerkrankungen.

Empfohlene Nahrungsmittel

- Äpfel
- Buchweizen
- Heidelbeeren
- Karotten
- Knoblauch
- Kohl
- Lauch
- Löwenzahn
- Mangold
- Petersilie
- Vollkornweizen
- Zitronensaft
- Zwiebeln

Zu meidende Nahrungs- und Genußmittel

- Alkohol
- Fleisch
- Gewürze
- Wurstwaren

KRÄMPFE

(Siehe auch **Spasmophilie**)

Cobalt wirkt regulierend auf das vegetative Nervensystem und hilft gegen alle damit zusammenhängenden Beschwerden wie Krämpfe, Migräneanfälle, Hitzewallungen, Herzklopfen, Angstzustände usw.

Da der menschliche Organismus Cobalt nicht selbst produzieren kann, ist er für die Deckung seines Bedarfs auf die Ernährung angewiesen. Die empfohlene Tagesdosis ist nicht eindeutig festgelegt, sie liegt bei ca. 0,12 mg.

Cobalt findet man im wesentlichen in tierischen Produkten, das heißt in Fleisch, Milch und Meeresfrüchten.

KRANKHEITSANFÄLLIGKEIT

Zu den Symptomen eines Phosphormangels gehören körperliche und nervliche Erschöpfung, Erschlaffung der Muskulatur bis hin zu Atemstillstand, Blutarmut und zunehmende Krankheitsanfälligkeit.

Mögliche Ursachen für einen mangelnden Phosphatgehalt[10] des Blutes sind Alkoholismus, Antazida (Medikamente zur Neutralisierung der Magensalzsäure), Barbiturate (Schlaf- und Beruhigungsmittel), Schwangerschaft und D-Avitaminose.

Ein Erwachsener mit einem Gewicht von ca. 70 kg hat ungefähr 700 Gramm Phosphor in seinem Körper gespeichert, wovon 600 Gramm auf das Skelett entfallen. Der Bedarf an Phosphor bewegt sich in der gleichen Größenordnung wie der an Calcium, also 800 mg pro Tag beim Erwachsenen. Bei Jugendlichen und Schwangeren sowie in der Stillzeit ist der Bedarf erhöht.

- Phosphor ist in Eigelb, Fisch (Sardinen, Thunfisch usw.), Fleisch, Hülsenfrüchten, Käse, Ölfrüchten, Schalentieren, Schokolade und Weichtieren enthalten.
- Schränken Sie den Genuß von Fett und Zucker ein. Bei Milch- oder Glutenallergie sollten Sie die betroffenen Nahrungsmittel vorübergehend von Ihrem Speisezettel streichen.

---

[10] Phosphate sind Salze der Phosphorsäure.

KREBSERKRANKUNGEN

Forschungen haben bewiesen, daß zwischen bestimmten Ernährungsgewohnheiten und der Entstehung von Krebserkrankungen ein Zusammenhang besteht: 25 bis 30 % aller Krebserkrankungen lassen sich möglicherweise auf die Ernährung zurückführen. Einige einfache Empfehlungen für eine gesunde Ernährung sollten Sie berücksichtigen. Hier genügen zwei Worte: Mäßigung und Abwechslung.

- Vermeiden Sie Übergewicht. Männer, deren Gewicht mehr als 40 % über dem Idealgewicht liegt, haben ein um 33 % erhöhtes Krebsrisiko, bei Frauen steigt das Risiko sogar um 55 %. Erwiesenermaßen fördert Fettleibigkeit die Entstehung von Brust-, Gebärmutter-, Prostata-, Grimmdarm- und Rektumkrebs.
- Schränken Sie den Konsum von Fleisch, Butter, Eiern und Käse ein. Diese Nahrungsmittel enthalten tierische Fette, die das Risiko verschiedener Krebserkrankungen erhöhen (Brust, Grimmdarm, Prostata, Bauchspeicheldrüse usw.). Bevorzugen Sie Fisch und Geflügel.
- Essen Sie Vollkornbrot: Es enthält pflanzliche Ballaststoffe, die die Darmperistaltik verbessern und so vor Grimmdarmkrebs schützen. Aus demselben Grund sollten Sie auch vermehrt Getreideprodukte zu sich nehmen.
- Essen Sie Obst und Gemüse. Tomaten, Karotten, Lauch, Zucchini, alle Kohlarten wie zum Beispiel Blumenkohl oder Brokkoli sowie Zwiebeln usw. enthalten Ballaststoffe, die die in Getreide enthaltenen Fasern ergänzen. Außerdem sind sie reich an Vitaminen (insbesondere A, E und C), die bestimmten Krebserkrankungen (Grimmdarm, Rektum, Magen, Lunge usw.) vorbeugen. Wenn Sie zu jeder Mahlzeit Obst und Gemüse essen, ist in der Regel eine ausreichende Vitaminversorgung gewährleistet.

  Mit drei bis vier Früchten täglich (zum Beispiel einer Kiwi, einem Apfel, einer Birne und einer Banane) decken Sie Ihren gesamten Vitamin-C-Bedarf. Gelbes Obst liefert Ihnen darüber hinaus Vitamin A. Essen Sie außerdem grünes Blattgemüse, insbesondere Kopfsalat und Spinat. Bestreuen Sie Ihre Mahlzeiten mit Petersilie. Die Nahrungsmittel mit dem höchsten Vitamin-C-Gehalt sind Acerolakirschen, Kiwis, Petersilie, frische schwarze Johannisbeeren, rohe weiße Rüben, Sauerampfer, rohe grüne Paprikaschoten, roher Grünkohl usw.

- Meiden Sie geräucherte, gesalzene oder auf dem Grill zubereitete Lebensmittel, da diese kanzerogene Substanzen (Nitrosamine, Teer, verkohltes Fett) enthalten, die insbesondere Magenkrebs verursachen können.

Krebs und Vitamine

Die Zellteilung wird durch zahlreiche Vitamine, insbesondere die Vitamine A, B9 (Folsäure), B12 (Cobalamin) und E, beeinflußt.

Krebs ist eine Anomalie in der Zellteilung – die Zellen vermehren sich unkontrolliert. Die Krebszelle vermehrt sich unaufhörlich und stirbt erst ab, wenn sie den Organismus des betroffenen Menschen zerstört hat. Der Tumor ist ein Parasit, der dem Organismus wichtige Nährstoffe entzieht.

Heute ist bekannt, daß mehrere Vitamine eine wichtige Rolle in der Krebsvorsorge spielen. Dieses Thema behandelt Professor Joyeux in seinem Buch „Changer l'alimentation, comment prévenir les cancers" (Wie eine Änderung der Ernährung Krebs vorbeugen kann).

Die größte Bedeutung hat Vitamin C, danach folgen die Vitamine A, E, D und der B-Komplex. Noch sind der Vitaminbedarf des menschlichen Organismus und die genauen Auswirkungen der Vitamine auf den Stoffwechsel nicht vollständig erforscht, man weiß jedoch, daß sie Krebs vorbeugen können. Nutzen Sie also alle Ihnen zur Verfügung stehenden Möglichkeiten, indem Sie sich ausgewogen und vitaminreich ernähren.

Vitamin C ist das wichtigste Vitamin in der Krebsvorsorge. Es hat sehr bemerkenswerte Wirkungen:

- Es schützt die Zelle, insbesondere ihre verschiedenen Membranen und ihr genetisches Material.
- Es verhindert die Bildung von Nitrosaminen im Magen. Dies sind krebserregende Substanzen, die aus den in Wasser und Gemüse enthaltenen Nitraten gebildet werden und eine konservierende Wirkung haben.
- Es wirkt Zellmutationen entgegen: Gemeinsam mit Vitamin E verringert es die Mutagenität (das Mutationen auslösende Potential) krebserregender Substanzen.
- Es stärkt das Immunsystem, was auch bei AIDS sehr wichtig ist.
- Schließlich beeinflußt es die Leberenzyme und fördert die Entgiftung des Körpers von krebserregenden Substanzen.

Das höhere Alter

Im dritten Lebensabschnitt kommt es leicht zu einem Vitamin-A-Mangel. Ältere Menschen sollten also unbedingt täglich mindestens 3/4 Liter Vollmilch, 20 g Butter sowie 30 bis 35 g Käse zu sich nehmen.

Beta-Carotin (Provitamin A) ist in Obst und Gemüse, insbesondere in Sauerampfer, Karotten, Spinat, weißen Rüben, Aprikosen, Petersilie, Kopfsalat und Eigelb enthalten.

Vitamin B1 (Thiamin)

Es ist kein Zusammenhang zwischen Vitamin B1 und Krebs bekannt. Dieses Vitamin ist jedoch wichtig für die Übertragung von Nervenreizen und den Zuckerstoffwechsel. Sie finden es in Schweinefleisch, Innereien, Blumenkohl, Hülsenfrüchten (Bohnen, Erbsen, Linsen) und Trockenobst.

Empfohlene Nahrungsmittel

- Bohnen, grüne
- Datteln
- Erdbeeren
- Fisch
- Geflügel
- Getreideprodukte
- Paprikaschoten, grüne (roh)
- Heilerde (siehe Seite 123)
- Johannisbeeren, schwarze
- Karotten
- Kartoffeln
- Kerbel
- Kiwis
- Kohl (roh und gekocht)
- Kresse
- Lauch
- Obst, frisches
- Petersilie
- Pfirsiche
- Rote Bete
- Salate, grüne
- Sauerampfer
- Sellerie
- Spinat
- Tomaten
- Vollkornbrot
- Weiße Rüben (roh)
- Zucchini
- Zwiebeln

Zu meidende Nahrungsmittel

- Auf Holzkohle zubereitete oder geräucherte Nahrungsmittel
- Butter
- Eier
- Fleisch
- Käse

Vitamin B12 (Cobalamin)

In hoher Dosierung fördert Vitamin B12 das Wachstum von Tumoren, in Verbindung mit Vitamin C jedoch wirkt es Krebserkrankungen entgegen. Es ist in Rindfleisch, Leber, Herz, Milch, Milchprodukten und fettem Fisch enthalten.

Vitamin K

Vitamin K ist notwendig für die Blutgerinnung. Nahezu alle anderen Vitamine müssen wir mit unserer Nahrung aufnehmen, dieses jedoch wird auch im Darm hergestellt – unser Organismus bildet es, wenn wir es benötigen. Es verringert die Komplikationen einer Strahlentherapie. Größere Mengen Vitamin K sind in Leber, Kohl, Spinat, Salat, Fleisch, Kartoffeln und grünen Bohnen enthalten.

KREISLAUFPROBLEME

Vitamin E, das in erster Linie in Weizenkeimen sowie in Haselnüssen, Mandeln, grünem Blattgemüse, vor allem in Kopfsalat und Spinat, Vollkornprodukten und Lebertran vorkommt, wirkt sich dank seiner gefäßerweiternden Wirkung günstig auf das Herz aus und hilft gegen Kreislaufprobleme.

Wenn Sie häufig pflanzliche Öle mit mehrfach ungesättigten Fettsäuren verwenden (Weizenkeim-, Maiskeim-, Sonnenblumen-, Erdnußöl usw.), sollten Sie auf eine verstärkte Versorgung mit Vitamin E achten.

Da dieses Vitamin oxidationshemmend wirkt und den Alterungsprozeß hinauszögert, ist es gerade in der kritischen Zeit der Wechseljahre sehr hilfreich.

Ein Vitamin-E-Mangel führt zu Kreislaufproblemen.

Empfohlene Nahrungsmittel

- Algen (Laminaria)
- Haselnüsse
- Heidelbeeren
- Kohl
- Kopfsalat
- Lebertran
- Löwenzahn
- Mandeln
- Spinat
- Vollkornprodukte
- Weizenkeime

KROPF

Ein Kropf ist das allseits bekannte Zeichen für Iodmangel. Früher war diese Erkrankung in iodarmen Gebieten häufig zu beobachten (zum Beispiel im Gebirge).

Meeresalgen enthalten erstaunliche Mengen Iod: 700 mg pro 100 g. Gemüse und Trockenobst sollten auf dem Speiseplan einen bevorzugten Platz einnehmen.

Empfohlene Nahrungsmittel

- Blasentang *(Fucus vesiculosus)*
- Gemüse
- Heilerde (siehe Seite 123)
- Knoblauch
- Kohl
- Krustentiere
- Muscheln
- Räucherhering
- Sojabohnen
- Trockenobst

KURZATMIGKEIT

Wenn Sie schnell außer Atem geraten und diese Kurzatmigkeit nicht durch eine von Ihrem Arzt diagnostizierte Krankheit verursacht wird, leiden Sie vielleicht an Eisenmangel.

Essen Sie mehr Nahrungsmittel wie:

- Blutwurst, Leber und andere Innereien
- Eier, insbesondere Eigelb
- Fleisch
- Hülsenfrüchte
- Kakao
- Muscheln
- Ölfrüchte
- Trockenobst

Milchprodukte sowie das meiste Obst und Gemüse enthalten nur sehr wenig Eisen.

LABILITÄT, PSYCHISCHE

Lithium ist das Mittel schlechthin bei psychischen und emotionalen Störungen. Es hilft gegen Nervosität, Angstzustände und psychische Labilität. Natürliche Lithiumlieferanten sind Vollkornprodukte und Samenkörner.

Vitamin B3 ist an der Synthese mehrerer Hormone beteiligt. In hohen Dosen wird es bei der Behandlung von psychischen Störungen wie Labilität, Verfolgungswahn und Unsicherheitsgefühl eingesetzt. Vitamin B3 ist allgemein in Nahrungsmitteln reichlich vorhanden. Größere Mengen findet man in Leber (von Schwein, Rind und Kalb), Vollkornprodukten, Fisch, weißem Fleisch, Eiern, Datteln, Feigen und Mandeln.

LEBENSERWARTUNG

(Siehe auch **Altern, vorzeitiges**)

Seit jeher träumen viele Menschen den Traum von einem langen Leben.

Dabei ist zu reichliches Essen zumindest in westlichen Ländern wahrscheinlich eher als Hunger daran schuld, wenn sich dieser Wunsch nicht verwirklichen läßt. Zahlreiche Erkrankungen entstehen als Folge dieser fast ständigen Überernährung. Zu üppige Mahlzeiten führen zu einer Überlastung der Verdauungs- und Ausscheidungsorgane, des Herz-Kreislaufsystems, des neuroendokrinen Systems und nicht zuletzt der Atemwege, denn ein großer Teil des Fetts oxidiert in der Lunge.

Ein anderer Faktor ist hinzugekommen, der in unserer Zeit nicht vernachlässigt werden darf: Unsere Nahrungsmittel sind im allgemeinen mit Schadstoffen und radioaktiven Partikeln belastet.

Jüngste Untersuchungen haben gezeigt, daß man die Lebensdauer einiger Tiere (Fische, Mäuse usw.) durchaus um mindestens das Dreifache erhöhen kann.

Der Wunsch, hundert Jahre alt zu werden, läßt sich realisieren; dazu müssen aber mindestens zwei Bedingungen erfüllt sein:

– Wichtig ist, daß Ihre Geburt sowie die Ernährung seit frühester Kindheit so natürlich wie möglich war und Sie Ihre Gesundheit mit den Mitteln der Natur gepflegt haben.

- Genauso wichtig ist Aktivität und eine positive Lebenseinstellung sowie Offenheit gegenüber anderen und dem Fortschritt der Menschheit.

Die durchschnittliche Lebenserwartung steigt unaufhörlich, was in erster Linie verbesserten hygienischen Bedingungen sowie den Fortschritten im Bereich der Medizin zu verdanken ist. Jedoch hält sich die ständige Verbesserung der Lebenskurve in den einzelnen Ländern nur dann, wenn keine Epidemien diesen Wachstumsrhythmus stören.

Um den Körper gegen die meisten Krankheiten und Epidemien widerstandsfähig zu machen, ist eine gesunde Ernährung sowie ein gesunder Lebensstil von größter Bedeutung.

Der bekannte Autor Dr. Roy Walford empfiehlt für einen Erwachsenen zwischen 30 und 50 Jahren eine tägliche Zufuhr von höchstens 1.500 bis 2.000 Kalorien, wobei der Anteil an Lipiden auf 10 bis 15 % reduziert werden sollte. Der Anteil an Proteinen sollte seiner Ansicht nach zwischen 20 und 25 % betragen, der Rest entfällt auf Kohlenhydrate.

Besondere Aufmerksamkeit kommt in diesem Zusammenhang der Bedeutung der freien Radikale zu, äußerst reaktionsfähigen Molekülen oder Atomen, die die Zellen schädigen. Der größte Teil dieser Substanzen entsteht spontan bei den Stoffwechselvorgängen im Organismus. Mit Hilfe von Antioxidantien und anderen Substanzen lassen sich diese freien Radikale außer Gefecht setzen.

Alle Ärzte und Forscher empfehlen außerdem maßvolle körperliche Bewegung. Auch eine richtige Atmung gehört zu den wesentlichen Faktoren einer allgemeinen gesunden Lebensweise.

LEBER- UND GALLENBLASENBESCHWERDEN

Wissenschaftler sind sich darüber einig, daß Schwefel systematisch zur begleitenden Therapie von Leber- und Gallenblasenbeschwerden eingesetzt werden sollte. Führen Sie daher Ihrem Organismus während der Behandlung durch den Verzehr folgender Nahrungsmittel möglichst viel Schwefel zu:

- Eiweiß: Fleisch, Fisch, Eier, Milch und Milchprodukte
- Dörrbohnen
- Zwiebeln und Knoblauch

Empfohlene Nahrungsmittel
- Äpfel
- Artischocken
- Auberginen
- Avocados
- Bohnen, grüne
- Dörrbohnen
- Eier
- Erdbeeren
- Fisch
- Fleisch
- Gerste
- Grapefruits
- Heidelbeeren
- Heilerde (siehe Seite 123)
- Johannisbeeren, rote und schwarze
- Karotten
- Kartoffeln
- Kerbel
- Kirschen
- Knoblauch
- Kohl
- Kopfsalat
- Kresse
- Löwenzahn
- Meerrettich
- Oliven
- Orangen
- Petersilie
- Pflaumen
- Quitten
- Rhabarber
- Schwarzer Rettich
- Sellerie
- Spargel
- Wegwarte (Wilde Zichorie)
- Weintrauben
- Weizen (machen Sie eine Weizenkur, siehe Seite 386)
- Zwiebeln

Zu meidende Nahrungs- und Genußmittel
- Alkohol
- Fette Nahrungsmittel in großen Mengen
- Gans
- Haselnüsse
- Hirn
- Mandeln
- Mayonnaise
- Pinienkerne
- Sauerrahm
- Schokolade
- Walnüsse
- Wurstwaren
- Vorsicht mit Medikamenten, die nicht von Ihrem Arzt verschrieben wurden.

LEBERBESCHWERDEN, CHRONISCHE

Appetitlosigkeit, eine belegte Zunge, ein unangenehmer Buttergeschmack im Mund und Übelkeit lassen auf eine überbeanspruchte Leber schließen. Kommen noch Kopfschmerzen und ein Druckgefühl in der Leberregion hinzu, ist es an der Zeit, dieses Organ zu entlasten, das heißt die Leber zu entschlacken.

Beginnen Sie zunächst mit einer gesunden Ernährung. Streichen Sie tierische Fette, Wurstwaren und Zucker von Ihrem Speiseplan. Verzehren Sie reichlich Obst und frisches Gemüse wie zum Beispiel Lauch, Sellerie, rohen Kohl, Schnittlauch, Zwiebeln, aber auch Karotten und weiße Rüben. Essen Sie Äpfel, Birnen und Trauben. Wenn Sie den Willen und das nötige Durchhaltevermögen haben, so legen Sie einmal pro Woche einen Fasttag ein, an dem Sie nur Kräutertee trinken.

Bei einer zeitweise überbeanspruchten Leber hilft eine zweitägige Karottensaftkur, eventuell ergänzt durch Chicoréesalat.

Empfohlene Nahrungsmittel

- Äpfel
- Artischocken
- Auberginen
- Avocados
- Birnen
- Bohnen, grüne
- Erdbeeren
- Gerste
- Grapefruits
- Heidelbeeren
- Heilerde (siehe Seite 123)
- Johannisbeeren, rote und schwarze
- Karotten
- Kartoffeln
- Kerbel
- Kirschen
- Kohl
- Kopfsalat
- Kresse
- Lauch
- Löwenzahn
- Meerrettich
- Oliven
- Orangen
- Petersilie
- Pflaumen
- Quitten
- Rhabarber
- Schnittlauch
- Schwarzer Rettich
- Sellerie
- Spargel
- Trauben
- Wegwarte (Wilde Zichorie)
- Weiße Rüben
- Weizen (machen Sie eine Weizenkur, siehe Seite 386)
- Zwiebeln

Zu meidende Nahrungs- und Genußmittel

- Alkohol
- Gans
- Haselnüsse
- Hirn
- Mandeln
- Mayonnaise
- Pinienkerne
- Sauerrahm
- Schokolade
- Walnüsse
- Wurstwaren
- Zucker

LEBERERKRANKUNGEN

Die Kupfer- oder Eisenkonzentration im Körper kann auf Kosten der Zink-, Mangan- und Magnesiumwerte ansteigen und organische Störungen verursachen. So kann ein Kupferüberschuß verschiedene Lebererkrankungen hervorrufen.

Möglicherweise essen Sie zuviel von folgenden Nahrungsmitteln: Leber, Fleisch (mit Ausnahme von Rind und Hammel), Fisch, Schalentieren, Hülsenfrüchten oder Pilzen.

Vorsicht: Ölfrüchte sind die kupferreichsten Nahrungsmittel.

Empfohlene Nahrungsmittel

- Äpfel
- Artischocken
- Auberginen
- Avocados
- Bohnen, grüne
- Carotakürbis (Potimaron)
- Endivien
- Erdbeeren
- Gerste
- Grapefruits
- Heidelbeeren
- Heilerde (siehe Seite 123)
- Johannisbeeren, schwarze und rote
- Karotten
- Kartoffeln
- Kerbel
- Kirschen
- Kohl
- Kopfsalat
- Kresse
- Löwenzahn
- Meerrettich
- Oliven
- Orangen
- Petersilie
- Pflaumen
- Quitten
- Rhabarber
- Schwarzer Rettich
- Sellerie
- Spargel
- Wegwarte (Wilde Zichorie)
- Weintrauben
- Weizen (machen Sie eine Weizenkur, siehe Seite 386)
- Zucchini

Zu meidende Nahrungs- und Genußmittel

- Alkohol
- Gans
- Haselnüsse
- Hirn
- Mandeln
- Mayonnaise
- Pinienkerne
- Sauerrahm
- Schokolade
- Walnüsse
- Wurstwaren

Zur Bekämpfung eines Kupferüberschusses im Organismus sind Zink und Vitamin C in ausreichenden Mengen angezeigt. Sie sollten also mehr frisches Gemüse und Obst essen, um die Versorgung mit Vitamin C und Zink zu verbessern.

Zink finden Sie in:
- Austern (sehr zinkreich)
- Fisch, Krusten- und Schalentieren
- Lamm-, Pferde- und Kalbfleisch
- Innereien (Leber)
- Vollkorngetreide
- Hülsenfrüchten
- Kürbiskernen
- Eigelb

Wichtig: Von einigen dieser Nahrungsmittel rät Ihnen Ihr Arzt unter Umständen ab. Halten Sie sich stets an seine Anweisungen. Sie können ihn jedoch bitten, Ihnen eine Nahrungsergänzung mit Zink zu verschreiben.

Machen Sie eine zweitägige Kur mit frischem Karottensaft sowie Endivien- und Löwenzahnsalat. Empfehlenswert sind auch Gerichte mit Zucchini, Riesenkürbis und Carotakürbis (Potimaron).

LEBERFUNKTIONSSTÖRUNGEN

- Machen Sie eine Weizenkur wie auf Seite 386 beschrieben.
- Bringen Sie häufiger rohe oder gekochte Artischocken auf den Tisch; verwenden Sie das Garwasser für Suppen.
- Verzichten Sie auf Fritiertes, tierische Fette, Alkohol und weißen Zucker.

Intensive Entschlackungskur

In allen alten Volksmedizinbüchern ist zu lesen, daß das folgende Hausmittel die Gallenblase von Schlacken und sogar bestimmten Arten von Steinen befreit:

- 1 Eßlöffel Olivenöl (aus erster Kaltpressung)
- 1 Eßlöffel Zitronensaft
- 5 Tropfen ätherisches Rosmarinöl

Die Zutaten gut verrühren und die Mischung während zwei bis drei Tagen zweimal täglich einnehmen:

- die eine Hälfte morgens auf nüchternen Magen,
- die andere Hälfte vor der Abendmahlzeit.

Mit dieser Kur werden Leber und Gallenblase vollständig entschlackt.

Leberfreundlicher Salat

- grüne Bohnen
- Kopfsalat
- Kerbel
- Olivenöl
- Zitronensaft

Aus diesen Zutaten einen Salat zubereiten und fünf Tage lang zu jeder Mahlzeit essen. Alle fünf Zutaten sind überaus leber- und gallenblasenfreundlich.

LICHTEMPFINDLICHKEIT, ERHÖHTE

Sehstörungen, Lichtunverträglichkeit sowie Augenbrennen können von einem Vitamin-B2-Mangel herrühren, der bei schwerer Unterernährung, aber auch bei Lebererkrankungen oder chronischem Durchfall zu beobachten ist. Vitamin B2 (Riboflavin) ist von wesentlicher Bedeutung für Haut, Sehvermögen und Wachstum und eine Grundvoraussetzung für ein gutes Allgemeinbefinden. Große Mengen dieses Vitamins sind in Leber, Bierhefe, Milch, Pilzen, Vollkornprodukten, Rind- und Schweinefleisch, Geflügel und Eiern enthalten.

Bei einem Vitamin-B2-Mangel werden die Augen am stärksten in Mitleidenschaft gezogen. Typische Symptome sind Geschwürbildung oder Trübung der Hornhaut, Beeinträchtigung der Sehschärfe, erhöhte Lichtempfindlichkeit und ein Brennen der Bindehaut. Diese Beschwerden werden oft von einem allgemeinen Schwächegefühl begleitet.

Wird Vitamin B2 in Verbindung mit anderen Vitaminen verabreicht, kann es vom Körper besser verwertet werden. Man beginnt mit

10 bis 25 mg Vitamin B2 täglich, die in mehreren Dosen über den Tag verteilt eingenommen werden, und senkt die Tagesration dann schrittweise auf 3 mg. Diese Dosis wird bis zur völligen Genesung eingehalten. Im Normalfall benötigen Erwachsene und Kinder 2 mg täglich. Wird mit der Behandlung frühzeitig begonnen, ist im allgemeinen von einer vollständigen Genesung auszugehen.

LISTERIOSE

Das Bakterium *Listeria* ist wirklich überall zu finden, insbesondere auf frischen Nahrungsmitteln, denn es bevorzugt niedrige Temperaturen. Sogar bei 0°C vermehrt es sich sehr schnell.

Nahezu ideale Bedingungen findet es im Kühlschrank, wenn bestimmte Nahrungsmittel, die dort aufbewahrt werden, nicht von einwandfreier Qualität sind und zudem nach unzureichendem Garen (beispielsweise bei Fleisch) wieder kaltgestellt werden, nicht mehr ganz frisch sind, kurz, in gewisser Weise Mängel aufweisen.

Viele Beschwerden wie zum Beispiel Fieber, Kopfschmerzen und Abgeschlagenheit, die man fälschlicherweise als grippalen Infekt interpretiert, sind Symptome einer leichten oder schweren Listeriose. Bei der schwereren Form der Listeriose wird der Nacken steif, Bewußtseinsstörungen (Wahnvorstellungen) können auftreten bis hin zu einem tödlichen Koma.

Im allgemeinen beschränken sich die Symptome auf starken Durchfall und eine vermeintliche Erkältung. Ist das Immunsystem geschwächt, kann es zu ernsthaften Beschwerden kommen, denn die Abwehrreaktion des Körpers auf das Bakterium ist eingeschränkt. Ein gesundes Immunsystem stellt einen wesentlichen Schutz vor einer solchen Infektion dar.

Achten Sie beim Kauf von Käse, Schinken, Fisch, Fleisch, Fertiggerichten und auch bei abgepacktem Salat auf gute Qualität und Verfallsdatum.

Tritt eine anhaltende Magenverstimmung mit Begleiterscheinungen wie Müdigkeit, Kopfschmerzen und Abgeschlagenheit auf, ist ein Arzt aufzusuchen, der möglicherweise das Gesundheitsamt informieren wird.

Ratschläge des Pasteur-Instituts in Paris

- Vor und nach dem Umgang mit ungekochten Nahrungsmitteln Hände waschen, Messer und Schneidebretter gut säubern.
- Rohes Fleisch getrennt von Gemüse und gekochten oder eßfertigen Nahrungsmitteln aufbewahren.
- Nahrungsmittelreste sowie Fertiggerichte vor dem Verzehr erwärmen (besser noch wäre es, aufgewärmte Speisen und Fertiggerichte zu meiden).
- Aufgetaute Lebensmittel niemals wieder einfrieren.
- Lebensmittel tierischer Herkunft (auch Eier) ausreichend kochen.
- Rohes Gemüse und Gewürzkräuter gut waschen.

Begünstigt Rohmilchkäse Listeriose?

Rohmilchkäse steht im Verdacht, die Ausbreitung des Listeria-Bakteriums zu begünstigen. Dazu muß man wissen, daß sich dieses Bakterium auf pasteurisiertem Käse genauso gut ausbreitet wie auf Wurstwaren – von schlecht gereinigten Kühlschränken ganz zu schweigen.

Wer aus Sorge vor einer Listeriose nur pflanzliche Nahrung zu sich nimmt, sollte sich bewußt sein, daß sich dieses Bakterium auch auf Nahrungsmitteln wie Kartoffeln, Radieschen, den äußeren Blättern von Salaten und Kohl ansiedeln (noch nicht nachgewiesen wurde es bislang in geraspelten Karotten).

LUFTSCHLUCKEN (AEROPHAGIE)

Essen Sie Kohl, und trinken Sie einen Aufguß aus Kümmel-, Fenchel- und Anisfrüchten. Meiden Sie kohlensäurehaltige Getränke. Nehmen Sie nicht gleichzeitig stärkehaltige Nahrungsmittel und saure Früchte oder Obstsäfte zu sich. Trinken Sie nach dem Essen einen Kamillen- oder Sternanistee.

MAGENGESCHWÜRE

Bei Patienten mit einem Magengeschwür, die zur Neutralisierung der Magensalzsäure große Mengen Calciumcarbonat einnehmen, kann sich ein erhöhter Calciumgehalt des Blutes (Hyperkalzämie) einstellen.

- Mandeln eignen sich gut zur Vorbeugung von Magengeschwüren.
- Auch Avocados sind Patienten mit einem Magengeschwür zu empfehlen.

Empfohlene Nahrungsmittel

- Äpfel
- Avocados
- Karotten
- Kartoffeln
- Kohl
- Mandeln
- Weizen (machen Sie eine Weizenkur, siehe Seite 386)

Zu meidende Nahrungs- und Genußmittel

- Alkohol
- Ananas
- Artischocken
- Brot
- Colahaltige Getränke
- Erdnüsse
- Essig
- Fette, gehärtete
- Fisch
- Fleisch
- Fleischbrühe, fette
- Geflügel
- Grieß
- Gurken
- Hühnereiweiß
- Hülsenfrüchte (Erbsen, Linsen, Bohnen usw.)
- Innereien (Hirn, Leber, Nieren usw.)
- Kaffee
- Käse, würziger
- Ketchup
- Kleie
- Konfitüre
- Öle, raffinierte
- Rosenkohl
- Schokolade
- Schwarztee
- Spargel
- Weißmehl und daraus hergestellte Erzeugnisse: Teigwaren, Weißbrot, Zwieback, Gebäck usw.
- Wild
- Wurstwaren
- Zitrusfrüchte (Grapefruits, Klementinen, Mandarinen, Orangen, Zitronen)
- Zucker
- Zwiebeln

MAGENSCHLEIMHAUTENTZÜNDUNG (GASTRITIS)

Eine Magenschleimhautentzündung äußert sich vor allem morgens in Symptomen wie Appetitlosigkeit, Übelkeit und Schleimauswurf, muß aber kein Anzeichen eines Magengeschwürs sein. Nach selbst kleineren Mahlzeiten plagt Sie ein Völlegefühl, Sie fühlen sich schläfrig und unwohl. Hinzu kommen Migräneanfälle sowie plötzlich auftretende Müdigkeit.

Alkohol- und Nikotinkonsum, hastig eingenommene Mahlzeiten sowie Speisen, die praktisch unzerkaut hinuntergeschlungen werden, zuviel Schwarztee, Kaffee, Kohlenhydrate, Brot, Süßigkeiten oder Marmelade führen zu einer Verschlimmerung des Krankheitsbildes.

Empfohlene Nahrungsmittel

- Äpfel
- Feigen
- Fenchel
- Heilerde (siehe Seite 123)
- Karotten
- Kartoffeln
- Kohl
- Kopfsalat
- Quitten
- Weizen
  (machen Sie eine Weizenkur, siehe Seite 386)

Zu meidende Nahrungs- und Genußmittel

- Alkohol
- Ananas
- Bohnen
- Brombeeren
- Brot
- Coca-Cola®
- Datteln
- Essig
- Gebäck
- Gelatine
- Gewürznelken
- Grapefruits
- Gurken
- Haselnüsse
- Heidelbeeren
- Kaffee
- Kastanien
- Kirschen
- Klementinen
- Lauch
- Mandarinen
- Mandeln
- Marmelade
- Nikotin
- Orangen
- Oregano
- Sauerkirschen
- Schwarztee
- Sorbets
- Speiseeis
- Walnüsse
- Zitronen
- Zwiebeln

MANDELENTZÜNDUNG (ANGINA)

Bei einer Mandelentzündung helfen die Vitamine A, C und B1.

Vitamin A finden Sie als Retinol in der Leber von Fischen und anderen Tieren, dem Fett von Milchprodukten sowie in Eigelb. Als Carotin ist es in Karotten, Spinat, Tomaten, Kopfsalat und anderem grünen Blattgemüse, Spargel, Mais, Zuckermelone, Aprikosen, Orangen usw. enthalten. Trockenobst enthält mehr Vitamin A als frisches.

Die wichtigsten Vitamin-B1-Lieferanten sind Weizenkeime, Vollkornprodukte und Hefe.

Empfohlene Nahrungsmittel

- Acerola[11]
- Aprikosen
- Brombeeren
- Eigelb
- Feigen
- Frischgemüse
- Früchte, exotische
- Grapefruits
- Heilerde (siehe Seite 123)
- Johannisbeeren, schwarze und rote
- Karotten
- Kartoffeln
- Kiwis
- Kohl
- Leber
- Mais
- Orangen
- Paprikaschoten
- Petersilie
- Salate, grüne
- Sellerie
- Spargel
- Spinat
- Tomaten
- Vollkornprodukte
- Vollmilch
- Walnüsse
- Weiße Rüben
- Zitronen
- Zuckermelone

Zu meidende Nahrungsmittel

- Nehmen Sie ein bis zwei Tage lang nur die oben empfohlenen Nahrungsmittel zu sich.

---

[11] Die Acerolakirsche ist die Vitamin-C-reichste Frucht. Sie ist auch unter den Namen Barbadoskirsche, Antillenkirsche, Ahornkirsche, Westindische Kirsche, Puerto-Rico-Kirsche, Jamaika-Kirsche oder Malpighie bekannt.

Vitamin C ist in frischem Obst wie roten und schwarzen Johannisbeeren, Zitronen, Orangen, Grapefruits und exotischen Früchten (Acerola, Kiwis) sowie in frischem Gemüse wie Blumenkohl, Rosenkohl, Brokkoli, Gemüsepaprika, Kartoffeln und Petersilie enthalten.

Um den Hals zu desinfizieren, können Sie mit verdünntem (nie mit purem) Zitronensaft gurgeln.

Auch eine Saftfastenkur kann hilfreich sein. Dabei sollten Sie jedoch ausschließlich verdünnte Gemüsesäfte und keine Obstsäfte trinken.

Silber verbessert dank seiner fiebersenkenden Wirkung in jedem Fall den Zustand des Kranken. Es bekämpft Bakterien auf wirkungsvolle Weise und unterstützt Kupfer und Gold in ihrer infektionshemmenden Wirkung ausgesprochen gut. Diese drei Spurenelemente wirken zusammen wie ein natürliches Antibiotikum. Sie lassen Infektionen abklingen, stärken die körpereigenen Abwehrkräfte und können bei allen infektionsbedingten Beschwerden regelmäßig eingenommen werden.

Zur Behandlung von Angina hilft eine Kombination aus Silber, Kupfer, Gold und Mangan. Mangan ist in Walnüssen, Vollkornprodukten und grünem Blattgemüse enthalten.

MENISKUSVERLETZUNGEN

- Machen Sie regelmäßig eine Kur mit Mangan, um Ihre Menisken widerstandsfähiger zu machen. Dieses essentielle Spurenelement ist in Walnüssen, Vollkornprodukten und grünem Blattgemüse enthalten.
- Variieren Sie Ihre Salate mit rohen Spinatblättern, Rippenmangold oder Löwenzahn.
- Geben Sie gehackte Mandeln in Ihre Salate und grünen Gemüseteller.
- Bereiten Sie Salate aus Naturreis und Kichererbsen zu. Als Dressing genügen wenig Olivenöl und einige Zwiebelringe oder Schalotten (die grauen sind die besten).

Anmerkung: Sportler, die häufig Meniskusverletzungen haben und ganz allgemein unter Knieproblemen leiden, sollten regelmäßig Mangan einnehmen.

MIGRÄNE

Auslöser kann die Ernährung im weiteren Sinne sein. Bei den einen sind es reichhaltige Mahlzeiten, bei den anderen Hunger. Auch Alkohol (zum Beispiel Champagner), Schokolade oder Käse gehören zu den Faktoren, die einen Migräneanfall verursachen können. Sie müssen lernen, die Auslöser zu erkennen und zu meiden. Wenn der Grund für Ihre Kopfschmerzen in Ihrer Ernährung zu finden ist, so können Sie dies mit Sicherheit als Hinweis darauf verstehen, daß sie nicht ausgewogen ist.

In manchen Fällen wird ein Migräneanfall durch eine eigentlich banale und natürliche Substanz ausgelöst, und zwar das in bestimmten Nahrungsmitteln enthaltene Tyramin. Der Grund dafür ist seine stark blutdrucksteigernde Wirkung. Tyraminhaltig sind Bierhefe, abgehangenes Wild, eingelegte Heringe, Käse (Brie, Camembert, Emmentaler, Greyerzer, Mozzarella, Münsterkäse, Roquefort usw.), Kalbsleber, Bananen, Auberginen, Wurstwaren, Schokolade sowie einige Weine (Chianti, Portwein, Riesling, Sauterne) und Bier. Eigenartigerweise entwickeln viele Migränepatienten eine ausgesprochene Vorliebe für diese tyramin- und tyrosinreichen Nahrungsmittel.

Die chinesische Küche verwendet Natriumglutamat als Geschmacksverstärker, das häufig Migräneanfälle mit einem Brennen im Hals und Schmerzen in der Brust auslöst, was den Verdacht auf einen Herzinfarkt entstehen lassen kann. In der Literatur wurden diese Symptome als „Chinarestaurant-Syndrom" beschrieben.

Einige Migräneanfälle, insbesondere am Morgen oder auch am späten Nachmittag, können auf einen plötzlichen Blutzuckerabfall zurückzuführen sein. Wenn man in einem solchen Fall einen Kaffee mit reichlich Zucker trinkt, tut man auf zweifache Weise etwas gegen die Kopfschmerzen. Der Zucker hilft gegen die Unterzuckerung des Blutes (Hypoglykämie), die die Gehirnzellen beeinträchtigt, das Coffein bewirkt durch die Beschleunigung der Herzfrequenz und die erhöhte Erregbarkeit der Nerven um die Hirngefäße, daß letztere sich wieder auf ihren normalen Durchmesser verengen. Den Medizinern ist schon seit Jahrzehnten bekannt, daß Schmerzmittel durch Coffein in ihrer Wirkung verstärkt werden.

Die gleiche Wirkung wie Kaffee haben coffein- und zuckerhaltige Colagetränke.

Auch Verstopfung kann eine Ursache für Kopfschmerzen sein. Eine ballaststoffreiche Ernährung ist daher wichtig, denn Ballaststoffe regen durch ihr Volumen die Darmperistaltik an und fördern den Transport des Darminhalts.

Kopfschmerzen können auch von einer Überversorgung mit Vitamin A herrühren. Schränken Sie daher den Genuß von Vitamin-A-haltigen Nahrungsmitteln, zu denen Fischleber, das Fett von Milchprodukten und Eigelb gehören, möglichst ein.

Bestimmte Formen der Migräne lassen sich auf einen Vitamin-B6-Mangel zurückführen. In größeren Mengen kommt dieses Vitamin in Getreidekeimlingen, Vollkornbrot, Hefe, Eigelb, Rinderleber und Sojabohnen vor.

Gleiches gilt für einen Vitamin-C-Mangel. Dieses Vitamin finden Sie in frischem Obst Johannisbeeren, Zitronen, Orangen, Grapefruits und exotischen Früchten (Acerola, Kiwis) sowie in frischem Gemüse wie Blumen- und Rosenkohl, Brokkoli, Paprikaschoten, Kartoffeln und Petersilie.

MINERALSTOFFHAUSHALT

Calcium und Phosphor machen den größten Anteil des Mineralstoffbestandes von Knochen und Zähnen aus; sie kommen dort hauptsächlich in Form von Calciumcarbonat und Tricalciumphosphat vor. Sie können Ihrem Körper diese beiden Mineralstoffe in verschiedenen Formen zuführen:

- Phosphor:
  - in Form von mineralischem Phosphor: Kaliumphosphat
  - in Form von organischem Phosphor: Milch, Eier, pflanzliches Phytin usw.
- Calcium:
  - in Form von Mineralsalzen
  - in Form von eiweißhaltigen Verbindungen: Karotten, weiße Rüben, Kohl, Hülsenfrüchte, Trockenobst, Eigelb usw.

Auch andere Mineralstoffe sind lebensnotwendig, insbesondere:

- Eisen, für die Bildung des roten Blutfarbstoffs (Hämoglobin);
- Kalium, für die Aufrechterhaltung der bioelektrischen Vorgänge in den Nerven sowie für den Kohlenhydrat- und Proteinstoffwechsel;
- Magnesium, dessen Stoffwechsel mit dem von Phosphor und Calcium verbunden ist;
- Iod, das für die Bildung des in den Nebenschilddrüsen gebildeten Parathormons notwendig ist;
- Schwefel, der für die Eiweißverwertung benötigt wird;
- Fluor, das an der Herstellung des Hydroxylapatits von Knochen und Zähnen beteiligt ist, usw.

Calciumstoffwechsel

Nur unter folgenden Bedingungen kann der Körper Calcium gut verwerten:

- Die Darmschleimhaut muß intakt sein, das heißt es dürfen keine Verdauungsstörungen vorliegen.
- Es muß genügend Calcium in freier Ionenform vorliegen.
- Es muß genügend Vitamin D vorhanden sein.

Der Bedarf an Calcium aus Nahrungsmitteln wird auf 800 mg täglich geschätzt. Bei Kindern ist er doppelt so hoch, bei schwangeren und stillenden Frauen erhöht er sich sogar auf das Dreifache.

Phosphorstoffwechsel

Dem Körper geht Phosphor über die Niere und den Darm verloren. Dieser Verlust hängt von der Art der aufgenommenen Nahrung ab, fällt während des Fastens jedoch ganz weg.

Der Tagesbedarf an Phosphor liegt bei Erwachsenen bei ca. 800 mg. Bei Kindern ist er doppelt so hoch, bei schwangeren und stillenden Frauen erhöht er sich sogar auf das Dreifache.

Bei der in unseren Breiten üblichen Ernährung ist ein spontaner Phosphormangel so gut wie ausgeschlossen.

Der Phosphorstoffwechsel steht in einem engen Verhältnis mit dem Säure-Basen-Gleichgewicht. Ist dieses Gleichgewicht gestört, läßt sich ein Mineralstoffverlust kaum vermeiden. Damit ist aber praktisch nicht zu rechnen, wenn man sich normal ernährt, Sport treibt, in die Sonne geht, keine medikamentösen Giftstoffe zu sich nimmt und den Genuß von Kaffee, Alkohol und Obst mit einem hohen Säureanteil einschränkt. Dies gilt im übrigen auch für andere Nahrungs- und Genußmittel wie Tomaten, Sauerampfer, Rhabarber oder Getränke wie Apfelwein, sogenannte Powerdrinks auf der Basis von Salpetersäure und Coffein usw.

Der regelmäßige Verzehr von säurebildenden Nahrungsmitteln hat erhebliche Folgen:

- im Bereich der Knochen:
  - Knochenschwund (Osteoporose)
  - Knochenerweichung (Osteomalazie)
  - Rachitis
- im Bereich der Zähne:
  - gestörte Calciumbindung: fehlerhafte Entwicklung der Zähne und der Knochen im Zahnfleisch
  - vorzeitiger Zahnverschleiß
  - schlechte Reifung des Zahnschmelzes
  - Verschlechterung der Zähne in der Schwangerschaft
  - verstärkte Neigung zu brüchigen Zähnen und Karies
- bei Jugendlichen:
  - verzögerte Schließung der Wurzelspitze des Zahns *(Apex radicis dentis),* Kariesneigung begleitet von Kälteempfindlichkeit, Knochen- und Muskelschwäche sowie erhöhter Infektionsanfälligkeit.

Was bei diesen Problemen getan werden kann, ist unter den entsprechenden Kapiteln des vorliegenden Buches nachzulesen.

MINERALSTOFFMANGEL

Insbesondere Kohl, Petersilie, rote Bete, schwarzer Rettich, Sellerie und Zwiebeln können hier sehr wertvolle Hilfe leisten.

Meiden Sie synthetische Diuretika sowie den übermäßigen Verzehr von Himbeeren, roten Johannisbeeren und Wassermelone, da diese harntreibend wirken. In Maßen genossen, haben rote Johannisbeeren jedoch mineralisierende Wirkung.

Empfohlene Nahrungsmittel	*Zu meidende Nahrungs- und Genußmittel*
– Algen (Laminaria) – Ananas – Äpfel – Datteln – Erdbeeren – Gerste – Hefe – Heilerde (siehe Seite 123) – Johannisbeeren, rote (in Maßen) – Karotten – Kirschen – Kohl – Kopfsalat – Mandeln – Orangen – Petersilie – Pilze – Radieschen – Rote Bete – Schwarzer Rettich – Sellerie – Sojabohnen – Weintrauben – Weizen – Zwiebeln	– Alkohol – Artischocken – Erdbeeren – Erdnüsse – Fette, gehärtete – Fisch – Fleisch, Geflügel, Wild – Fleischbrühe, fette – Grieß – Hühnereiweiß – Hülsenfrüchte (Erbsen, Linsen, weiße Bohnen) – Innereien (Leber, Nieren, Hirn) – Kaffee – Käse, gereifter – Öle, raffinierte – Rosenkohl – Schokolade – Schwarztee – Spargel – Wassermelone – Weißmehl und daraus hergestellte Erzeugnisse wie Weißbrot, Zwieback und Gebäck – Wurstwaren – Zucker

MÜDIGKEIT

Müdigkeit ist ein sehr häufig anzutreffendes Symptom, das zu zahlreichen Krankheitsbildern gehört. Eine sorgfältige Untersuchung durch den Arzt ist daher unerläßlich.

Die Palette der möglichen Erkrankungen ist sehr groß und reicht von wiederholten Entzündungen der Nasen- und Rachenschleimhaut (Rhinopharyngitis) über Bluthochdruck, Anämie, Schilddrüsenunterfunktion, Spasmophilie und Leberbeschwerden bis hin zu einem hormonellen Ungleichgewicht. Müdigkeit kann aber auch eine schwere Krankheit ankündigen. Nur Ihr Arzt ist in der Lage, die verschiedenen Symptome richtig zu deuten. Wurde eine Krankheit diagnostiziert, können Sie sich nebst der vom Arzt verordneten Therapie an die Ernährungsempfehlungen halten, die wir Ihnen in den entsprechenden Kapiteln geben.

In sehr vielen Fällen jedoch läßt sich Müdigkeit auf falsche Ernährungsgewohnheiten zurückführen, die den Körper nicht ausreichend mit allen notwendigen Nährstoffen versorgen. Eine ausgewogene Ernährung ist oberstes Gebot. Wie wir gesehen haben, benötigt unser Körper Proteine (Fleisch, Eier und Fisch), Milchprodukte, die Proteine und Fette liefern, Kohlenhydrate (Brot, stärkehaltige Nahrungsmittel) und Lipide (Fette) in genau definierten Proportionen. Fehlt bei einer Diät eine dieser drei Nährstoffgruppen ganz oder teilweise, kann es auf lange Sicht zu schwerwiegenden Mangelerscheinungen kommen.

Viele Verdauungsstörungen sind die Folge einer unausgewogenen oder einseitigen Ernährung. Diese Störungen verändern die Darmflora: Kohlenhydrate begünstigen – vor allem bei übermäßigem Genuß – die Entstehung von Gärgasen; zu viele Proteine können einen Verwesungsprozeß in Gang setzen.

Eine unausgewogene Ernährung kann also die Ursache für verschiedene Beschwerden sein, die mit Müdigkeit einhergehen: Durchfall oder Verstopfung, Aufblähung des Magens bzw. des Darms, Druckgefühl und Schmerzen im Bauch und, was bisher nur wenig bekannt ist, für Rücken- und Brustschmerzen, die sich negativ auf das allgemeine Wohlbefinden und die Gesundheit des Nervensystems auswirken. Eine abwechslungsreiche Ernährung ist darüber hinaus Voraussetzung für eine bedarfsgerechte Produktion von Verdauungssäften.

Es ist wichtig, zu einer vernünftigen Ernährungsweise zurückzufinden. So kann Müdigkeit auch auf eine ungünstige Verteilung der Mahlzeiten über den Tag zurückzuführen sein. Läßt man das Frühstück ausfallen, ist die Unterzuckerung des Blutes um 11 Uhr so gut wie vorprogrammiert. Ist das Mittagessen zu üppig, werden Sie schläfrig, ein zu schweres Abendessen dagegen hindert Sie daran, Schlaf zu finden.

Fassen wir nun zusammen, bei welchen Nährstoffen eine Über- oder Unterversorgung Müdigkeit hervorrufen kann:

- Zuviel Eiweiß beeinträchtigt die Verdauung und macht müde. Aber auch ein Eiweißmangel löst Müdigkeit oder Asthenie aus, die durch eine Schwächung des gesamten Organismus hervorgerufen wird. Dies gilt ganz besonders für eine Unterversorgung mit Carnitin.
- Eine Über- oder Unterversorgung mit Kohlenhydraten hat die gleichen negativen Auswirkungen.
- Ein dauerhafter Vitamin-B1-Mangel kann die Ursache für Verdauungsprobleme (Durchfall) oder nervöse Störungen (Depressionen, Müdigkeit) sein.
  Die wichtigsten Vitamin-B1-Lieferanten sind Weizenkeime, Vollkornprodukte und Hefe. In sehr viel kleineren Mengen findet man es in Walnüssen, Schweinefleisch, Milch- und Milchprodukten, Eigelb sowie in den grünen Bestandteilen pflanzlicher Nahrung. Zerstört wird Vitamin B1 durch Kaffee, Alkohol und die Antibabypille.
- Wenn Sie regelmäßig Streß ausgesetzt sind, so ist Ihr Vitamin-B2-Bedarf erhöht. Ein Mangel macht sich in außergewöhnlicher Müdigkeit bemerkbar. Auch dieses Vitamin wird durch Alkohol sowie die Antibabypille zerstört.
  Vitamin B2 finden Sie in Hefe, Leber und Nieren, Weizenkeimen, Käse, fettem Fisch, Ölfrüchten und Eigelb. Vitamin B2 ist lichtempfindlich.
- Vitamin B5 spielt für den Verdauungsprozeß eine wesentliche Rolle, da es an der Umwandlung von Fetten und Kohlenhydraten in Energie und an der Bildung der von der Nebennierenrinde sekretierten Hormone beteiligt ist. Es bekämpft Müdigkeit und Streß und hilft, dank seiner Mitwirkung an der Antikörperproduktion, die gesamte Immunabwehr aufzubauen.
  Man findet es insbesondere in Kohl, Austern, Honig, Milch, Eiern, Sojabohnen, Tomaten, Sonnenblumenkernen, Rindfleisch, Geflügel, Getreide und Getreidekeimlingen, Spinat, Gelée Royale, Melasse, Reis- und Weizenkleie, Leber, Herz, Nieren und Bierhefe.
- Vitamin B9 bzw. Folsäure hilft bei der Vorbeugung sowie der Bekämpfung aller Erscheinungsformen von Anämie, die die Ursache für eine wirklich anhaltende Müdigkeit sind.
  Vitamin B9 kommt in zahlreichen Nahrungsmitteln vor, vor allem in Spinat, Brokkoli, Chicorée, Bierhefe, Weizenkeimen, Erdnüssen, Mandeln und Leber. Kalbsbries, Nieren, Muskelfleisch,

Geflügel, Käse und Hülsenfrüchte enthalten größere Mengen Vitamin B9 in gebundener Form (Polyglutamat). Einige Metalle (Eisen, Kupfer, Mangan), Sulfonamide[12] sowie die Antibabypille tragen zur Zerstörung dieses Vitamins bei.

- Vitamin B15 gilt in erster Linie als „Sportlervitamin". Es hilft aber auch allen, die tagsüber unter plötzlich auftretender Müdigkeit leiden. Es fördert die Sauerstoffversorgung des Gewebes und wirkt einer Vergiftung des Organismus entgegen, indem es ihn vor Umweltschadstoffen schützt und von Giftstoffen befreit. Es steigert die Resistenz gegenüber Müdigkeit und beschleunigt die Regeneration, indem es den Verbrauch an Glykogen herabsetzt, das dem Organismus als Energiereserve dient.

  Man findet es in Naturreis und Vollkornprodukten, aber auch in Sesamsamen, Pferdeleber und Rinderblut.

- Vitamin C wird durch Erhitzen, Rauchen (eine Zigarette bewirkt den Verlust von ungefähr 25 mg Vitamin C) und bestimmte Medikamente (Aspirin, Cortison) leicht zerstört. Da es sehr empfindlich ist und vom Körper nicht gespeichert wird, müssen wir unseren Körper täglich und in ausreichender Menge damit versorgen. Fehlen in der Ernährung frisches Obst und Gemüse fast vollständig, so ist die Wahrscheinlichkeit eines Mangels groß. Müdigkeit ist die Folge.

  Achten Sie daher darauf, täglich frisches Obst wie Johannisbeeren, Zitronen, Orangen, Grapefruits und exotische Früchte (Acerola, Kiwis) sowie frisches Gemüse wie Blumen- und Rosenkohl, Brokkoli, Paprikaschoten, Kartoffeln und Petersilie zu essen.

- Eisen ist für den Ablauf der einzelnen Körperfunktionen absolut notwendig. Ein Mangel an diesem Spurenelement kann Anämie (siehe **Blutarmut**) in Verbindung mit Blässe, Müdigkeit und Atemnot verursachen. Bei Frauen mit starken Monatsblutungen ist die Wahrscheinlichkeit eines Eisenmangels recht hoch. Auch Menschen, die eine zu strenge oder unausgewogene Diät einhalten, sind gefährdet. Während der Schwangerschaft und Stillzeit ist der Bedarf an Eisen erhöht; achtet man nicht auf eine ausreichende Versorgung, können sich schnell Mangelerscheinungen einstellen.

---

[12] Sulfonamidhaltige Wirkstoffe sind in folgenden Arzneimitteln vertreten: Antidiabetika, Diuretika, Chemotherapeutika und Neuroleptika.

Eisen ist in folgenden Nahrungsmitteln enthalten: Muscheln, Blutwurst, Leber und anderen Innereien, Fleisch, Eigelb, Kakao, Hülsenfrüchten, Trockenobst und Ölfrüchten.

– Auch Iodmangel kann für Müdigkeit verantwortlich sein. Iod ist ein essentielles Spurenelement, das viele Menschen nicht in ausreichender Menge zu sich nehmen. Dies kann zu allgemeinen Erschöpfungszuständen, Verstopfung und einem unerklärlichen Leistungsabfall führen. Diese Beschwerden sind auf eine unzureichende Produktion von Schilddrüsenhormonen zurückzuführen, die wesentlich an den Stoffwechselfunktionen beteiligt sind.

  Die empfohlene Tagesdosis für Erwachsene beträgt 120 bis 200 Mikrogramm Iod. In der Pubertät, während der Schwangerschaft sowie in der Stillzeit liegt der Bedarf etwas höher.

  Meeresalgen enthalten Iod in recht erstaunlichen Mengen: 700 mg pro 100 g. Weitere Iodlieferanten sind Sojabohnen, Räucherhering, Krusten- und Schalentiere sowie Knoblauch. Kleine Mengen liefern Gemüse und Trockenobst.

– Ein Magnesiummangel, der sich unter anderem in allgemeinen Erschöpfungszuständen bemerkbar macht, ist sehr verbreitet. Viele Menschen leiden insbesondere während einer Schlankheitsdiät an Magnesiummangel. Das liegt daran, daß Nahrungsmittel mit einem hohen Magnesiumgehalt häufig sehr kalorienreich sind. Ein Magnesiummangel ist auch bei Schwangeren, stillenden Müttern, Alkoholikern sowie bei Unterernährung und bestimmten Erkrankungen (eingeschränkter Resorptionsfähigkeit des Darms, Bauchspeicheldrüsenentzündung, Diabetes, Unterfunktion der Nebenschilddrüsen, Schilddrüsenüberfunktion usw.) zu beobachten.

  Magnesium ist in Kakao, Schokolade, Vollkornprodukten, Naturreis, Ölfrüchten, Weichtieren und Hülsenfrüchten enthalten.

  Bestreuen Sie Salate und Gemüse mit Weizenkeimen. Sie haben die gleiche Konsistenz wie Paniermehl und können auch an dessen Stelle verwendet werden. Variieren Sie Ihre Salate mit rohen Spinatblättern, Rippenmangold und Löwenzahn. Geben Sie einige Herzmuscheln sowie ein paar gehackten Mandeln hinzu, auch sie können einen grünen Salatteller attraktiver machen. Salat muß nicht unbedingt nur aus grünen Blättern bestehen!

  Für einen schmackhaften Salatteller eignen sich ebenfalls gekochte Linsen, rote oder weiße Bohnen, Kichererbsen, alle Kohlsorten sowie Brokkoli. Sie können kalt mit wenig Olivenöl und einigen Schalotten (die grauen sind die besten) oder Zwiebelringen serviert werden.

Um einem Manganmangel vorzubeugen, nehmen Sie Walnüsse, Vollkornprodukte sowie grünes Blattgemüse zu sich. Variieren Sie Ihre Salate (oder Gemüseteller) mit rohen Spinatblättern, Rippenmangold und Löwenzahn sowie mit ein paar gehackten Walnüssen. Bereiten Sie einen Salat aus Naturreis und Kichererbsen zu, geben Sie etwas Olivenöl, ein paar Zwiebelringe oder graue Schalotten hinzu.

– Ein Phosphormangel kann ebenfalls Ursache von Müdigkeit sein. Ein zu geringer Phosphorgehalt des Blutes kann infolge von Alkoholismus, der Einnahme von Antazida oder Schlafmitteln, einer Schwangerschaft oder Vitamin-D-Mangel entstehen. Eine körperliche und nervliche Erschöpfung sind Symptome für einen solchen Mangel. Es empfiehlt sich der Verzehr von Käse, Eigelb, Ölfrüchten, Hülsenfrüchten, Schokolade, Sardinen, Thunfisch, Weichtieren, Schalentieren und Fleisch.

All diese Empfehlungen lassen sich in einem Satz zusammenfassen: Essen Sie von allem in ausgewogenen Mengen. Sie können Ihren Arzt aber auch darum bitten, eine detaillierte Analyse vorzunehmen, um festzustellen, an welchen Nährstoffen ein größerer Mangel besteht. Dies ermöglicht es Ihnen, Ihren Speiseplan ganz gezielt mit den entsprechenden Nahrungsmittel zu bereichern; gegebenenfalls können Sie bestimmte Vitamine oder Mineralsalze auch in Form einer Nahrungsergänzung einnehmen.

MÜDIGKEIT BEI KINDERN

In der Kindheit und Jugend wird der Organismus besonders stark beansprucht. Ein Grund für anhaltende Müdigkeit bei Kindern und Jugendlichen kann eine durch das Wachstum hervorgerufene Unterversorgung mit Nährstoffen sein. Um das Wachstum von Knochen und Muskeln sowie die biologischen Veränderungen des Organismus zu unterstützen, muß dem jungen Körper genügend Energie zugeführt werden, insbesondere in Form von Eiweiß. Außerdem benötigt er die Vitamine A, D und C, die Vitamine des B-Komplexes sowie Mineralsalze, Calcium, Magnesium und Eisen (siehe Müdigkeit). Bei sportlicher Aktivität ist der Bedarf an diesen Nährstoffen noch erhöht.

Mit einer ausgewogenen Ernährung wird dieser Bedarf im Normalfall gedeckt. Viele Jugendliche haben jedoch die schlechte Angewohnheit, Süßigkeiten anderen Nahrungsmitteln vorzuziehen. Achten Sie deshalb bei Ihren Kindern auf eine gesunde Ernährung mit reichlich Vollkornprodukten, Fisch, Hartkäse und Obst, um eine optimale Versorgung zu gewährleisten.

Morgens können Sie ihnen frisch gepreßten Fruchtsaft anbieten, den Sie beispielsweise aus Orangen und Karotten oder Ananas und Trauben mit etwas Weizenkeimpulver und einer Ampulle Gelée royale im Entsafter selbst herstellen.

Empfohlene Nahrungsmittel

- Algen
- Ananas
- Äpfel
- Aprikosen
- Auberginen
- Birnen
- Datteln
- Eier
- Erdnüsse
- Feldsalat
- Fisch
- Fleisch (Leber)
- Frischgemüse
- Hefe
- Heilerde (siehe Seite 123)
- Karotten
- Kastanien
- Kleie
- Kohl
- Kresse
- Krustentiere
- Kürbis
- Lauch
- Löwenzahn
- Mais
- Mandeln
- Meerrettich
- Milchprodukte
- Oliven
- Orangen
- Petersilie
- Pflaumen
- Pilze
- Rhabarber
- Roggen
- Rote Bete
- Spargel
- Spinat
- Trauben
- Vollkornbrot
- Walnüsse
- Weizen
- Wilde Zichorie (Wegwarte)
- Zuckermelone

Zu meidende Genußmittel

- Kaffee
- Schwarztee

Belebender Obstsaft

1/4 Birne
1/4 Apfel
1/4 Orange
1/4 Zitrone
1 Teelöffel Honig (wenn nötig)

Alle Früchte in den Entsafter geben.

Den Saft jeden Morgen vor dem Frühstück trinken.

Eine solche Saftkur kann zwei Wochen lang eingehalten werden und eignet sich für Kinder ab vier Jahren.

MUNDGERUCH

Folgende Kräuter und Nahrungsmittel helfen gegen Mundgeruch: Algen, Äpfel, Artischocken, Dill, Fenchel, Gewürznelken, Löwenzahn und Radieschen.

MUSKELERMÜDUNG

Ein Vitamin-E-Mangel macht sich durch Kreislaufprobleme, Muskelermüdung, Anzeichen von Blutarmut und Hautprobleme bemerkbar. Wenn Sie eines oder mehrere dieser Symptome bei sich beobachten, erhöhen Sie Ihre Vitamin-E-Aufnahme. Die wichtigsten Vitamin-E-Lieferanten sind Weizenkeime, Haselnüsse, Mandeln, grünes Blattgemüse, insbesondere Kopfsalat und Spinat, Vollkornprodukte, Lebertran usw.

Vitamin E besitzt antioxidative Eigenschaften und schützt so Zellen und Gewebe. Frauen, die die Pille nehmen, sowie Schwangere und stillende Mütter sollten ihre Vitamin-E-Zufuhr erhöhen. Wer reichlich Pflanzenöle mit mehrfach ungesättigten Fettsäuren (Weizenkeim-, Maiskeim-, Sonnenblumen- oder Erdnußöl) zu sich nimmt, benötigt ebenfalls mehr Vitamin E.

Wegen seiner oxidationshemmenden und den Alterungsprozeß verlangsamenden Wirkung sollten Sie ausreichend Vitamin E zu sich nehmen, wenn Sie sich in der kritischen Phase der Menopause befinden, bereits ein höheres Alter erreicht haben oder unter Streßsymptomen leiden.

Zudem sollten Sie mehr Vitamin C zu sich nehmen.

Kaffee und medikamentöse Aufputschmittel wirken zwar zunächst stimulierend, häufig leisten sie jedoch einer körperlichen Überanstrengung mit ihren negativen Auswirkungen auf Muskeln und Herz Vorschub.

MUSKELKRÄMPFE

Häufige Muskelkrämpfe sind Anzeichen für einen Magnesiummangel. Der Organismus benötigt Magnesium für die Produktion und Übertragung von Energie, die Muskelkontraktion, die Proteinsynthese und die Erregbarkeit der Nervenzellen. Der Magnesiumstoffwechsel ist eng mit dem Calcium-, Phosphor- und Kaliumstoffwechsel verbunden.

Einige Bestandteile der täglichen Ernährung können die Magnesiumbindung beeinträchtigen oder den Magnesiumbedarf erhöhen, so zum Beispiel Calcium, Proteine, Zucker und Phosphate[(13)].

Alkoholkonsum sowie Alltagsstreß verursachen ebenfalls einen Magnesiumverlust.

Zu einem Magnesiummangel kommt es häufig während einer Schlankheitsdiät, weil Nahrungsmittel mit einem hohen Magnesiumgehalt in den meisten Fällen sehr kalorienreich sind. Ein Magnesiummangel ist auch bei Schwangeren, stillenden Müttern, Alkoholikern sowie bei Unterernährung und bestimmten Erkrankungen (eingeschränkter Resorptionsfähigkeit des Darms, Bauchspeicheldrüsenentzündung, Diabetes, Unterfunktion der Nebenschilddrüsen, Schilddrüsenüberfunktion usw.) zu beobachten.

Für Erwachsene beträgt die empfohlene Tagesdosis 5 mg je Kilogramm Körpergewicht, also 350 mg bei einem Erwachsenen von 70 kg. Schwangere und stillende Frauen haben einen erhöhten Magnesiumbedarf (400 mg). Sportler und sehr aktive Menschen

[(13)] Phosphate sind Salze der Phosphorsäure.

benötigen ebenfalls eine höhere Tagesdosis von etwa 500 bis 600 mg. Schwangere Frauen und Sportler leiden sehr häufig unter Muskelkrämpfen.

Essen Sie magnesiumreiche Nahrungsmittel wie Hülsenfrüchte, Kakao, Ölfrüchte, Schokolade, Vollkornprodukte (Vollkornbrot, Naturreis usw.) und Weichtiere.

Bestreuen Sie Salate und Gemüse mit Weizenkeimen. Sie haben die gleiche Konsistenz wie Paniermehl und können auch an dessen Stelle verwendet werden. Variieren Sie Ihre Salate mit rohen Spinatblättern, Rippenmangold und Löwenzahn. Geben Sie einige Herzmuscheln sowie ein paar gehackten Mandeln hinzu, auch sie können einen grünen Salatteller attraktiver machen. Salat muß nicht unbedingt nur aus grünen Blättern bestehen! Für einen schmackhaften Salatteller eignen sich ebenfalls gekochte Linsen, rote oder weiße Bohnen, Kichererbsen, alle Kohlsorten sowie Brokkoli. Sie können kalt mit wenig Olivenöl und einigen Schalotten (die grauen schmekken am besten) oder fein geschnittenen Zwiebeln serviert werden.

Wadenkrämpfe können durch einen Mangel an Kohlenhydraten verursacht werden. Dazu kommt es häufig während einer Schlankheitskur, wenn alle Zuckerstoffe, auch komplexe Kohlenhydrate, weggelassen werden. Eine ausgeglichenere Ernährung wird dieses Problem beheben.

Wenn Sie unter **nächtlichen Wadenkrämpfen** leiden, sollten Sie beim Abendessen auf Weißwein, Sekt, Liköre und Dessertweine, Kaffee sowie Schwarztee verzichten.

MUSKELSCHMERZEN

Der völlige Verzicht auf einfache und komplexe Kohlenhydrate, zum Beispiel während einer Schlankheitskur, ist ebenso schädlich wie der Verzehr von zuviel zuckerhaltigen Nahrungsmitteln. Kohlenhydrate sind ein unverzichtbarer Energielieferant. Ein Mangel kann körperliche Erschöpfung verursachen, die die geringste Anstrengung unmöglich macht. Anzeichen hierfür sind unter anderem Muskelschmerzen.

Magnesiummangel ist ebenfalls eine allgemein bekannte Ursache für Muskelschmerzen. Dazu kommt es häufig während einer Schlankheitsdiät, weil Nahrungsmittel mit einem hohen Magnesiumgehalt in den meisten Fällen sehr kalorienreich sind. Magnesiummangel ist auch bei Schwangeren, stillenden Müttern, Alkoholikern sowie bei Unterernährung und bestimmten Erkrankungen (eingeschränkter Resorptionsfähigkeit des Darms, Bauchspeicheldrüsenentzündung, Diabetes, Unterfunktion der Nebenschilddrüsen, Schilddrüsenüberfunktion usw.) zu beobachten.

Um einem Magnesiummangel vorzubeugen, sollten Sie die folgenden Nahrungsmittel zu sich nehmen: Hülsenfrüchte, Kakao, Ölfrüchte, Schokolade, Vollkornprodukte (Vollkornbrot, Naturreis usw.) und Weichtiere.

Bestreuen Sie Salate und Gemüse mit Weizenkeimen. Sie haben die gleiche Konsistenz wie Paniermehl und können auch an dessen Stelle verwendet werden. Variieren Sie Ihre Salate mit rohen Spinatblättern, Rippenmangold und Löwenzahn. Geben Sie einige Herzmuscheln sowie ein paar gehackten Mandeln hinzu, auch sie können einen grünen Salatteller attraktiver machen. Salat muß nicht unbedingt nur aus grünen Blättern bestehen! Für einen schmackhaften Salatteller eignen sich ebenfalls gekochte Linsen, rote oder weiße Bohnen, Kichererbsen, alle Kohlsorten sowie Brokkoli. Sie können kalt mit wenig Olivenöl und einigen Schalotten (die grauen schmekken am besten) oder fein geschnittenen Zwiebeln serviert werden.

MUSKELSCHWÄCHE

Muskelschwäche kann auf einen Kohlenhydratmangel zurückgehen. Wenn Sie Einfach- und Mehrfachzucker in vernünftigen Mengen in Ihren Speiseplan aufnehmen, werden Ihre Beschwerden vermutlich verschwinden.

Anormale Muskelschwäche und allgemeine Erschöpfung können aber auch Anzeichen für einen Kaliummangel sein. Ebenso wie Natrium spielt Kalium eine wichtige Rolle für die Durchlässigkeit der Zellmembranen. Es ist an der Regulation von neuromuskulärer Reizbarkeit und Muskelkontraktion beteiligt und ist daher auch wichtig für die einwandfreie Funktion des Herzens. Es ist unentbehrlich für die Verwertung von Proteinen und Kohlenhydraten.

Der Kaliumbedarf wird auf 0,5 bis 3 g täglich geschätzt. In der Regel wird er durch die Ernährung gedeckt, die im Durchschnitt 2 bis 4 g Kalium liefert.

Den höchsten Kaliumgehalt haben:

- Aprikosen, getrocknet
- Bananen
- Datteln
- Dörrpflaumen
- Eipulver
- Feigen, getrocknet
- Fleisch (Lamm, Rind und Kaninchen)
- Forelle
- Hering, frisch
- Kabeljau
- Kakao
- Karotten
- Kastanien, getrocknet
- Maiskeime
- Merlan (Wittling)
- Schinken, mager
- Spinat
- Weizenkeime

Bestimmte Medikamente und therapeutische Maßnahmen können einen Kaliummangel verursachen: langfristige Kortikoidbehandlung, harntreibende Medikamente, salzfreie Ernährung, Mißbrauch von Abführmitteln usw. Zudem bewirkt jeder Magnesiummangel auch einen Kaliumverlust.

Das Schwitzen bei sportlichen Aktivitäten kann einen so hohen Verlust an Mineralien verursachen, daß es zu einer negativen Natrium-Kalium-Bilanz kommt, die zu Krämpfen und Herzstillstand führen kann. Eine wirksame Gegenmaßnahme besteht darin, kurz vor der körperlichen Anstrengung ein großes Glas Grapefruitsaft und während der Leistungserbringung eine Kaliumtablette in einem großen Glas Obstsaft zu trinken. Jogger sollten besonders auf einen möglichen Kaliumverlust achten.

MUSKELSPANNUNG, MANGELNDE

Mangelnde Muskelspannung (Atonie) kann durch Phosphormangel verursacht werden. Zur Vorbeugung sollten Sie daher regelmäßig die in der folgenden Tabelle aufgeführten Nahrungsmittel essen.

Diese Produkte sind um so mehr zu empfehlen, wenn Sie Antazida (Medikamente zur Neutralisierung der Magensalzsäure) oder Barbiturate (Schlaf- und Beruhigungsmittel) einnehmen, da diese den Phosphatgehalt[(14)] des Blutes senken.

[(14)] Phosphate sind Salze der Phosphorsäure.

Ein Phosphormagel kann auch durch Alkoholismus, eine Schwangerschaft oder D-Avitaminose verursacht werden. Symptome eines solchen Mangels sind unter anderem körperliche und nervliche Erschöpfung sowie Atonie bis hin zum Atemstillstand.

Empfohlene Nahrungsmittel

- Eigelb
- Fisch
- Fleisch
- Hülsenfrüchte
- Käse
- Ölfrüchte
- Schalentiere
- Schokolade
- Weichtiere

Zu meidendes Genußmittel

- Alkohol

MUSKELSTÖRUNGEN, NERVLICH BEDINGTE

Ein Mangel an Vitamin B8 (Biotin) führt zu nervlich bedingten Muskelstörungen.

Vitamin B8 findet man in Bierhefe, Eigelb, Erdnüssen, Leber, Nieren, Pilzen, Schokolade und Trockenerbsen. In kleinen Mengen ist es in allen tierischen und pflanzlichen Nahrungsmitteln enthalten.

NACHTBLINDHEIT

Wenn Sie zu wenig Vitamin A zu sich nehmen, sehen Sie möglicherweise schlechter, sobald es dunkel wird. Parallel dazu kommt es häufig zu einer unangenehmen Augentrockenheit. Eine Vitamin-A-Kur kann Ihr Sehvermögen verbessern. Nikotin und Coffein können einen bestehenden Vitamin-A-Mangel verschlimmern.

Ergänzen Sie Ihre Mahlzeiten mit Nahrungsmitteln, die reich an Provitamin A (Beta-Carotin) sowie an den Vitaminen C und E sind. Diese drei Vitamine schützen den Organismus vor freien Radikalen. Große Mengen Beta-Carotin und Vitamin C sind in Obst und Gemüse wie Zitrusfrüchten, Kiwis, Aprikosen, Tomaten, Petersilie, Kerbel, Spinat und Kresse enthalten. Vitamin E finden Sie hauptsächlich in Getreidekeimen und Weizenkeimöl.

Sie können auch Selen zu sich nehmen, da dieses ebenfalls vor freien Radikalen schützt.

Um leichte Sehstörungen zu beheben, wie zum Beispiel nachlassende Sehschärfe, Nachtblindheit oder beginnende Weitsichtigkeit, empfiehlt der Phytotherapeut Dr. Moatti folgendes:

„Von Phytotherapeuten wird in diesen Fällen eine Pflanze sehr häufig eingesetzt: die Heidelbeere. Sie können entweder 500 g frische Heidelbeeren oder 200 ml Heidelbeersaft täglich zu sich nehmen. Letzterer kann fertig gekauft oder mit einem Entsafter selbst hergestellt werden. Praktischer ist die Einnahme von Nahrungsergänzungen: Heute sind Kapseln mit Heidelbeerpulver oder -extrakt erhältlich, die mit Blasentangkapseln *(Fucus vesiculosus)* kombiniert werden können."

NAHRUNGSMITTELALLERGIEN

Eine Ernährung mit zuviel Einfachzucker verursacht einen Anstieg des Blutzuckerspiegels (Hyperglykämie). Die dadurch hervorgerufene Insulinproduktion führt zu einem raschen Absinken des Blutzuckerspiegels (Hypoglykämie) und damit zu Heißhunger gerade auf Zucker. Damit befinden Sie sich bereits in einem Teufelskreis. Oft wissen die Betroffenen nicht, daß der in großen Mengen konsumierte Zucker die Gärungsprozesse im Darm verstärkt und so die Entstehung von Lebensmittelallergien fördert.

Es kommt zu Allergien gegen bestimmte Nahrungsmittel (Erdnüsse, Schokolade, Eier, Sellerie, Fisch, Reis, Schalentiere usw.), Juckreiz, Hautrötungen, Brennen, Erbrechen in Verbindung mit Durchfall, Atemwegsbeschwerden (Asthma, Nasenschleimhautentzündung usw.), Hautausschlag, Absinken des Blutdrucks, Erstickungsanfällen usw. 10 bis 20 % der Menschen sind von Nahrungsmittelallergien betroffen.

Wenn Sie schon immer eine Vorliebe für Erdnüsse hatten und plötzlich keine zehn Stück mehr davon essen können, ohne in der darauffolgenden Stunde rote Flecken und Juckreiz zu bekommen, dann haben Sie eine Nahrungsmittelallergie (Erdnüsse sind die dritthäufigste Ursache für Nahrungsmittelallergien).

Gelangt mit der Nahrung aufgenommenes Eiweiß ins Blut, ohne zuvor ausreichend verdaut worden zu sein, produziert das Immunsystem Antikörper, die dieses Protein jedesmal angreifen, wenn es in den Organismus gelangt.

Nun behindert ein Zuckerüberschuß die Verdauung erheblich. Die Antikörper lösen dann eine Histaminsekretion aus, die Störungen des Magen-Darm-Traktes, der Atemwege und der Haut verursacht. Diese Reaktionen können innerhalb von Minuten oder bis zu fünf Tage nach der Aufnahme des betreffenden Nahrungsmittels (des Allergens) auftreten. Ist der Organismus erst einmal „sensibilisiert", kommt es zu einer Überreaktion, in der er sein Abwehrsystem mobilisiert, um das Allergen zu bekämpfen.

Insbesondere frisches Obst und Gemüse sind häufig Auslöser von Allergien: Sellerie, Petersilie, Karotten, Tomaten, Kartoffeln, exotische Früchte (Kiwis) und Erdbeeren.

Die Liste der Nahrungsmittel, die Sie eventuell nicht vertragen, ist jedoch wesentlich länger, und selbst wenn Sie die klassischen allergieauslösenden Nahrungsmittel weitgehend meiden, ist es möglich, daß Sie immer öfter unter Asthmaanfällen oder Ekzemen leiden.

Oft genügt es jedoch, den Zuckerkonsum stark einzuschränken, um wiederholt auftretende Allergien zu lindern oder verschwinden zu lassen!

Auch Mangan kann helfen, allergische Reaktionen zu verhindern. Ein Mangel an diesem Mineralstoff erhöht die Anfälligkeit für Allergien.

Glutenhaltige Nahrungsmittel und Milchprodukte können in bestimmten Fällen Allergien auslösen, die insbesondere zu Erkrankungen und Entzündungen der Schleimhäute im Hals-Nasen-Ohren-Bereich sowie zu Verdauungsbeschwerden und Hautproblemen führen.

Empfohlene Nahrungsmittel

- Algen
- Blattgemüse, grünes
- Schwarzer Rettich
- Vollkornprodukte
- Walnüsse

Zu meidende Nahrungsmittel

- Cornflakes
- Eier
- Erdnüsse
- Fisch
- Gebäck
- Honig
- Krustentiere
- Limonaden
- Marmelade
- Popcorn
- Schokolade
- Sellerie
- Süßigkeiten
- Trockenobst
- Zucker

Allergien und „moderne" Nahrungsmittel

Die sogenannten „modernen" Nahrungsmittel enthalten häufig chemische Zusätze und sogar synthetisch hergestellte Inhaltsstoffe. Eine Steinpilzcremesuppe kann zum Beispiel nur 3 % Pilze enthalten, während der Rest aus einer raffinierten chemischen Lösung besteht, die den Geschmack von Steinpilzen vermittelt, aber nicht unbedingt gesund ist.

Ein anderes Beispiel: Eine Orangenlimonade mit dem gut sichtbaren Hinweis „mit Fruchtfleisch" enthält nur 2 % Fruchtfleisch und 12 % Orangensaft. Über den Rest werden keine präzisen Angaben gemacht.

Eier können von Hühnern stammen, die nicht nur mit Antibiotika und anderen Medikamenten behandelt wurden, sondern denen auch andere Substanzen verabreicht wurden, die sie vor Krankheiten schützen sollen. Auch Zuchtfische können durch Antibiotika und Antiseptika vergiftet sein.

Um dadurch ausgelöste Lebensmittelallergien so weit wie möglich zu vermeiden, muß die kontrollierte biologische Herkunft der Nahrungsmittel gewährleistet sein.

NASENBLUTEN

Wenn kein vorhergegangener Unfall der Auslöser für das Nasenbluten ist, kann ein Vitamin-C-Mangel die Ursache sein. Vitamin C ist ein überaus wichtiger Faktor für die Gesundheit von Zähnen, Zahnfleisch und Blutgefäßen. Es spielt eine wesentliche Rolle bei der Bildung von Knochen, Bindegewebe und der Zellstruktur.

Der tägliche Vitamin-C-Bedarf liegt sowohl beim Kind als auch beim Erwachsenen bei ca. 70 mg.

Natürliches Vitamin C ist in frischem Obst wie Johannisbeeren, Zitronen, Orangen, Grapefruits, exotischen Früchten (Acerola, Kiwis) und Hagebutten sowie in frischem Gemüse wie Blumen- und Rosenkohl, Brokkoli, Paprikaschoten, Tomaten, Kartoffeln und Petersilie enthalten.

Auch frischer Orangen- oder Grapefruitsaft können Abhilfe schaffen.

In einigen Fällen ist auch die Durchlässigkeit der Kapillargefäße aufgrund eines Mangels an mehrfach ungesättigten essentiellen

Fettsäuren (Vitamin F) gestört. Sie finden diese in kaltgepreßten Pflanzenölen.

NASENSCHLEIMHAUTENTZÜNDUNG

Schwefel setzt ganz generell die Reaktionsbereitschaft des Körpers auf Allergene herab und gilt, ebenso wie Mangan, als Antiallergikum. Er hilft bei zahlreichen Erkrankungen der Atemwege wie zum Beispiel Asthma, Bronchitis, chronischer Kehlkopf- oder Nasenschleimhautentzündung usw.

Organisch gebunden findet sich Schwefel in:

- Eiweiß: Fleisch, Fisch, Eiern, Milch und Milchprodukten
- Dörrbohnen
- Zwiebeln und Knoblauch

Schwefel kann auch in Form einer Nahrungsergänzung eingenommen werden.

NERVENSCHMERZEN (NEURALGIEN)

Die wichtigste Funktion von Vitamin B12 (Cobalamin) ist die Mithilfe bei der Bildung roter Blutkörperchen. Zudem ist es notwendig für den Eisenstoffwechsel im Organismus. Es trägt aber nicht nur zur Heilung von Blutarmut, sondern auch von Neuralgien (Schmerzsyndromen im Ausbreitungsgebiet eines Nervs) bei.

Vitamin B12 ist vorwiegend in Leber, Bierhefe, Muskelfleisch, Milch und Käse, Eigelb, Nieren und Austern zu finden. Pflanzliche Nahrung enthält kein Vitamin B12, daher benötigen strenge Vegetarier, die keinerlei tierische Produkte zu sich nehmen, eine entsprechende Nahrungsergänzung (zum Beispiel Bierhefe).

NERVOSITÄT

(Siehe auch **Reizbarkeit**)

- Eine zu strenge Diät, die Ihrem Körper unnötigerweise Kohlenhydrate vorenthält, kann zu anfallsweise auftretender Nervosität führen.

- Lithium hilft gegen Nervosität, Angstzustände, psychische Labilität, Reizbarkeit, Erregungszustände und Gemütsschwankungen. Es ist in Vollkornprodukten und Samenkörnern enthalten.
- Auch Cobaltmangel kann für übermäßige Nervosität verantwortlich sein. Cobalt ist im wesentlichen in tierischen Nahrungsmitteln enthalten, wie zum Beispiel in Fleisch, Milch und Meeresfrüchten. Bei strengen Vegetariern, die keinerlei tierische Produkte zu sich nehmen, ist ein Mangel an diesem Spurenelement, der wiederum einen Vitamin-B12-Mangel nach sich zieht, häufig zu beobachten. Sie sollten daher unbedingt zu einer entsprechenden Nahrungsergänzung greifen.
- Bei nervös bedingten Magengeschwüren empfiehlt sich der Verzehr von Avocados.

NETZHAUTPROBLEME

Ein Mangel an Alphalinolensäure kann schwerwiegende Konsequenzen haben wie:

- Schädigung der Gehirnzellen
- Beeinträchtigung der Netzhaut der Augen
- eingeschränkte Widerstandskraft gegenüber Schadstoffen im allgemeinen und Alkohol im besonderen

Alphalinolensäure ist in Walnuß-, Soja- und Rapsöl enthalten. Ganz besonders ist zum Verzehr von Kohl und Karotten (roh) zu raten.

NIERENFUNKTIONSSTÖRUNGEN

Enthält die Ernährung zuviel Fleisch, Fisch, Eier und Käse, so werden das Blut und über das Blut die Zellen mit giftigen Substanzen belastet, die sich im Eiweiß sowie in den Purinkörpern oder in der Harnsäure festsetzen. Bestimmte Organe werden damit zusätzlich belastet: Leber und Nieren haben die Aufgabe, große Mengen an Giftstoffen aus dem Körper auszuleiten, was ihnen auf lange Sicht immer schwerer fällt, bis es schließlich zu einer Schädigung dieser Organe kommt. Nach und nach gelangen immer mehr Giftstoffe in das Blut und in die Zellen, denn die Filterorgane sind nicht mehr in der Lage, ihre Aufgabe ordnungsgemäß zu erfüllen. Schließlich ist der gesamte Organismus mit Giftstoffen belastet, es droht ein Versagen der Körperfunktionen.

Sie fühlen sich immer unwohler, bis es schließlich zu Nierenfunktionsstörungen und anderen gesundheitlichen Problemen kommt.

Bei Patienten mit einem Magengeschwür, die zur Neutralisierung der Magensalzsäure große Mengen Calciumcarbonat einnehmen, kann es leicht zu einem erhöhten Calciumgehalt des Blutes (Hyperkalzämie) kommen, der Nierenfunktionsstörungen nach sich zieht.

Bei chronischen Nierenfunktionsstörungen ist die Einhaltung einer speziellen Diät unerläßlich.

Faktoren, die eine Niereninsuffizienz hervorrufen oder verschlimmern können (zum Beispiel Salz- oder Wasserverlust, nierenschädigende Substanzen, Herzinsuffizienz, Infektionen, Hyperkalzämie, Nierenverschluß usw.) bedürfen einer spezifischen Behandlung.

Appetitlosigkeit ist ein frühzeitiges Warnsignal für eine Harnvergiftung des Organismus (Urämie), sie sollte für eine quantitative Analyse der aufgenommenen Nährstoffe zum Anlaß genommen werden. Wird die Kalorienzufuhr erhöht, muß gleichzeitig der Anteil an Proteinen eingeschränkt werden. Die Versorgung mit Kohlenhydraten und Lipiden muß den Energiebedarf decken, darf aber nicht zu einer Übersäuerung führen. Empfehlenswert ist eine Mischkost mit 0,6 g Proteinen pro Kilogramm Körpergewicht, die nicht nur tierische, sondern auch pflanzliche Eiweiße von schwacher biologischer Wertigkeit enthält, um die Kost abwechslungsreich zu gestalten. Diese Proteinversorgung gilt als Grundlage und muß durch die Menge an Proteinen ergänzt werden, die dem Körper über die Harnausscheidung täglich verlorengeht. Damit kann das Krankheitsbild einer Harnvergiftung (Erschöpfung, Übelkeit, Erbrechen, Schüttelkrämpfe, Verwirrungszustände) merklich gebessert werden.

Bei einer Diät werden im allgemeinen weniger Vitamine aufgenommen. Es empfiehlt sich daher, ein Multivitaminpräparat einzunehmen, das den Körper auch mit wasserlöslichen Vitaminen versorgt. Die Notwendigkeit einer zusätzlichen Versorgung mit Vitamin A oder E ist noch nicht nachweislich belegt.

- Machen Sie eine Weizenkur wie auf Seite 386 beschrieben.
- Trinken Sie reichlich Wasser (mindestens 2 Liter täglich).

Empfohlene Nahrungsmittel

- Blatt- und Wurzelgemüse
- Eigelb
- Gemüsebrühe
- Gewürzkräuter wie Petersilie, Schnittlauch, Thymian, Oregano und Rosmarin
- Joghurt
- Kartoffeln
- Kastanien
- Knoblauch
- Kondensmilch, ungezuckert
- Milchpulver
- Molkepulver
- Obst
- Obst- und Gemüsesäfte
- Sauermilcherzeugnisse (frisch)
- Sojabohnen und Sojaprodukte
- Stangengemüse (außer Spargel)
- Zwiebeln

Zu meidende Nahrungs- und Genußmittel

- Alkohol
- Artischocken
- Erdnüsse
- Fette, gehärtete
- Fisch
- Fleisch
- Fleischbrühe, fette
- Geflügel
- Grieß
- Hühnereiweiß
- Hülsenfrüchte (Linsen, Erbsen, weiße Bohnen)
- Innereien (Hirn, Leber, Nieren)
- Kaffee
- Käse, gereifter
- Öle, raffinierte
- Rosenkohl
- Schokolade
- Schwarztee
- Spargel
- Weißmehl und Weißmehlprodukte wie Weißbrot, Zwieback und Gebäck
- Wild
- Wurstwaren
- Zucker

NIERENKOLIKEN

- Phytotherapeuten empfehlen bei Nierenkoliken Sellerie, Fenchel, Zwiebeln, Kresse und Petersilie.
- Meiden Sie säurebildende Nahrungsmittel.

Anmerkung: Eine ärztliche Diagnose zur Feststellung der Ursache sowie eine medizinische Behandlung sind unerläßlich. In der Zwischenzeit können die Schmerzen durch ein längeres warmes Bad (maximal eine Stunde) gelindert werden.

Empfohlene Nahrungsmittel

- Fenchel
- Haselnüsse
- Heilerde (siehe Seite 123)
- Kohl
- Kresse
- Mandeln
- Petersilie
- Sellerie
- Zwiebeln

Zu meidende Nahrungs- und Genußmittel

- Alkohol
- Artischocken
- Bohnen, weiße
- Erbsen
- Erdnüsse
- Fette, gehärtete
- Fisch
- Fleisch
- Fleischbrühe, fette
- Gebäck
- Geflügel
- Grieß
- Hühnereiweiß
- Innereien (Leber, Nieren, Hirn)
- Kaffee
- Käse, gereifter
- Linsen
- Öle, raffinierte
- Rosenkohl
- Schokolade
- Schwarztee
- Spargel
- Weißmehl und daraus hergestellte Erzeugnisse, Weißbrot
- Wild
- Wurstwaren
- Zucker
- Zwieback

NIERENSTEINE

Bei Nierensteinen sollten Sie folgende Nahrungs- und Genußmittel meiden: Artischocken, Blumenkohl, Brokkoli, Erbsen, Erdnüsse, Erdnußöl, Grünkohl, Kaffee, Kakao, Meerrettich, Rosenkohl, Rotkohl, Sauerampfer, Schokolade, Spargel, Spinat, Tomaten und Weißkohl.

ÖDEME AN DEN UNTEREN GLIEDMASSEN

Ödeme (Ansammlungen wässriger Flüssigkeit) an den unteren Gliedmaßen sowie Tränensäcke morgens beim Aufwachen sind häufig alarmierende Zeichen für eine zu salzreiche Ernährung und damit für drohenden Bluthochdruck.

Natrium kommt hauptsächlich im Blut und im extrazellulären Plasmawasser vor. Es spielt eine überaus wichtige Rolle bei der

Aufrechterhaltung des Gleichgewichts zwischen den verschiedenen Körperflüssigkeiten.

Folgende Nahrungsmittel enthalten sehr viel Natrium und sollten daher nur in Maßen konsumiert werden: Fischeier, geräuchertes Fleisch bzw. Fisch, Gewürzgurken, industriell hergestellte Saucen, Kapern, Krabben, Meeresalgen, Mineralwasser von Vichy, Oliven, Salz, Salzgebäck und Wurstwaren.

Sie können die Entschlackung Ihres Organismus fördern, indem Sie eine Kur mit folgenden Gemüse- und Kräutersorten machen: Kerbel, Kohl, Petersilie, Trauben und Zwiebeln. Sie können auch rohen Spargelsaft trinken.

Aprikosen enthalten reichlich Kalium und sind ebenfalls sehr wirksam gegen Ödeme.

Langes Stehen oder ausgedehnte Sonnenbäder lassen Ödeme noch schlimmer werden.

Tips: Gehen Sie mit zügigem Schritt spazieren, schwimmen Sie, machen Sie in liegender Position Gymnastik, stärken Sie Ihr Herz mit Atemübungen, und achten Sie auf eine natürliche Haltung Ihrer Wirbelsäule.

PELADE (KREISFÖRMIGER HAARAUSFALL)

Vitamin B5 (Pantothensäure) ist in Verbindung mit Vitamin B8 (Biotin) hervorragend für die Behandlung von Haarausfall geeignet. Bei älteren Männern wird dadurch das Entstehen einer Glatze hinausgezögert. Es kann ebenfalls wirksam zur Behandlung krankhaften Haarausfalls (Alopezie) mit Depigmentierung der verbleibenden Haare bei Frauen und kreisförmigen Haarausfalls (Pelade) bei Kindern sowie bei brüchigen Nägeln eingesetzt werden.

Vitamin B5 ist hauptsächlich in Kohl, Austern, Honig, Eiern, Sojabohnen, Tomaten, Sonnenblumenkernen, Rindfleisch, Geflügel, Getreide und Getreidekeimlingen, Spinat, Gelée Royale, Melasse, Reis- und Weizenkeimen, Leber, Herz, Nieren und Bierhefe enthalten. Sie können es auch in Form einer Nahrungsergänzung einnehmen.

Vitamin B8 (Biotin) hilft ebenfalls gegen die verschiedenen Formen des Haarausfalls wie Pelade und Glatzenbildung.

Sie finden dieses Vitamin hauptsächlich in Bierhefe, Eigelb, Erdnüssen, Leber, Nieren, Pilze, Schokolade und Trockenerbsen. Kleinere Mengen sind in allen tierischen und pflanzlichen Nahrungsmitteln enthalten. Sie können Vitamin B8 auch in Form einer Nahrungsergänzung einnehmen.

PELLAGRA

Niacin (Vitamin B3) spielt eine wesentliche Rolle für die Verwertung von Kohlenhydraten sowie für den Gewebestoffwechsel. Zudem hat es Einfluß auf die Haut und das Nervensystem. Ein schwerer Niacinmangel führt zu Pellagra, einer chronischen Hauterkrankung, die mit Störungen des Nerven- und Verdauungssystems einhergeht.

Der menschliche Organismus kann dieses Vitamin aus der essentiellen Fettsäure Tryptophan herstellen. Bei Menschen, die viel Fisch, aber wenig Fleisch essen, kann sich ein Mangel einstellen, der für das Auftreten von Pellagra verantwortlich ist. Dieses Vitamin ist somit das wichtigste Element zur Bekämpfung dieser Krankheit. Im allgemeinen ist es in der Nahrung reichlich vorhanden. Größere Mengen liefern Leber (von Schwein, Rind und Kalb), Vollkornprodukte, Fisch, weißes Fleisch, Eier, Datteln, Feigen und Mandeln.

Obwohl Niacin in den meisten Nahrungsmitteln in größeren Mengen enthalten ist, treten Fälle von Pellagra immer noch in fast allen Teilen der Welt auf, vor allem in Ländern, in denen man sich hauptsächlich von Mais ernährt.

Erste Anzeichen sind Schwäche, Appetitmangel und Gewichtsverlust. In der Folge kommt es zu Kopfschmerzen, Verdauungsstörungen und Hautausschlag in Form von symmetrischen roten Flecken auf unbedeckten Hautpartien. Diese färben sich später braun und lassen schließlich die Haut an den betroffenen Stellen schuppig werden. Zungenrand und Mundschleimhaut sind scharlachrot, es bildet sich vermehrt Speichelfluß. Schon frühzeitig kommt es zu immer stärker werdendem Durchfall; im Stuhl befindet sich Blut. Die psychischen Beschwerden können sich auf Schlaflosigkeit, Kopfschmerzen und Gedächtnisstörungen begrenzen, häufig kommen aber auch schwerere Symptome wie Gereiztheit, Depressionen, irrationale Verhaltensweisen, Erregungszustände und Demenz hinzu.

Der tägliche Niacinbedarf von Frauen liegt bei ca. 13 mg, Männer benötigen 15 bis 20 mg, Säuglinge und Kinder 8 bis 15 mg. Die

Erkrankung läßt sich durch die orale Verabreichung von Niacin in Verbindung mit einer ausgewogenen Ernährung sehr gut behandeln.

Bei Durchfall kann Niacin intravenös verabreicht werden.

PILZKRANKHEITEN (MYKOSEN)

Wenn Sie an Mykosen leiden, so machen Sie eine Kur mit Kohl, Austern, Honig, Milch, Eiern, Sojabohnen, Tomaten, Sonnenblumenkernen, Rindfleisch, Geflügel, Getreide und Getreidekeimlingen, Spinat, Gelée royale, Melasse, Reis- und Weizenkleie, Leber, Herz, Nieren und Bierhefe. Diese Nahrungsmittel enthalten Vitamin B5 (Pantothensäure), das eine wichtige Rolle bei der Behandlung von Hauterkrankungen (Pilzinfektionen, Herpes usw.) spielt und gemeinsam mit Vitamin A die Wundheilung fördert.

Rohkost sollte bei der Ernährung an erster Stelle stehen. Schränken Sie daher den Genuß von stärkehaltigen Nahrungsmitteln ein, und meiden Sie erhitztes Fett.

POLYARTHRITIS (RHEUMATOIDE ARTHRITIS)

(Siehe auch **Arthritis und Arthrose**)

Mangan- und Zinkmangel spielen bei den berühmten Wachstumsschmerzen von Kindern, Gelenk- und Rückenschmerzen sowie den schmerzhaften Symptomen der Polyarthritis eine gewisse Rolle.

- Mangan ist in grünem Blattgemüse, Vollkornprodukten und Walnüssen enthalten.
- Zink finden Sie in Austern (sehr zinkreich), Eigelb, Fisch, Hülsenfrüchten, Kürbiskernen, Lamm-, Pferde- und Kalbfleisch, Leber und Vollkornprodukten.

PRÄMENSTRUELLES SYNDROM (PMS)

Die Einnahme folgender Vitamine ist zu empfehlen:

- Vitamin B6. Es ist reichlich enthalten in Getreide und Getreidekeimlingen, Vollkornbrot, Hefe, Eigelb, Rinderleber und Sojabohnen. Es kommt außerdem in Hirn, Leber, Nieren, rotem Fleisch,

Fisch, Kohl, Spinat und anderem grünen Gemüse, Trockenerbsen, frischem Obst, Käse, Milch und Melasse vor.

- Vitamin F. Die in Vitamin F enthaltene Gammalinolensäure lindert prämenstruelle Beschwerden. Sie finden sie in Nachtkerzen- und Borretschöl sowie in Weizenkeim-, Sonnenblumen-, Soja- und Erdnußöl aus erster Kaltpressung (durch Erhitzen und Raffinieren werden ihre wertvollen Fettsäuren zerstört).
- Vitamin E. Hauptsächliche Lieferanten sind Weizenkeime sowie Haselnüsse, Mandeln, grünes Blattgemüse, vor allem Kopfsalat und Spinat, Vollkornprodukte und Lebertran.

PROSTATABESCHWERDEN

Ein Siliciummangel kann die Ursache für Prostatabeschwerden sein. Der menschliche Organismus enthält ungefähr 18 g Silicium. Gemeinsam mit Calcium ist dieses Spurenelement an der Bildung der Knochen und des Bindegewebes beteiligt, wobei es unter anderem für den Zusammenhalt der Kollagen- und Elastinfasern sorgt. Man könnte es als eine Art „Zellzement“ bezeichnen, der dem Alterungsprozeß des Organismus entgegenwirkt.

Silicium lindert auch prostatabedingte Miktionsbeschwerden (Prostatismus).

In Form von Kieselsäure ist Silicium in Pflanzen mit widerstandsfähigen Stengeln und Blättern, wie zum Beispiel Schachtelhalm, sowie in Obstschalen und Getreidehülsen, Zwiebeln, Knoblauch und Schalotten enthalten. Es gibt auch Gels auf der Basis organischen Siliciums, das vom Organismus leichter verwertet werden kann.

Meiden Sie den Genuß von Alkohol und stark gewürzten Speisen, der Verzehr von Kohl dagegen ist zu empfehlen.

Anmerkung: Magnesiumchlorid (2 bis 3 g täglich) sowie Kürbiskerne empfehlen sich zur Vorbeugung und natürlichen Behandlung einer Prostataentzündung (Prostatitis).

RACHITIS

Rachitis äußert sich in Erregungszuständen, Erweichung und Rückbildung der Schädelknochen, Knochenverformungen an verschiedenen Stellen des Körpers (hervorspringendes Brustbein, O-Beine,

X-Beine) sowie einer Fehlstellung der Zähne. Sie ist die Ursache für ein verspätetes Sitzen, Stehen und Laufen des Kleinkindes. Später kommt es zu einer Kyphose (Wirbelsäulenverkrümmung).

Ursache ist häufig ein Vitamin-D-Mangel. Dieses Vitamin reguliert den Calcium- und Phosphorstoffwechsel, der eine wesentliche Voraussetzung für gesunde Knochen und Zähne ist.

Im Unterschied zu anderen Vitaminen ist Vitamin D in der Nahrung wenig vorhanden. Man findet es in Fischleberöl (vor allem von fettem Fisch), Leber und Eiern. Ein wichtiger Vitamin-D-„Lieferant" ist die Sonne, die die in der Haut gespeicherte Vorstufe des Vitamins (Provitamin) mit Hilfe der ultravioletten Strahlen in das biologisch aktive Vitamin D umwandelt. Bei unzureichender Sonnenbestrahlung oder starker Pigmentierung der Haut muß das Vitamin häufig in Form einer Nahrungsergänzung eingenommen werden.

Wird die Rachitis nicht behandelt, so führt sie beim Kleinkind zu irreversiblen Knochenverformungen.

Die Behandlung erfolgt mittels Vitamin-D-Gaben sowie über die Verabreichung calcium- und phosphorhaltiger Nahrungsergänzungen.

Empfohlene Nahrungsmittel

- Algen (Laminaria, Fucus)
- Aprikosen
- Eier
- Hefe
- Karotten
- Kohl
- Leber
- Lebertran
- Oliven
- Radieschen
- Schwarzer Rettich
- Sojabohnen
- Spinat
- Walnüsse
- Weizen

REFLUXÖSOPHAGITIS

(Siehe auch **Sodbrennen**)

Als gastroösophagealen Reflux bezeichnet man den Rückfluß von saurer Magenflüssigkeit in die Speiseröhre, verbunden mit Sodbrennen und Oberbauchschmerzen. Es handelt sich hierbei um ein weit verbreitetes Leiden. Dabei reicht es häufig schon, einige einfache Ernährungsratschläge zu beachten, um diese unangenehmen Beschwerden zu vermeiden.

- Verboten sind alle stark säurehaltigen Nahrungsmittel (der Saft von Zitronen, Grapefruits, Tomaten, grünem Obst), Alkohol in jeder Form, Kaffee, Schokolade, scharfe Gewürze und fette Nahrungsmittel.
- Reduzieren oder meiden Sie reichhaltige Mahlzeiten und kohlensäurehaltige Getränke sowie Hülsenfrüchte, frisches Brot und stärkehaltige Nahrungsmittel.
- Schränken Sie den Verzehr von Nahrungsmitteln ein, die den Magen zu sehr belasten und leicht wieder in die Speiseröhre aufsteigen, wie zum Beispiel zähes Fleisch, ballaststoffreiche Rohkost und gereifter Käse.
- Achten Sie darauf, daß Ihre Hauptmahlzeiten genügend Eiweiß enthalten (Milchprodukte, Hackfleisch).

Diese diätetischen Maßnahmen können Sie auf folgende Weise unterstützen:

- alle Nahrungsmittel gut kauen;
- zu heiße oder zu kalte Speisen meiden;
- beim Essen nicht trinken;
- immer nur kleinere Mahlzeiten zu sich nehmen;
- sich nach dem Essen nicht hinlegen;
- sich nicht nach vorne beugen, keine enge Kleidung tragen und schwere Gegenstände richtig hochheben.

Wenn die Beschwerden trotz Einhaltung dieser Ratschläge nicht nachlassen, so konsultieren Sie am besten Ihren Arzt oder Apotheker. Es gibt zahlreiche Medikamente, die Ihnen mit Sicherheit helfen können.

REIZBARKEIT

(Siehe auch **Nervosität**)

Der übermäßige Verzehr von Süßigkeiten kann einen Mangel an Chrom und Vitamin B1 hervorrufen. Unser Körper benötigt jedoch diese beiden Elemente, um Zucker abzubauen. Ein durch übermäßigen Zuckergenuß erzeugter Vitamin-B1-Mangel ist für leichte Reizbarkeit verantwortlich.

Die wichtigsten Vitamin-B1-Lieferanten sind Weizenkeime, Vollkornprodukte und Hefe. Wird Getreide industriell behandelt, um es von der Kleie zu befreien, so wird ihm dieses wertvolle Vitamin entzogen. In sehr viel kleineren Mengen findet man es in Walnüssen, Schweinefleisch, Milch- und Milchprodukten, Eigelb sowie in den grünen Bestandteilen pflanzlicher Nahrung.

Zerstört wird es durch Kaffee, Alkohol und die Antibabypille.

Empfohlene Nahrungsmittel

- Eier
- Haselnüsse
- Hefe
- Kopfsalat
- Mandeln
- Milchprodukte
- Schweinefleisch
- Spinat
- Vollkornprodukte
- Walnüsse
- Weizenkeime

Zu meidendes Genußmittel

- Alkohol
- Schwarztee

RHEUMATISCHE ERKRANKUNGEN

(Siehe auch **Arthritis und Arthrose**)

Jede äußerliche Rheumabehandlung sollte von einer inneren Entgiftung unterstützend begleitet werden.

Frisches Obst und Gemüse mit entschlackender Wirkung sind zum Beispiel Äpfel, Artischocken, Birnen, Erdbeeren, Himbeeren, rote Johannisbeeren, Karotten, Kirschen, Knoblauch, Lauch, Petersilie, Radieschen, Saubohnen, Schwarzwurzeln, Sellerie, Tomaten, Zitronen und Zwiebeln.

- Machen Sie eine zwölftägige Kur mit Sellerie, Knoblauch oder Lauch. Auch eine Traubenkur lindert die Beschwerden.
- Bereiten Sie einen Absud aus Sellerie zu, von dem Sie dreimal täglich ein Glas trinken.
- Essen Sie täglich 130 g Ofenkartoffeln mit Schale (weder fritiert noch gekocht).
- Ergänzen Sie Ihre Nahrung mit den Vitaminen B3, B6 und B15 sowie den Mineralstoffen Calcium, Magnesium, Zink, Mangan, Schwefel und Iod. Mit der kombinierten Einnahme von Gold und

Schwefel lassen sich rheumatische Beschwerden günstig beeinflussen.

- Streichen Sie säurebildende Nahrungsmittel von Ihrem Speisezettel, wie zum Beispiel Fleisch, Fisch, Eier, Weizen, Roggen, Hülsenfrüchte, Ölfrüchte, gekochtes Obst, Backpflaumen, Kiwis, Zucker, Schokolade, Butter, Käse mit hohem Fettgehalt, Spargel und Hefe.

Zahlreiche Studien zeigen, daß eine fettfreie Ernährung wahre Wunder bewirken kann. So ernährten sich im Rahmen einer Studie an der *Wayne University Medical School* sechs Patienten mit rheumatischen Gelenkentzündungen sieben Wochen lang vollkommen fettfrei. Ihre Schmerzen verschwanden vollständig. Als die Patienten zu ihrer gewohnten Ernährungsweise zurückkehrten, traten die arthritischen Beschwerden nach drei Wochen wieder auf.

Auch mit Fastenkuren ließen sich bereits erstaunliche Ergebnisse erzielen. Der schwedische Forscher Rasmussen wies nach, daß polyarthritische Beschwerden (morgendliche Unbeweglichkeit usw.) durch Fasten, welches die Darmtätigkeit verlangsamt, erheblich gelindert werden. Seiner Meinung nach reagiert der Darm bei einigen Menschen überempfindlich auf Substanzen wie Weizengluten und Kasein[(15)]. Dies ruft eine allergische Reaktion hervor, in deren Folge Antigene die Darmwand angreifen. Diese Antigene dringen in das Blut ein, woraufhin der Organismus seine Antikörper mobilisiert. Diese verrückte „Immunreaktion" verschlimmert die arthritischen Beschwerden. Die Studie von Rasmussen bestätigt die Vermutung, daß es sich bei Arthritis um eine Autoimmunerkrankung handelt, bei der der Organismus gegen einen nicht existierenden äußeren Feind kämpft.

Um eine Besserung der Beschwerden zu erzielen, benötigen Sie in erster Linie Geduld und die Bereitschaft zu einer veränderten Lebensweise:

- Streichen Sie alkoholische Getränke, Wurstwaren, Zucker und fettes Fleisch von Ihrem Speiseplan.
- Essen Sie viel Gemüse, Obst und Vollkornprodukte.
- Mageres Fleisch ist erlaubt, allerdings nur dreimal pro Woche, Fisch sogar nur zweimal.

[(15)] Wichtigster Eiweißbestandteil der Milch (Käsestoff).

Empfohlene Nahrungsmittel
- Algen (Laminaria, Fucus)
- Äpfel
- Artischocken
- Birnen
- Bohnen
- Erdbeeren
- Fenchel
- Himbeeren
- Johannisbeeren, rote und schwarze
- Karotten
- Kartoffeln
- Kerbel
- Kirschen
- Knoblauch
- Kohl
- Kresse
- Lauch
- Löwenzahn
- Meerrettich
- Mispeln
- Oliven
- Petersilie
- Pflaumen
- Radieschen
- Saubohnen
- Sauerampfer
- Schwarzer Rettich
- Schwarzwurzeln
- Sellerie
- Sojabohnen
- Tomaten
- Topinambur
- Trauben
- Zitronen
- Zuckermelone
- Zwiebeln

Zu meidende Nahrungs- und Genußmittel
- Alkohol
- Backpflaumen
- Butter
- Eier
- Fette, gehärtete
- Fisch
- Fleisch, fettes
- Hefe
- Hülsenfrüchte
- Käse mit hohem Fettanteil
- Kiwis
- Obst, gekocht
- Ölfrüchte
- Roggen
- Schokolade
- Spargel
- Weizen
- Wurstwaren
- Zucker

SCHLAFLOSIGKEIT

Trinken Sie warme Milch, sie enthält Calcium und Inositol, die sie zu einem hervorragenden natürlichen Schlafmittel machen – wenn Sie keine Milchallergie haben.

Ursache für Schlafstörungen kann ein Kohlenhydratmangel infolge einer unausgewogenen Ernährung sein.

Vitamin B6 (Pyridoxin) ist ein unentbehrlich für alle, die sich eiweißreich ernähren. Je mehr Fleisch Sie essen, um so höher ist Ihr Bedarf an Vitamin B6.

Dieses Vitamin kommt in Getreide und Getreidekeimlingen, Vollkornbrot, Hefe, Eigelb, Rinderleber und Sojabohnen vor. Man findet es auch in der Muttermilch, die für Säuglinge ein wichtiger Vitamin-B6-Lieferant ist. Flaschennahrung muß daher mit diesem Vitamin angereichert werden.

Da Vitamin B6 in der Nahrung relativ häufig vorkommt, ist ein Mangel meistens auf eine schlechte Verwertung bzw. auf dessen Zerstörung im Organismus zurückzuführen.

Mögliche Symptome eines Vitamin-B6-Mangels sind Anämie (Blutarmut), nervöse Störungen, Krämpfe und Schlaflosigkeit.

Auch ein zu hoher Kupferspiegel (beispielsweise durch den übermäßigen Genuß von Erdnüssen) kann an den Schlafschwierigkeiten schuld sein. Die Kupfer- oder Eisenkonzentration im Körper kann auf Kosten der Zink-, Mangan- und Magnesiumwerte ansteigen und organische Störungen verursachen, die sich unter anderem in Schlaflosigkeit äußern.

Empfohlene Nahrungsmittel
- Äpfel
- Eigelb
- Fisch
- Fleisch, rotes
- Gemüse
- Getreidekeimlinge
- Hefe
- Innereien (Hirn, Leber, Nieren)
- Käse
- Kohl
- Kopfsalat
- Kürbis
- Milch
- Obst, frisches (tagsüber)
- Pfirsiche
- Sojabohnen
- Spinat
- Trockenerbsen
- Vollkornbrot

Zu meidende Nahrungs- und Genußmittel
- Erdnüsse
- Kaffee
- Nikotin
- Obst, frisches (abends)
- Schwarztee
- Schwere Mahlzeiten (abends)

Lithium ist das Mittel schlechthin bei psychischen und emotionalen Störungen. Es ist in Vollkornprodukten und Samenkörnern enthalten und wird in seiner Wirkung durch Vitamin E unterstützt.

Bei Schlaf- und Gedächtnisstörungen kann man Lithium in Verbindung mit Aluminium einnehmen; ist die Schlaflosigkeit psychisch bedingt, empfiehlt sich die gleichzeitige Einnahme von Lithium, Kupfer, Gold und Silber.

SCHLÄFRIGKEIT

Es ist sehr schädlich, dem Körper beispielsweise während einer Schlankheitsdiät einfache und komplexe Kohlenhydrate vorzuenthalten.

Kohlenhydrate sind ein absolut notwendiger Bestandteil für die Bereitstellung von Kraft und Energie. Bei einem Mangel besteht die Gefahr, daß Sie sich körperlich erschöpft fühlen, schon bei der geringsten Anstrengung ermüden, Ihre Widerstandskraft sehr schnell schwindet und Sie nach und nach eine besondere Anfälligkeit für alle bakteriellen und viralen Infektionen entwickeln.

Ihr Körper, der gezwungen ist, unaufhörlich aus seinen Fettreserven zu schöpfen, um seine eigene Glukose zu produzieren, befindet sich in einem dauernden Zustand der Überbeanspruchung einerseits und der Unterversorgung andererseits. Eines der Symptome ist Schläfrigkeit. Nehmen Sie daher einfache und komplexe Kohlenhydrate in vernünftigen Mengen zu sich.

Schläfrigkeit wird häufig durch zu reichliche oder unausgewogene Mahlzeiten ausgelöste Verdauungsprobleme hervorgerufen. Darüber hinaus können auch bestimmte Medikamente, Drogen, Alkohol und Streß für Schläfrigkeit verantwortlich sein. Diese Form von Schläfrigkeit kann auch nur gelegentlich auftreten. In einem solchen Fall können Sie sich vorübergehend mit Kaffee helfen.

Bei verdauungsbedingter Schläfrigkeit sollten Sie beim Mittagessen auf eine gute Kombination der Nahrungsmittel achten und vor allem zu fette Speisen meiden. Beginnen Sie den Tag mit einem soliden eiweißhaltigen Frühstück (Eier, Getreideflocken, Brot usw.). Gegen 11 Uhr ist Zeit für eine Zwischenmahlzeit. Das Mittagessen sollte sehr leicht sein (Salat, Rohkost usw.). Kräftigen Sie sich in der Mitte des Nachmittags mit einer vollwertigen Zwischenmahlzeit.

SCHLAFSUCHT (LETHARGIE)

Aluminium ist in geringer Konzentration in pflanzlichen und tierischen Nahrungsmitteln enthalten. In sehr kleinen Mengen hat es positive Wirkung, in höheren Dosen ist es giftig und verursacht zunächst Sprachstörungen, später auch Gedächtnisausfälle, Senilität und schließlich Lethargie (Schlafsucht).

Empfohlene Nahrungsmittel

- Algen
- Kerbel
- Kohl
- Kresse
- Meerrettich

SCHMERFLUSS (SEBORRHOE)

Vitamin B2 (Riboflavin) trägt zur Gesundheit der Haut bei. Es wird in kleinen Mengen von den Bakterien der Darmflora hergestellt und ist in Hefe, Leber und Nieren, Weizenkeimen, Käse, fettem Fisch, Ölfrüchten und Eigelb enthalten. Vitamin B2 ist lichtempfindlich.

Ein Vitamin-B2-Mangel kann zu einer gesteigerten Sebumproduktion der Talgdrüsen (Seborrhoe) führen.

Gleiches gilt für einen Mangel an Vitamin B8 (Biotin), das vor allem in folgenden Nahrungsmitteln enthalten ist: Bierhefe, Eigelb, Erdnüssen, Leber, Nieren, Pilzen, Schokolade und Trockenerbsen.

SCHNARCHEN

Viele Männer und Frauen schnarchen im Schlaf. Sie stören damit ihren Bettnachbarn und schaden in gewisser Hinsicht auch der eigenen Gesundheit.

Vereinfacht erklärt ist Schnarchen auf ein schwingendes Gaumensegel im hinteren Teil der Kehle zurückzuführen. Das Gewebe in diesem Bereich hat an Spannkraft verloren; zudem können die Atemwege verschleimt und die Nase verstopft sein.

Die hauptsächliche Ursache ist ein Katarrh, das heißt eine Schleimhautentzündung der oberen Atemwege mit Schleimauswurf. Dafür kann eine falsche Ernährung verantwortlich sein, beispielsweise bei einer Allergie gegen Milch- und Milchprodukte oder Gluten. Möglicherweise ist die Ursache auch der übermäßige Genuß von stärke-, zucker- und fetthaltigem Gemüse oder zu heißen Getränken usw.

Weitere Faktoren sind Bewegungsmangel (häufiges Sitzen) sowie die Belastung mit Schadstoffen (am Arbeitsplatz oder ganz allgemein durch Luftverschmutzung).

Das Problem sollte zunächst über die Ernährung angegangen werden. Rohes oder gekochtes Obst und Gemüse sollten in mäßigen Mengen täglich auf den Tisch gebracht werden. Der Verzehr von Fett, Brot, Reis, Teigwaren und Süßspeisen muß eingeschränkt werden. Rauchen ist verboten, und Alkohol sollte nur in Maßen genossen werden. Beim Schlafen empfiehlt sich die Seitenlage eher als die Rückenlage.

Wenn das Schnarchen nicht aufhört, bitten Sie Ihren Arzt, Sie auf eine eventuelle Allergie zu testen, insbesondere auf Milch, Gluten, Eier und Erdnüsse.

SCHUPPENFLECHTE (PSORIASIS)

Wenn Sie an Schuppenflechte leiden, können Sie mit der kombinierten Einnahme von Vitamin B9 (Folsäure), Vitamin B12 (Riboflavin) und Vitamin C gute Erfolge erzielen.

Ein Vitamin-A-Mangel kann eine genetische Veranlagung für Schuppenflechte noch verstärken. Sie finden dieses Vitamin in Form von Retinol in der Leber von Fischen und anderen Tieren, dem Fett von Milchprodukten sowie in Eigelb. Als Carotin (Provitamin A) kommt es in Karotten, Spinat, Tomaten, Kopfsalat und anderem grünen Blattgemüse, Spargel, Mais, Zuckermelone, Aprikosen, Orangen usw. vor. Trockenobst enthält mehr Vitamin A als frisches.

Aluminium kann schon in geringen Mengen Schuppenflechte und Verdauungsstörungen hervorrufen. Um dies zu vermeiden, sollten Sie kein Küchengeschirr aus Aluminium verwenden.

Außerdem sind alle säurebildende Nahrungs- und Genußmittel zu meiden:

- Erdnüsse
- Spargel, Artischocken, Rosenkohl
- Hühnereiweiß
- fette Fleischbrühe
- Wurstwaren und Innereien wie Leber, Nieren und Hirn
- Weißmehl und daraus hergestellte Erzeugnisse: Teigwaren, Weißbrot, Zwieback, Gebäck usw.

- würziger, gereifter Käse
- gehärtete Fette
- raffinierte Öle
- Hülsenfrüchte: Linsen, Erbsen, weiße Bohnen usw.
- Grieß
- Zucker
- Schokolade
- Alkohol, Schwarztee, Kaffee
- Fleisch, Geflügel, Wild, Fisch

Ganz wichtig ist es, Streß zu vermeiden.

SCHWANGERSCHAFTSVERGIFTUNG (GESTOSE)

Ein Mangel an Vitamin B6 (Pyridoxin) kann den ganzen Organismus schwächen und die Anfälligkeit für eine Schwangerschaftsvergiftung erhöhen.

Während der Schwangerschaft sollten folgende Nahrungsmittel auf Ihrem Speiseplan nicht fehlen: Getreide und Getreidekeimlinge, Vollkornbrot, Hefe, Eigelb, Rinderleber, Sojabohnen, Hirn, Leber, Nieren, rotes Fleisch, Fisch, Kohl, Spinat und anderes grünes Gemüse, Trockenerbsen, frisches Obst, Käse, Milch und Melasse.

SCHWELLUNGEN DER UNTEREN GLIEDMASSEN

Wenn sich das Anschwellen der unteren Gliedmaßen durch keine bestimmte Erkrankung erklären läßt, könnte ein Vitamin-C-Mangel der Grund sein.

Essen Sie daher viel frisches Obst wie Johannisbeeren, Zitronen, Orangen, Grapefruits und exotische Früchte (Acerola, Kiwis) sowie frisches Gemüse wie Blumen- und Rosenkohl, Brokkoli, Paprikaschoten, Kartoffeln und Petersilie.

SCHWINDEL

Eine mangelnde Versorgung mit Kohlenhydraten, beispielsweise während einer sehr strengen Diät, kann die Ursache für das Auftreten von Schwindelgefühlen sein. Wurde die Diät aus wichtigen gesundheitlichen Gründen vom Arzt empfohlen, so sollten zumindest langsam verwertbare Kohlenhydrate regelmäßig auf dem Speiseplan stehen.

Salat gegen Schwindelgefühle

- Sojakeimlinge
- Tomaten
- Knoblauch
- Fenchel
- Apfelessig und Olivenöl

Bereiten Sie aus diesen Zutaten einen Salat zu, den Sie täglich zum Mittagessen zu sich nehmen. Essen Sie zum Nachtisch eine Orange.

Soja regt den Kreislauf an. Tomaten wirken entschlackend. Knoblauch stimuliert den Kreislauf und hilft gegen Arteriosklerose. Fenchel wirkt entspannend und befreit von Schwindelgefühlen. Apfelessig fördert die Verdauung, und Olivenöl unterstützt die Leberfunktion.

SEHVERMÖGEN

- Verschwommenes Sehen: Nehmen Sie Vitamin A und Kalium.
- Daltonismus (Rot-Grün-Blindheit): Nehmen Sie Vitamin A.
- Trockene Augen (mangelnde Tränenflüssigkeit). Häufig auf einen Vitamin-A-Mangel zurückzuführen. Kann ein Symptom für Arthritis sein.
- Juckende Augen: Nehmen Sie Vitamin B2 (Riboflavin) und B8 (Biotin).
- Lichtempfindlichkeit: Nehmen Sie Vitamin A und B2.

Achten Sie auf eine gute Ernährung!

„Man muß sich darüber klarwerden, daß die Augen immer schwierigeren Bedingungen ausgesetzt werden", unterstreichen der Augenarzt Dr. Yves Cohen und die Ernährungswissenschaftlerin Dr. Kathy Bonan. „Denken Sie nur an Faktoren wie Umweltverschmutzung, Streß, Medikamente, zuviel Fett und Zucker in der Ernährung sowie Computer- und Fernsehbildschirme und Neonlicht … Mit der richtigen Ernährung können wir sie besser schützen."

Der Zusammenhang zwischen Ernährung und Gesundheitszustand der Augen wurde bis vor kurzem etwas vernachlässigt, da man dazu neigte, die Augen als ein vom übrigen Körper unabhängiges Organ zu betrachten. Doch das ist falsch, erklärt Dr. Yves Cohen. Die Netzhaut, die die Hintergrundmembran des Auges bildet, ist der wichtigste Bestandteil des Augapfels und im eigentlichen Sinne eine Erweiterung des Gehirns. So wie das Gehirn auch besteht sie aus Nervenzellen, die es ausreichend zu versorgen gilt. Der gesamte vordere Teil des Auges ist überaus verletzlich, da er vollkommen durchsichtig ist, damit das Licht die Netzhaut erreichen kann. Dieser Bereich enthält zwar keine Gefäße (um lichtdurchlässig zu bleiben), ist aber durchaus lebendig, aktiv und von der Versorgung mit Proteinen, Vitaminen und Mineralsalzen aus der Nahrung abhängig. Der Unterschied zu anderen Organen besteht lediglich darin, daß die Versorgung mit Nährstoffen nicht über Blutgefäße, sondern über die Flüssigkeit gewährleistet wird, von der der Augapfel umgeben ist.

Mit einer vernünftigen Ernährungsweise können Sie Augenerkrankungen wie grauen Star, Altersweitsichtigkeit sowie einen ernährungsbedingten Verlust der Sehschärfe hinauszögern.

- Trinken Sie täglich mindestens einen bis anderthalb Liter Mineralwasser, entweder pur oder – besser noch – mit etwas frisch gepreßtem Zitronen-, Orangen- oder Grapefruitsaft, so versorgen Sie sich mit reichlich Vitamin C. Das Wasser hilft, Giftstoffe aus dem Körper auszuscheiden. Vitamin C gilt als das Vitamin des Immunsystems. Es stärkt die Abwehrkräfte des Organismus gegen alle Angriffe von außen und schützt somit auch die Augen vor viralen und anderen Infektionen. Außerdem zögert es dank seiner oxidationshemmenden Wirkung alle die Augen betreffenden Alterserscheinungen (grauer Star, Weitsichtigkeit) hinaus.
- Essen Sie Nahrungsmittel, die reichlich Vitamin A enthalten, es ist wichtig für den Feuchtigkeitshaushalt des Körpers. Es hilft der Linse, ihren Flüssigkeitsgehalt aufrechtzuerhalten und somit geschmeidig zu bleiben.

Salat für die Stärkung der Sehkraft

- frischer Kopfsalat
- reichlich Kerbel
- getrocknete Korinthen
- rohe, in dünne Scheiben geschnittene Kartoffeln

Alle Zutaten miteinander vermengen und mit einer Vinaigrette anmachen.

Die Abendmahlzeit jeden zweiten Tag durch diesen Salat ersetzen.

SEXUALITÄT

Nährstoffe für ein erfülltes Sexualleben

Bei Störungen im Sexualbereich greifen psychische, emotionale und somatische Probleme ineinander. Wir konzentrieren uns hier lediglich auf die Frage, welche Nährstoffe für ein erfülltes Sexualleben besonders wichtig sind.

Die Ernährung spielt hier eine grundlegende Rolle. So kann beispielsweise Impotenz beim Mann oder Frigidität bei der Frau in bestimmten Fällen auf hormonelle Störungen zurückzuführen sein, die sich aber zum großen Teil durch die Einnahme sorgfältig ausgewählter Nährstoffe beheben lassen.

Den Antioxidantien (Vitamin A, C, E, Zink, Selen und Cystein) kommt dabei eine ganz besondere Bedeutung zu. Sie entfalten ihre Wirkung auf den gesamten Organismus, indem sie die Oxidation freier Radikale bremsen und dem Alterungsprozeß entgegenwirken.

Auch Phenylalanin, Vitamin B1, B3, B6 und B15 sowie Iod, Kupfer, Octacosanol und Ginseng sind hilfreich.

Freie Radikale

Freie Radikale sind äußerst reaktionsfähige Molekülteile, denn sie verfügen über eine zusätzliche elektrische Ladung in Form eines freien Elektrons. Sie sind daher sehr instabil und reagieren mit den benachbarten Molekülen, um sich zu stabilisieren. Diese erste Reaktion löst eine ganze Reihe von Kettenreaktionen aus, die sich auf Tausende von Molekülen ausdehnen kann. Auf diese Weise oxidieren die freien Radikale, schädigen das Körpergewebe und fördern den Alterungsprozeß.

Zahlreiche Substanzen können freie Radikale bilden, wobei an erster Stelle der Sauerstoff zu nennen ist. Derselbe Sauerstoff, der uns das Leben ermöglicht, läßt uns also gleichzeitig altern. Auch andere in unserer Umwelt vorkommende Faktoren und Substanzen können freie Radikale bilden und unseren Körper von außen angreifen, beispielsweise UV-Strahlung, übertriebenes Sonnenbaden, giftige Metalle, Ozon usw. Wenn sich freie Radikale mit Lipiden – insbesondere mit mehrfach ungesättigten Fettsäuren – verbinden, entstehen außerdem nach verschiedenen chemischen Reaktionen (Peroxidation) wiederum freie Radikale.

Die freien Radikale fördern gleich auf verschiedene Weise den Alterungsprozeß: Sie schädigen die DNA und RNA der Zellen, die unser Körper für die Eiweiß- und Enzymherstellung benötigt. Sie greifen die Zellmembran an, wodurch die Zufuhr von Nährstoffen in die Zelle sowie die Ausleitung von Abfallstoffen behindert wird, so daß die betroffene Zelle ganz langsam abstirbt. Und schließlich schädigen sie die Proteine im Organismus durch das sogenannte *Cross linkage* (das heißt sie greifen molekulare Kreuzverbindungen in der DNA-Molekülstruktur an). Dieser Prozeß ist unter anderem für die Hautalterung verantwortlich (Faltenbildung, Austrocknung, abnehmende Elastizität).

Die Hautreaktionen sind ein Spiegel dessen, was sich im Körper abspielt. Somit tragen die freien Radikale gleich in mehrfacher Hinsicht zum Auftreten degenerativer Erkrankungen (Herz-Gefäß-Erkrankungen, Krebs, Rheumatismus usw.) bei, denn sie schaffen minderwertiges Eiweiß, schädigen die Zell-DNA und -RNA, beeinträchtigen die Zellmembranen und bewirken die Bildung entzündungsfördernder Prostaglandine. Lipofuszin, das für die Altersflecken verantwortliche Pigment, ist ein Ergebnis der Wirkung freier Radikale auf die Lipide. Lipofuszin lagert sich nicht nur auf der Haut ab, sondern auch im Organismus, vor allem im Gehirn, wo es bestimmte altersbedingte geistige Störungen hervorruft.

Nützliche oder notwendige Nährstoffe für den Erhalt der Sexualfunktionen

Vitamin A, enthalten in Eigelb, Fischöl (Lebertran, Heilbuttleberöl, Lachsöl usw.), Leber von Rind, Schaf und Huhn, Karotten, Spinat, Tomaten, Kopfsalat und anderem grünem Blattgemüse, Spargel, Mais, Zuckermelone, Aprikosen und Orangen.

Vitamin E (Tocopherole), enthalten in Weizenkeimen, Haselnüssen, grünem Blattgemüse und Vollkornprodukten.

Vitamin C, enthalten in frischem Obst wie Johannisbeeren, Erdbeeren, Zitronen, Orangen und bestimmten exotischen Früchten (Acerola, Kiwis) sowie in frischem Gemüse wie Blumen- und Rosenkohl, Brokkoli, Paprikaschoten, Kartoffeln, Petersilie usw.

Zink, enthalten in Austern (sehr zinkreich), Kürbiskernen, Eigelb, Fisch, Muscheln und anderen Schalentieren, Fleisch, Leber usw. Dank seiner Eigenschaft als Antioxidans ist Zink wichtig für die Sexualität, insbesondere die des Mannes. Es ist von wesentlicher Bedeutung für den Stoffwechsel des männlichen Sexualhormons Testosteron; es ist an der Bildung von Sperma beteiligt und spielt eine Rolle bei der Prostatafunktion. Ein Zinkmangel läßt die Produktion von Spermazellen zurückgehen.

Selen, enthalten in Vollkornprodukten, Eiern, Hülsenfrüchten, Olivenöl, Fleisch, Fisch, Muscheln und Ginseng.

Cystein, enthalten in Knoblauch, Zwiebeln, Bohnen, Eiern, Fleisch, Milchprodukten und bestimmten Getreidesorten.

Phenylalanin: Die Derivate dieser essentiellen Aminosäure spielen eine wichtige Rolle für das Gehirn und die Sexualität und wirken als natürliches Antidepressivum. Man findet sie hauptsächlich in eiweißreichen Nahrungsmitteln: Hühnereiweiß, Sojabohnen, Spinat, Kichererbsen, Erdnüssen usw.

Vitamin B6 (Pyridoxin), enthalten in Hefe, Getreidekeimlingen, Innereien (Leber usw.), Eiern, Fisch, Gemüse, Obst usw. Zerstört wird es durch die Antibabypille, Alkohol und bestimmte Garmethoden. Bei einer stark eiweißhaltigen Ernährung ist die Einnahme Vitamin-B6-haltiger Nahrungsergänzungen zu empfehlen.

Vitamin B3 (Niacin): Dieses Vitamin ist in Nahrungsmitteln reichlich vorhanden, beispielsweise in Vollkornprodukten, Fisch, weißem Fleisch, Eiern, Datteln, Feigen, Mandeln und Leber. Es dient zur Vorbeugung von Herz-Gefäß-Erkrankungen, senkt den Cholesterinspiegel und hilft gegen geistige und nervöse Störungen. Zudem ist es an der Bildung verschiedener Hormone beteiligt, insbesondere der Sexualhormone (beispielsweise Testosteron) sowie der Schilddrüsenhormone und des Insulins.

Vitamin B3 unterstützt die Freisetzung von Histamin, einer Substanz, die zum Zeitpunkt der Ejakulation des Mannes und des Orgasmus der Frau ins Blut ausgeschüttet wird.

Vitamin B1 (Thiamin), enthalten in Weizenkeimen, Vollkornprodukten, Hefe, Walnüssen, Milch und Milchprodukten sowie Eigelb. Zerstört wird es durch Kaffee, Schwarztee, Alkohol und die Antibabypille.

Kupfer, enthalten in Mandeln, Haselnüssen, Walnüssen, Kresse, Vollkornweizen, Gerste, roter Bete, Zwiebeln, Datteln, Karotten, Kohl, Äpfeln, Trauben usw. Kupfer trägt gemeinsam mit Eisen und Cobalt zur Blutbildung (Hämatopoese) bei, unterstützt die Bildung des Farbstoffs der roten Blutkörperchen (Hämoglobin) und spielt eine Rolle beim Leberstoffwechsel. Es ist ein wichtiger Faktor für die Bekämpfung von Krebserkrankungen.

Einige Nährstoffe schwächen die Begleiterscheinungen von Diabetes (Zuckerkrankheit) oder Hypoglykämie (Unterzuckerung des Blutes) ab, die eine wichtige Ursache sexueller Probleme sind:

Chrom, enthalten in Hefe, Vollkornprodukten, Fleisch und Meeresfrüchten.

Octacosanol: Dieser Wirkstoff wurde aus Weizenkeimöl isoliert und ist nun als Nahrungsergänzungsmittel erhältlich.

Ginseng: Die Wirkung dieser Pflanze ist hinlänglich bekannt. Sie ist ein natürliches Antidepressivum, das in einer normalen Dosis mild anregt und sich günstig auf das Sexualleben auswirkt.

Sind sexuelle Probleme, insbesondere die des Mannes, auf kardiovaskuläre Beschwerden zurückzuführen, so sind einige Nährstoffe ganz besonders zu empfehlen: Magnesium, Vitamin B3 (gefäßerweiternde Wirkung), Vitamin B6, Selen sowie Zink und darüber hinaus in der täglichen Nahrung die zarten Zellulosefasern von Obst und Gemüse.

Studien haben gezeigt, daß sich der Alterungsprozeß vor allem mit folgenden Nährstoffen hinauszögern läßt: Selen, Zink, Vitamin A, Vitamin C und Vitamin E. Diese fünf Nährstoffe sind die wichtigsten Antioxidantien, die helfen, länger jung zu bleiben. Sie sind Bestandteil aller „Anti-Aging-Programme“, die von amerikanischen Ernährungswissenschaftlern und Gerontologen empfohlen werden.

SEXUELLE LUST, MANGELNDE

Ein mangelndes sexuelles Interesse kann, wie Konzentrationsmangel, auf eine Unterversorgung mit Kohlenhydraten zurückzuführen sein. Lesen Sie die Ratschläge unter **Konzentrationsmangel** und **Sexualität**.

SKORBUT

Skorbut ist eine typische Erkrankung bei Vitamin-C-Mangel, die aber mittlerweile sehr selten geworden ist. Früher war Skorbut eine schwere Krankheit, die häufig auf hoher See auftrat. Sehr viele Matrosen sind ihr zum Opfer gefallen, bis ihr Proviant durch Zitronen ergänzt wurde.

Ein Vitamin-C-Mangel ist noch bei Säuglingen zu beobachten, die weder gestillt werden noch Fruchtsäfte erhalten, bei unterernährten Bevölkerungsgruppen sowie unter bestimmten Bedingungen physiologischer (Schwangerschaft, Stillzeit) oder pathologischer Natur (Schilddrüsenüberfunktion), in denen der Bedarf des Organismus erhöht ist.

Natürliches Vitamin C ist in frischem Obst wie Johannisbeeren, Zitronen, Orangen, Grapefruits, exotischen Früchten (Acerola, Kiwis) und Hagebutten sowie in frischem Gemüse wie Blumen- und Rosenkohl, Brokkoli, Paprikaschoten, Tomaten, Kartoffeln und Petersilie enthalten.

Empfehlenswert ist der Genuß von frischem Orangen- oder Grapefruitsaft.

Der tägliche Vitamin-C-Bedarf liegt sowohl beim Kind als auch beim Erwachsenen bei ca. 70 mg.

Empfohlene Nahrungsmittel

- Acerola
- Grapefruits
- Johannisbeeren
- Kartoffeln
- Kerbel
- Kiwis
- Kohl
- Kresse
- Löwenzahn
- Meerrettich
- Orangen
- Petersilie
- Radieschen
- Schwarzer Rettich
- Spinat
- Tomaten
- Zitronen
- Zwiebeln

SODBRENNEN

(Siehe auch **Refluxösophagitis**)

Sodbrennen (Hyperazidität oder auch Hyperchlorhydrie) ist die Folge eines Salzsäureüberschusses im Magensaft, der sich in Magenschmerzen und Reflux (Aufsteigen von Magensaft in die Speiseröhre) bemerkbar macht.

Schränken Sie den Genuß säurebildender Nahrungsmittel stark ein: Erdnüsse, Spargel, Artischocken, Rosenkohl, Hühnereiweiß, fette Fleischbrühe, Wurstwaren, Innereien wie Leber, Nieren und Hirn, Weißmehl und daraus hergestellte Erzeugnisse wie Weißbrot, Zwieback und Teigwaren, würziger, gereifter Käse, gehärtete Fette, raffinierte Öle, Hülsenfrüchte wie Linsen, Erbsen und weiße Bohnen, Grieß, Zucker, Schwarztee, Alkohol, Kaffee, Schokolade, Fleisch, Fisch, Geflügel und Wild.

Empfohlene Nahrungsmittel	*Zu meidende Nahrungsmittel*
– Alfalfakeimlinge – Feigen – Fenchel – Heilerde (siehe Seite 123) – Karotten – Kartoffeln – Kastanien – Kohl – Kopfsalat – Quinoa – Quitten – Reis, halbgeschliffener – Sonnenblumenkeimlinge	– Johannisbeeren, rote – Ketchup – Kohlensäurehaltige Getränke – Majoran – Paprika (Gewürz) – Paprikaschoten – Petersilie – Pfeffer – Pflaumen – Rhabarber – Rosmarin – Safran – Salbei – Senf – Zitrusfrüchte

SONNENEMPFINDLICHKEIT

Wenn Ihre Haut besonders empfindlich auf die Sonne reagiert, so kann dies ein Hinweis auf einen Vitamin-B3-Mangel sein. Nehmen Sie daher vor einem Sonnenbad Niacin ein.

Sie finden es in größeren Mengen in Leber (von Schwein, Rind und Kalb), Vollkornprodukten, Fisch, weißem Fleisch, Eiern, Datteln, Feigen und Mandeln.

Verwenden Sie keine psoralenhaltige Cremes und Salben.

SPASMOPHILIE

(Siehe auch **Krämpfe**)

Mit Magnesium läßt sich Spasmophilie derzeit am effektivsten bekämpfen. Bei echter Spasmophilie wird in der Regel ein Magnesiummangel festgestellt.

Die moderne Ernährung enthält nur noch sehr wenig Magnesium, was man den Zubereitungsmethoden vieler moderner Nahrungsmittel zuschreibt. Außerdem verzehren vor allem Frauen aus Angst vor einer Gewichtszunahme nur wenig Mandeln, Haselnüsse, weiße Bohnen, Schokolade und Trockenobst, dabei liefern gerade diese Nahrungsmittel das meiste Magnesium!

Was Sie gegen Magnesiummangel tun können

- Verwenden Sie Weizenkeime (aus dem Reformhaus). Sie haben die gleiche Konsistenz wie Paniermehl und können über Salate und Gemüse gegeben oder anstelle von Paniermehl verwendet werden.
- Variieren Sie Ihre Salate mit rohen Spinatblättern, Rippenmangold oder Löwenzahn, und fügen Sie einige Herzmuscheln hinzu.
- Geben Sie gehackte Mandeln über Ihre Salate oder grünen Gemüseteller.
- Essen Sie Salate aus Linsen, weißen oder roten Bohnen, Kichererbsen, Kohl sowie Brokkoli. Als Dressing genügen etwas Olivenöl und einige Zwiebelringe oder Schalotten.
- Auch Calcium ist zu empfehlen, allerdings in geringeren Mengen. Achten Sie darauf, Calcium und Magnesium (als Nahrungsergänzung) nicht gleichzeitig einzunehmen, denn sie heben sich gegenseitig in ihrer Wirkung auf.

Zusätzlich gelten folgende Empfehlungen:

- Achten Sie auf einen gesunden Lebensstil.
- Wichtig ist eine ausgewogene Ernährung mit frischem Obst und Gemüse, um den Organismus mit allen notwendigen Vitaminen zu versorgen.
- Vorsicht bei bestimmten Medikamenten, die einen Magnesiummangel nach sich ziehen, wie zum Beispiel harntreibende Medikamente oder orale Verhütungsmittel. Bei einer Neigung zu Spasmophilie ist es ratsam, bei bestimmten medikamentösen Behandlungen Magnesium zusätzlich einzunehmen.

Mineralstoffspendender Obstdrink

- 2 Scheiben frische Ananas
- 1 Orange
- 1 Teelöffel Weizenkeimpulver
- 1/4 Teelöffel grüne Heilerde oder Dolomitpulver

Das Obst in den Entsafter geben, danach Weizenkeimpulver und Heilerde hinzufügen.

Trinken Sie davon jeden Morgen ein Glas.

Beruhigende Pastete

- 150 g Kartoffelstärke
- 1 gestrichener Eßlöffel Bierhefe
- 3 Eier

- 3 Eßlöffel Milch
- 1 Eßlöffel Palmöl
- 1/4 Hühnchen
- 1 Scheibe Kalbsleber
- 2 Eßlöffel geriebener Greyerzer
- 3 Petersilienzweige
- Salz und Pfeffer

Kalbsleber und Hühnchen in kleine Würfel schneiden, Petersilie hacken. Stärke, Hefe, Eier, Öl und Milch zu einem glatten Teig verrühren. Erst die Leber- und Hühnchenwürfel, dann den geriebenen Greyerzer und die gehackte Petersilie hinzufügen. Würzen und 30 Minuten im Ofen überbacken lassen.

Magnesiumbratlinge

- 3 Eßlöffel Weizenflocken
- 3 Eßlöffel Buchweizenflocken
- 3 Eßlöffel Haferflocken
- Tomaten
- Petersilie
- 1 Zwiebel
- 1 Ei

Die Getreideflocken eine Stunde in wenig lauwarmem Wasser quellen lassen. Gleichzeitig ein Püree aus Tomaten, gehackter Petersilie und gehackter Zwiebel zubereiten. Ein Ei unterrühren. Kleine Küchlein formen und in der Pfanne ohne Fett anbräunen.

Krampflösendes Getränk

- 50 g Schachtelhalm
- 50 g Seekohl (Laminaria-Algen)
- 25 g zerstoßene Bockshornkleesamen
- Petersilie

Schachtelhalm, Seekohl und Bockshornkleesamen miteinander vermengen. Einen Eßlöffel der Mischung auf eine große Tasse Wasser rechnen. Das Ganze erhitzen, aber nicht kochen lassen. Abseihen und reichlich gehackte Petersilie dazugeben.

Morgens und abends jeweils eine Tasse trinken.

Krampflösender Sommersalat

- rohe Miesmuscheln

- rohe Herzmuscheln
- rohe Venusmuscheln
- Zitronensaft
- Olivenöl
- frische Petersilie
- grüne Paprikaschoten

Mies-, Herz-, und Venusmuscheln miteinander vermengen. Mit reichlich Zitronensaft und Olivenöl übergießen. Frische Petersilie und die sehr fein geschnittenen grünen Paprikaschoten hinzufügen. Nach 14 Tagen sind Sie mit Sicherheit von Ihren Krämpfen geheilt!

Eisenreicher Salat

- Herzmuscheln
- Petersilie
- Zitronensaft
- Olivenöl

Bei Eisenmangel regelmäßig auf den Speiseplan setzen.

Rubidiumreicher Salat

- rote Bete
- Selleriestauden
- milde Zwiebeln
- Olivenöl
- Apfelessig

Rote Bete und Selleriestauden fein schneiden und mit einem Dressing aus fein gehackten Zwiebeln, Olivenöl und Apfelessig servieren.

Die Abendmahlzeit durch diesen Salat ersetzen.

Rote Bete und Sellerie enthalten reichlich Rubidium, ein Spurenelement, das ausgleichend auf das Nervensystem wirkt.

SPRACHSTÖRUNGEN

In höheren Dosen kann Aluminium Sprachstörungen, später Gedächtnisverlust, Senilität und schließlich Lethargie verursachen. Es ist daher besser, seine Aluminiumwerte testen zu lassen, um einen eventuellen Aluminiumüberschuß oder -mangel aufzudecken. Mit Hilfe des Arztes läßt sich das Gleichgewicht wiederherstellen.

STAR, GRAUER (KATARAKT)

Zur Vorbeugung von grauem Star sollten Sie Vitamin B2 (Riboflavin) zu sich nehmen. Sie finden es in Hefe, Leber und Nieren, Weizenkeimen, Käse, fettem Fisch, Ölfrüchten und Eigelb. Vorsicht: Vitamin B2 wird durch Licht zerstört.

Selen wirkt ebenfalls vorbeugend gegen grauen Star. Essen Sie also regelmäßig Weizenkeimlinge, Vollkornweizen und Naturreis, Zwiebeln, Hefe, Ananas sowie Fleisch, und nehmen Sie eine Nahrungsergänzung mit Selen ein.

Empfohlene Nahrungsmittel

- Ananas
- Eigelb
- Fisch, fetter
- Fleisch
- Hefe
- Käse
- Leber
- Nieren
- Ölfrüchte
- Vollkornprodukte
- Weizenkeimlinge
- Zwiebeln

STERILITÄT BEIM MANN

Die Vitamine C und E helfen gegen bestimmte Formen der männlichen Sterilität.

Vitamin C ist in frischem Obst wie Johannisbeeren, Zitronen, Orangen, Grapefruits, exotischen Früchten (Acerola, Kiwis) und Hagebutten sowie in frischem Gemüse wie Blumen- und Rosenkohl, Brokkoli, Paprikaschoten, Tomaten, Kartoffeln und Petersilie enthalten.

Vitamin E ist in Weizenkeimen, Haselnüssen, Mandeln, grünem Blattgemüse, Lebertran und pflanzlichen Ölen enthalten.

Produkte, die aus herkömmlicher Landwirtschaft stammen, enthalten Giftstoffe, welche die Fruchtbarkeit bei Mann und Frau offenbar beeinträchtigen. (Siehe auch **Sexualität**)

STRESS

Um Streß abzubauen, sollten Sie bevorzugt Nahrungsmittel mit folgenden Vitaminen und Mineralstoffen zu sich nehmen:

- **Vitamin C,** enthalten in frischem Obst wie Johannisbeeren, Zitronen, Orangen, Grapefruits, exotischen Früchten (Acerola, Kiwis) und Hagebutten sowie in frischem Gemüse wie Petersilie, Blumen- und Rosenkohl, Brokkoli, Paprikaschoten und Kartoffeln.

- **Vitamin B1.** Die wichtigsten Vitamin-B1-Lieferanten sind Weizenkeime, Vollkornprodukte und Hefe. Wird Getreide behandelt, um es von der Kleie zu befreien, so wird ihm dieses wertvolle Vitamin entzogen. In sehr viel kleineren Mengen findet man es in Walnüssen, Schweinefleisch, Milch- und Milchprodukten, Eigelb sowie in den grünen Bestandteilen pflanzlicher Nahrung. Zerstört wird es durch Kaffee, Alkohol und die Antibabypille.
- **Vitamin B5,** enthalten in Kohl, Austern, Honig, Milch, Eiern, Sojabohnen, Tomaten, Sonnenblumenkernen, Rindfleisch, Geflügel, Getreide und Getreidekeimlingen, Spinat, Gelée Royale, Melasse, Reis- und Weizenkleie, Leber, Herz, Nieren und Bierhefe.
- **Vitamin B9,** enthalten in Spinat, Brokkoli, Chicorée, Bierhefe, Weizenkeimen, Erdnüssen, Mandeln und Leber. Kalbsbries, Nieren, Muskelfleisch, Geflügel, Käse und Hülsenfrüchte enthalten größere Mengen dieses Vitamins in gebundener Form (Polyglutamat).
- **Vitamin E,** enthalten in Weizenkeimen, Haselnüssen, Mandeln, grünem Blattgemüse, vor allem in Kopfsalat und Spinat, Vollkornprodukten, Lebertran usw.
- **Calcium** finden Sie vor allem in Milch und Milchprodukten wie Joghurt, Quark und Hartkäse (zum Beispiel Greyerzer) sowie in Mandeln, Haselnüssen, Trockenobst, Dörrbohnen, Weichtieren und bestimmten Mineralwässern mit hohem Calciumgehalt.

Sie erhöhen Ihre Calciumzufuhr, wenn Sie einen Löffel entrahmtes Milchpulver (enthält ca. 100 mg Calcium) in Ihren Frühstückskaffee bzw. -tee einrühren. Sie können es auch in Ihren fettfreien Joghurt oder Quark, in alle Gerichte auf Milchbasis, weiße Saucen, Puddings, Suppen und sogar in das Garwasser von Gemüse geben, wodurch es ganz besonders schmackhaft wird. Übrigens: 100 g Brokkoli enthalten genauso viel Calcium wie ein Löffel entrahmtes Milchpulver!

- **Magnesium.** Sie können beispielsweise Paniermehl durch Weizenkeime ersetzen, um Fisch- oder Fleischfilets und Hühnerbrustfilets zu panieren. Legen Sie sich einen kleinen Vorrat an fein gehackten Feigen an, die Sie in Naturjoghurt mit Haferflocken oder Knusperflocken geben. Variieren Sie Kopfsalat mit ein paar schönen Rippenmangold- oder Löwenzahnblättern, und geben Sie ein paar geröstete bzw. gehackte Mandeln oder auch Sonnenblumenkerne dazu. Bringen Sie zwei- bis dreimal wöchentlich in der Pfanne oder im Wok gedünsteten Brokkoli auf den Tisch, oder bereiten Sie einen Brokkolisalat oder eine Brokkolisuppe zu.

- **Kalium.** Die kaliumreichsten Nahrungsmittel sind getrocknete Aprikosen, Bananen, Kakao, Karotten, getrocknete Kastanien, Datteln, Spinat, getrocknete Feigen, Weizenkeime, Maiskeime, frischer Hering, magerer Schinken, Wittling, frischer Kabeljau, Trockeneipulver, Backpflaumen, Forelle und Fleisch (Lamm, Rind und Hase).
- Verzichten Sie auf Zucker, Koffein, Alkohol, Nikotin und Aufputschmittel.
- Trinken Sie viel Wasser.
- Trinken Sie Milch, sie enthält eine essentielle Fettsäure mit entspannungsfördernder Wirkung: Tryptophan.
- Treiben Sie regelmäßig Sport. Nach Dr. Earquhar von der Universität Stanford, USA, „scheint körperliche Bewegung einen gewissen Einfluß auf die Neurohormone zu haben, was sich wiederum positiv auf die Psyche auswirkt. Die Muskeln sind danach so entspannt wie nach der Einnahme eines Beruhigungsmittels".
- Probieren Sie Entspannungstechniken (Yoga, Meditation usw.) aus.

Stärkungspüree

- Linsen, gekocht
- 1 Teelöffel Olivenöl
- 1 Teelöffel Schachtelhalmpulver
- 1 Teelöffel Bierhefe

Die Linsen zerdrücken. Die anderen Zutaten miteinander verrühren und dazugeben. Das Püree abends warm verzehren.

Bretonische Suppe

- 4 Karotten
- 1/2 Wurzelsellerie
- 1/2 Grünkohl
- 20 g getrocknete Braunalgen
- 2 Handvoll weiße Bohnen

Die weißen Bohnen separat in 1 Liter Wasser kochen. Das in kleine Stücke geschnittene Gemüse in einen Topf mit 1,5 Liter gesalzenem Wasser geben. Eine Stunde lang kochen lassen. Kurz vor dem Servieren die Bohnen hinzufügen.

Magnesiumbratlinge

- 3 Eßlöffel Weizenflocken
- 3 Eßlöffel Buchweizenflocken
- 3 Eßlöffel Haferflocken
- Tomaten
- Petersilie
- 1 Zwiebel
- 1 Ei

Die verschiedenen Getreideflocken eine Stunde in wenig lauwarmem Wasser quellen lassen. Gleichzeitig ein Püree aus Tomaten, gehackter Petersilie und gehackter Zwiebel zubereiten. Ein Ei unterrühren. Kleine Küchlein formen und in der Pfanne ohne Fett anbräunen.

Entspannungsdrink

- 50 g Schachtelhalm
- 50 g Seekohl (Laminaria-Algen)
- 25 g zerstoßene Bockshornkleesamen
- Petersilie

Schachtelhalm, Seekohl und Bockshornkleesamen miteinander vermengen. Einen Eßlöffel der Mischung auf eine große Tasse Wasser rechnen. Das Ganze erhitzen, aber nicht kochen lassen. Abseihen und reichlich gehackte Petersilie dazugeben.

Morgens und abends jeweils eine Tasse trinken.

Rubidiumreicher Salat

- rote Bete
- Selleriestauden
- milde Zwiebeln
- Olivenöl
- Apfelessig

Rote Bete und Selleriestauden fein schneiden und mit einem Dressing aus fein gehackten Zwiebeln, Olivenöl und Apfelessig servieren.

Die Abendmahlzeit durch diesen Salat ersetzen.

Rote Bete und Sellerie enthalten reichlich Rubidium, ein Spurenelement, das ausgleichend auf das Nervensystem wirkt.

TAUBHEITSGEFÜHL IN DEN GLIEDERN

Dieses unangenehme Gefühl kann auf einen Kohlenhydratmangel zurückgehen. Es ist überaus schädlich, auf Einfach- und Mehrfachzucker zu verzichten, da Kohlenhydrate eine unentbehrliche Energiequelle sind. Der Organismus muß ununterbrochen auf seine Fettreserven zurückgreifen, um die benötigte Glukose selbst herzustellen, und befindet sich in einem Zustand ständiger Überlastung und Erschöpfung. Dadurch kann dieses sehr unangenehme Taubheitsgefühl in den Gliedmaßen verursacht werden.

Sorgen Sie für eine ausgewogene Ernährung, indem Sie einfache und komplexe Kohlenhydrate in vernünftigen Mengen zu sich nehmen.

TETANIE (ZUSTAND NEUROMUSKULÄRER ÜBERERREGBARKEIT)

Ein Calciummangel kann zum Teil die Ursache für Tetanieanfälle sein.

Der Körper braucht seine tägliche Menge an Calcium, die ihm im wesentlichen mit dem Genuß von Milch und Milchprodukten zugeführt wird. Hartkäse (wie zum Beispiel Greyerzer), Mandeln, Haselnüsse, Trockenobst, Dörrbohnen, Weichtiere sowie bestimmte Mineralwässer enthalten reichlich Calcium. Sie finden es auch in dunkelgrünem Blattgemüse, Rhabarber (der von Patienten mit erhöhten Harnsäurewerten jedoch nur in Maßen genossen werden sollte), getrockneten Feigen und Fischkonserven, vor allem in den sehr weich und genießbar gewordenen Gräten.

Wenn Sie Saucen und Salatmarinaden mit Joghurt verfeinern (um auch bei geringerem Fettgehalt für eine cremige Konsistenz zu sorgen), führen Sie Ihrem Körper mehr Calcium zu.

Sie erhöhen Ihre Calciumzufuhr noch zusätzlich, wenn Sie einen Löffel entrahmtes Milchpulver (enthält ca. 100 mg Calcium) in Ihren Frühstückskaffee bzw. -tee einrühren. Sie können es auch in fettfreien Joghurt oder Quark, in alle Gerichte auf Milchbasis, weiße Saucen, Puddings, Suppen und sogar in das Garwasser von Gemüse geben, wodurch dieses ganz besonders schmackhaft wird.

Vitamin D und Magnesium sorgen dafür, daß Calcium im Organismus gebunden werden kann. Magnesium finden Sie in Kakao,

Schokolade, Vollkornprodukten, Naturreis, Öl- und Hülsenfrüchten sowie in Weichtieren.

Verwenden Sie Weizenkeime (aus dem Reformhaus). Sie haben die gleiche Konsistenz wie Paniermehl und können über Salate und Gemüse gegeben oder anstelle von Paniermehl verwendet werden. Variieren Sie Ihre Salate mit rohen Spinatblättern, Rippenmangold und Löwenzahn. Geben Sie einige Herzmuscheln sowie ein paar gehackte Mandeln hinzu, auch sie können einen grünen Salatteller attraktiver machen. Salat muß nicht unbedingt nur aus grünen Blättern bestehen!

Für einen schmackhaften Salatteller eignen sich ebenfalls gekochte Linsen, rote oder weiße Bohnen, Kichererbsen, alle Kohlsorten sowie Brokkoli. Sie können kalt mit wenig Olivenöl und einigen Schalotten (die grauen sind die besten) oder Zwiebelringen serviert werden.

TRÄNENSÄCKE

Tränensäcke morgens beim Aufwachen sowie Ödeme an den unteren Gliedmaßen sind häufig alarmierende Zeichen für eine zu salzreiche Ernährung und damit für drohenden Bluthochdruck. Doch auch Schlafmangel und anhaltender Streß können der Grund sein.

Natrium kommt hauptsächlich im Blut und im extrazellulären Plasmawasser vor. Es spielt eine überaus wichtige Rolle bei der Aufrechterhaltung des Gleichgewichts zwischen den verschiedenen Körperflüssigkeiten.

Folgende Nahrungsmittel enthalten sehr viel Natrium und sollten daher nur in Maßen konsumiert werden: Fischeier, geräuchertes Fleisch bzw. Fisch, Gewürzgurken, industriell hergestellte Saucen, Kapern, Krabben, Meeresalgen, Mineralwasser von Vichy, Oliven, Salz, Salzgebäck und Wurstwaren.

Sie können die Entschlackung Ihres Organismus fördern, indem Sie eine Kur mit folgenden Gemüse- und Kräutersorten machen: Kerbel, Kohl, Petersilie, Trauben und Zwiebeln. Sie können auch rohen Spargelsaft trinken.

TUBERKULOSE

Eine Kombination aus Kupfer, Gold und Silber kann als Antibiotikum mit vielseitiger Wirkung eingesetzt werden. Gold wirkt speziell gegen

Tuberkelbakterien, Silber gegen Gonokokken. Bei Tuberkulose und Rheumatismus wird Gold mit Schwefel kombiniert, bei Krebserkrankungen mit Vitamin C, Selen, Platin, Kupfer und Nickel.

Empfohlene Nahrungsmittel

- Algen
- Birnen
- Datteln
- Erdbeeren
- Haselnüsse
- Heilerde (siehe Seite 123)
- Kirschen
- Kohl
- Kresse
- Mandeln
- Meerrettich
- Pinienkerne
- Quitten
- Roggen
- Rote Bete
- Sellerie
- Walnüsse
- Weizen
- Zuckermelone

ÜBELKEIT IN DER SCHWANGERSCHAFT

Übelkeit ist eine sehr unangenehme Begleiterscheinung der Schwangerschaft, sie läßt aber häufig nach dem dritten Monat nach. Ein Allheilmittel gibt es im Grunde nicht, doch ein paar Tricks bringen Erleichterung.

- Vermeiden Sie beispielsweise, morgens vollkommen nüchtern aufzustehen. Lassen Sie sich das Frühstück ans Bett bringen, oder, wenn das nicht möglich ist, legen Sie sich etwas Obst oder Kompott bereit, von dem Sie essen, bevor Sie sich erheben.
- Nehmen Sie über den Tag verteilt mehrere kleine Mahlzeiten zu sich, und versuchen Sie, sich nach jeder Mahlzeit auszuruhen.
- Wenn Sie eine Vitamin-A-haltige Nahrungsergänzung nehmen und unter Übelkeit leiden, so ist dies ein Zeichen, daß Sie zuviel Vitamin A zu sich nehmen. Dasselbe gilt für eine Überversorgung mit Vitamin B3 (Niacin) oder Vitamin D.

ÜBERERREGBARKEIT

Übererregbarkeit kann auf einen Magnesiummangel zurückzuführen sein. Magnesium ist in folgenden Nahrungsmitteln enthalten:

- Hülsenfrüchten
- Kakao
- Ölfrüchten
- Schokolade
- Vollkornprodukten (Vollkornbrot, Naturreis usw.)
- Weichtieren

Viele Menschen leiden insbesondere während einer Schlankheitsdiät an Magnesiummangel. Das liegt daran, daß Nahrungsmittel mit einem hohen Magnesiumgehalt in den meisten Fällen sehr kalorienreich sind.

Ein Magnesiummangel ist auch bei Schwangeren, stillenden Müttern, Alkoholikern sowie bei Unterernährung und bestimmten Erkrankungen (eingeschränkter Resorptionsfähigkeit des Darms, Bauchspeicheldrüsenentzündung, Diabetes, Unterfunktion der Nebenschilddrüsen, Schilddrüsenüberfunktion usw.) zu beobachten.

Anmerkung: Kaffee kann Angstzustände, innere Unruhe und Hektik verstärken.

UNSICHERHEIT

Vitamin B3 (Niacin) wird auch PP-Faktor *(Pellagra Preventing Factor)* genannt. Dieses wasserlösliche und lichtstabile Vitamin wird durch Alkohol, die Antibabypille, Schlafmittel und Sulfonamide[16] zerstört. Es ist an der Bildung verschiedener Hormone, insbesondere der Sexualhormone Östrogen, Progesteron und Testosteron sowie der Hormone zur Regulierung der Schilddrüsenfunktion und des Insulinspiegels, beteiligt.

Es wird zur Behandlung psychischer Störungen wie Labilität, Verfolgungswahn, Unsicherheit und Schizophrenie eingesetzt

Vitamin B3 ist in Nahrungsmitteln im allgemeinen reichlich vorhanden. Die größten Mengen liefern Leber (von Schwein, Rind oder Kalb), Vollkornprodukte, Fisch, weißes Fleisch, Eier, Datteln, Feigen und Mandeln.

Die empfohlene Tagesdosis liegt für Erwachsene bei 15 bis 20 mg, für Kinder unter 10 Jahren bei 6 bis 8 g. Eine höhere Dosis in der Größenordnung von 50 bis 100 mg kann in Form von Nicotinamid zur Behebung eines Mangels gefahrlos eingenommen werden.

---

[16] Sulfonamidhaltige Wirkstoffe sind in folgenden Arzneimitteln vertreten: Antidiabetika, Diuretika, Chemotherapeutika und Neuroleptika.

UNTERZUCKERUNG DES BLUTES (HYPOGLYKÄMIE)

Eine akute Unterzuckerung des Blutes (Hypoglykämie) ist auf eine Unterversorgung des Körpers mit Kohlenhydraten zurückzuführen. Sehr wichtig ist, komplexe Kohlenhydrate aufzunehmen, die im Körper langsam umgewandelt werden und über den ganzen Tag verteilt Energie liefern, während einfache Kohlenhydrate sofort ins Blut gelangen und den Insulinspiegel stark ansteigen lassen.

Komplexe Kohlenhydrate werden leicht freigesetzt und verbrannt, um die Kalorien zu liefern, die der Körper zur Deckung seines Energiebedarfes benötigt. Darüber hinaus gehört zu den komplexen Kohlenhydraten, die zum Beispiel Teigwaren liefern, auch Stärke, die nur langsam in das Blut übergeht und daher nicht zu einem plötzlichen Anstieg der Blutzuckerwerte führt.

Dagegen bewirkt eine plötzliche Glukosezufuhr eine massive Insulinfreisetzung, die den vorübergehend erhöhten Blutzuckergehalt (Hyperglykämie) senkt und dafür sorgt, daß überschüssige Kohlenhydrate als Fett gespeichert werden!

Wenn Sie Gebäck, zuckerhaltige Getränke oder Alkohol zu sich nehmen, wird also vermehrt Insulin ausgeschieden, das den Blutzuckerspiegel sofort wieder senkt. Aufgrund des nun ablaufenden Vorgangs, von Fachleuten als „Trilogie“ bezeichnet (Hyperglykämie – Insulinabgabe – Hypoglykämie), ist der Appetit auf Süßes sehr schnell wieder da, denn Ihr Blut ist erneut unterzuckert.

Beugen Sie auch einem Chrommangel vor. Dank seiner regulierenden Wirkung eignet sich Chrom zur Vorbeugung und Behandlung von Erkrankungen, die auf eine Störung des Zuckerstoffwechsels zurückzuführen sind, wie Diabetes oder Hypoglykämie.

Chrom ist in bestimmten Gewürzen (schwarzer Pfeffer, Thymian usw.), Fleisch, Hefe, Meeresfrüchten und Vollkornprodukten enthalten.

UNWOHLSEIN

Kohlenhydrate sind ein absolut notwendiger Bestandteil für die Bereitstellung von Kraft und Energie. Wenn Sie Ihrem Körper – beispielsweise während einer Schlankheitsdiät – einfache und komplexe Kohlenhydrate vorenthalten, kann es zu Unwohlsein kommen.

Auch ein chronischer Vitamin-C-Mangel, der beispielsweise bei Rauchern häufig zu beobachten ist, kann für Unwohlsein verantwortlich sein. Essen Sie daher mehr frisches Obst und Gemüse.

VERDAUUNGSBESCHWERDEN

Wenn Sie zu wenig Fleisch und pflanzliche Proteine essen, kann dies unter Umständen zu Verdauungsbeschwerden führen. Wie wir gesehen haben, sind Aminosäuren von grundlegender Bedeutung für die Magensaftproduktion.

Wasserunlösliche Ballaststoffe (Pektine, Gummi, Alginate) verlangsamen den Durchgang des Speisebreis aus dem Magen in den Darm. Dies ermöglicht eine bessere Verdauung und vermindert das Hungergefühl. Sie verbessern zudem die Darmtätigkeit.

Empfohlene Nahrungsmittel

- Ananas
- Äpfel
- Auberginen
- Fenchel
- Fleisch
- Gerste
- Grapefruits
- Heilerde (siehe Seite 123)
- Himbeeren
- Johannisbeeren, rote
- Kartoffeln
- Kichererbsen
- Kohl
- Kürbis
- Meerrettich
- Orangen
- Petersilie
- Pfirsiche
- Rhabarber
- Sauerampfer
- Schwarzer Rettich
- Sellerie
- Topinambur
- Weintrauben
- Winterlauch

Zu meidende Nahrungsmittel

- Fisch, fetter (Aal, Kalmar, Lachs, Makrele, Rochen, Seebarbe)
- Gans
- Hirsch
- Kastanien
- Knoblauch
- Kutteln
- Meeresfrüchte (Austern, Krabben, Krebse, Muscheln)
- Nougat
- Schnecken
- Schweineschmalz
- Sorbet
- Speck
- Wassermelone
- Weiße Rüben
- Wildschwein
- Wurstwaren
- Zuckermelone

VERFOLGUNGSWAHN

Ärzte setzen zur Behandlung bestimmter psychischer Probleme, darunter auch bei Verfolgungswahn, hohe Dosen Vitamin B3 (Niacin) ein. Dieses Vitamin wird durch Alkohol, die Antibabypille, Schlafmittel und Sulfonamide[17] zerstört.

Für Erwachsene beträgt die empfohlene Tagesdosis 15 bis 20 mg. Um einen Mangel zu beheben, können problemlos höhere Dosen von 50 bis 100 mg in Form von Nicotinamid aufgenommen werden.

Sie können die Behandlung unterstützen, indem Sie Nahrungsmittel mit einem hohen Vitamin-B3-Gehalt zu sich nehmen: Leber (von Schwein, Rind und Kalb), Vollkornprodukte, Fisch, weißes Fleisch, Eier, Datteln, Feigen und Mandeln.

VERGIFTUNGEN

Vitamin B9 (Folsäure) beugt Vergiftungen vor und trägt zu ihrer Heilung bei. Folsäure ist in der Natur sehr verbreitet. Besonders reich an diesem Vitamin sind:

- Bierhefe
- Brokkoli
- Chicorée
- Erdnüsse
- Leber
- Mandeln
- Spinat
- Weizenkeime

Folgende Nahrungsmittel enthalten größere Mengen dieses Vitamins in gebundener Form (Polyglutamat):

- Kalbsbries, Nieren, Muskelfleisch, Geflügel
- Käse und Hülsenfrüchte

Eine Nahrungsergänzung mit Folsäure kann sehr wirkungsvoll sein.

---

[17] Sulfonamidhaltige Wirkstoffe sind in folgenden Arzneimitteln vertreten: Antidiabetika, Diuretika, Chemotherapeutika und Neuroleptika.

VERHALTEN, ASOZIALES

Sie sind nervös, aggressiv und haben Schwierigkeiten, tolerant zu sein? Möglicherweise leiden Sie an einem permanenten Zuckermangel.

Eine sehr kohlenhydratarme Ernährung zwingt den Organismus, auf seine Reserven zurückzugreifen, und ermüdet das Gehirn. Essen Sie also Süßigkeiten! Sie werden wieder Farbe, Fröhlichkeit und gute Laune in Ihr Leben bringen!

Meiden Sie auch – natürlich nach Absprache mit Ihrem Arzt – Behandlungen mit Psychopharmaka wie zum Beispiel Benzodiazepinderivaten (Tranquilizern).

VERLETZUNGEN DER VERSCHIEDENEN KÖRPERGEWEBE

Gold regt die Zellaktivität an. Dieses Spurenelement läßt Verletzungen der verschiedenen Gewebe abheilen und ermöglicht somit eine schnelle Wundheilung.

VERLETZUNGEN IM MUNDBEREICH

Vitamin B2 (Riboflavin) fördert die Heilung bei wunden Stellen an Mund, Lippen oder Zunge. Zu finden ist es in Hefe, Leber, Nieren, Weizenkeimen, Käse, fettem Fisch, Ölfrüchten und Eigelb. Vitamin B2 ist lichtempfindlich.

VERSTOPFUNG (OBSTIPATION)

Es ist nur unzureichend bekannt, daß Wassermangel häufig die Ursache für Verstopfung ist: Bekommt der Organismus nicht genügend Flüssigkeit, entzieht das austrocknende Gewebe dem Darm die durch die Verdauung gewonnene Flüssigkeit; dieses Wasser wird jedoch für den einwandfreien Transport des Darminhalts benötigt. Fehlt es, kommt es zu Verstopfung.

- Trinken Sie täglich mindestens eineinhalb Liter Wasser, Obstsaft oder Kräutertee, um die Verstopfung zu lindern und gleichzeitig die Darmtätigkeit anzuregen.
- Meiden Sie Schwarztee und Kaffee, da diese Adstringenzien ein Zusammenziehen des Gewebes, insbesondere der Schleimhäute

der Verdauungsorgane, verursachen. Allein das Weglassen von Schwarztee oder Kaffee kann genügen, um Darmträgheit zu beheben. Trinken Sie statt dessen Zichorienkaffee, da dieser leicht abführend wirkt.

- Ernähren Sie sich ausgewogen, und nehmen Sie ausreichend Ballaststoffe zu sich. Diese regen durch ihr Volumen die Darmperistaltik an und fördern den Transport des Darminhalts. Ballaststoffmangel ist die Hauptursache für Verstopfung. Die empfohlene tägliche Aufnahmemenge liegt bei mindestens 30 g; die meisten Europäer erreichen diesen Wert jedoch nicht. Ballaststoffe gelangen nach der Verdauung in den Dickdarm (Grimmdarm) und wirken Verstopfung entgegen, indem sie die Vermehrung der im Grimmdarm normalerweise vorhandenen Bakterien fördern. Im Verdauungstrakt nehmen Ballaststoffe das Wasser auf und erleichtern so die Ausscheidung. Ballaststoffe sind ausschließlich in pflanzlichen Nahrungsmitteln enthalten.
- Essen Sie Getreide, insbesondere Kleie. Nehmen Sie zunächst jedoch nur kleine Mengen zu sich, um den Darm nicht zu reizen.
- Essen Sie auch frisches Gemüse wie Auberginen, Mangold, Lauch, Kohl, Kürbis, Zuckermelone, Salat, Spargel, Artischocken, grüne Bohnen und andere Hülsenfrüchte sowie frisches Obst mitsamt der Schale (nachdem Sie es sorgfältig gewaschen haben) und Vollkornprodukte.
- Nehmen Sie Ihre Mahlzeiten in Ruhe und zu regelmäßigen Zeiten ein (insbesondere das Frühstück sollte jeden Morgen zur selben Zeit eingenommen werden). Die Nahrung sollte langsam und gut gekaut werden.
- Nehmen Sie ausreichend Fette zu sich, damit sich die Gallenblase ohne Schwierigkeiten zusammenziehen und Galle freisetzen kann, denn diese ist unser natürliches Abführmittel. Sie können nach dem Aufstehen einen Löffel Olivenöl einnehmen, um die Gallenblase zu entschlacken.

Anmerkung: Ein gutes Mittel gegen ständige Verstopfung: Nehmen Sie täglich auf nüchternen Magen oder nach dem Abendessen drei bis vier Dörrpflaumen zu sich, die Sie bereits am Vortag eingeweicht haben. Trinken Sie nicht das Wasser, in dem die Pflaumen eingeweicht wurden.

Empfohlene Nahrungsmittel

- Algen (Laminaria)
- Aprikosen
- Artischocken
- Auberginen
- Bohnen, grüne
- Erdbeeren
- Feigen
- Feldsalat
- Getreideprodukte
- Heidelbeeren
- Heilerde (siehe Seite 123)
- Himbeeren
- Hülsenfrüchte
- Joghurt
- Johannisbeeren, rote
- Karotten
- Kartoffeln
- Kerbel
- Kirschen
- Kleie
- Kohl
- Kopfsalat
- Kürbis
- Lauch
- Löwenzahn
- Mandeln
- Mangold
- Maulbeeren, schwarze
- Obst mit der Schale
- Oliven und Olivenöl
- Orangen
- Pfirsiche
- Pflaumen
- Rhabarber
- Roggen
- Salate
- Sauerampfer
- Spargel
- Spinat
- Tomaten
- Topinambur
- Wasser
- Wegwarte (Wilde Zichorie)
- Weintrauben
- Weizen (machen Sie eine Weizenkur, siehe Seite 386)
- Zuckermelone

Zu meidende Nahrungs- und Genußmittel

- Bananen
- Gebäck
- Kaffee
- Karottenbrei
- Reis
- Schwarztee

WACHSTUMSSCHMERZEN

Mangan- und Zinkmangel spielen bei den bekannten Wachstumsschmerzen bei Kindern eine gewisse Rolle.

- Mangan ist in grünem Blattgemüse, Vollkornprodukten und Walnüssen enthalten.
- Zink finden Sie in Austern (sehr zinkreich), Eigelb, Fisch, Hülsenfrüchten, Kürbiskernen, Lamm-, Pferde- und Kalbfleisch, Leber und Vollkornprodukten.

Bei Wachstumsschmerzen sind zahlreiche weitere Nahrungsmittel zu empfehlen:

Empfohlene Nahrungsmittel
- Algen
- Ananas
- Aprikosen
- Auberginen
- Avocados
- Bananen
- Bohnen
- Datteln
- Feigen
- Getreide (Gerste, Hafer, Weizen)
- Haselnüsse
- Hefe
- Karotten
- Kastanien
- Kirschen
- Mais
- Mandeln
- Orangen
- Petersilie
- Schwarzwurzeln
- Sojabohnen
- Topinambur

WACHSTUMSSTÖRUNGEN

Ein Mangel an Linolsäure kann zu Wachstumsstörungen führen. Linolsäure ist in Sonnenblumen-, Maiskeim-, Soja- und Erdnußöl enthalten.

Empfohlene Nahrungsmittel
- Algen (mit Ausnahme von Laminaria)
- Ananas
- Aprikosen
- Auberginen
- Avocados
- Bananen
- Gerste
- Hafer
- Haselnüsse
- Mandeln
- Orangen
- Petersilie
- Schwarzwurzeln
- Sojabohnen
- Topinambur
- Weizen

Zu meidende Nahrungsmittel
- Bohnen
- Datteln
- Feigen
- Hefe
- Karotten
- Kastanien
- Kirschen
- Laminaria-Algen
- Mais

WARZEN

Warzen lassen sich gut mit Kieselsäure (in Verbindung mit Magnesium und Aluminium) behandeln. Sie ist in Pflanzen mit widerstandsfähigen Stengeln und Blättern, wie zum Beispiel Schachtelhalm, Obstschalen und Getreidehülsen sowie in Zwiebeln, Knoblauch und Schalotten enthalten.

Empfohlene Nahrungsmittel
- Feigen
- Knoblauch
- Kohl
- Löwenzahn
- Schalotten
- Schwarzwurzeln
- Zwiebeln

WECHSELJAHRE (MENOPAUSE)

Im Anschluß an eine Studie haben die amerikanischen Gesundheitsbehörden *(National Institutes of Health)* Empfehlungen herausgegeben, wieviel Calcium Frauen kurz vor den Wechseljahren benötigen:

- 1.000 mg täglich für Frauen, deren Östrogenspiegel kurz vor den Wechseljahren normale Werte aufweist (ob mit oder ohne Hormonbehandlung).
- 1.500 mg täglich für Frauen, deren Östrogenspiegel zu niedrig ist.

Forschungsarbeiten von Professor Heaney (USA) zeigten, daß bei einer Frau ab dem vierzigsten Lebensjahr ein klarer Zusammenhang zwischen Calciumzufuhr und Calciumbilanz zu erkennen ist. Die Calciumbilanz ist nur dann positiv, wenn die Zufuhr je nach Östrogenspiegel zwischen 1.000 mg und 1.500 mg Calcium täglich beträgt.

Die Rolle einer calciumreichen Ernährung wird im übrigen durch epidemiologische Studien untermauert, wie zum Beispiel jene, die in Jugoslawien durchgeführt wurde. Der Vergleich zweier Gebiete – die Menschen des einen Gebietes leben von der Viehzucht, die anderen nicht – ergab einen großen Unterschied in der Häufigkeit von Oberschenkelhalsbrüchen; dies bestätigt die günstige Wirkung des Verzehrs von Milchprodukten, also von Calcium.

Es muß jedoch einschränkend gesagt werden, daß die einzelnen Knochen bei einer Frau während und nach der Menopause ganz unterschiedlich auf die Zufuhr von Calcium reagieren. Im Bereich der Mittelhand kann der Knochenabbau durch zusätzliche Calciumgaben vollständig unterbunden werden (nach zwei Jahren). Dagegen ist eine solche Wirkung im distalen Bereich des Unterarms (unterer Teil des Radius bzw. der Speiche) nicht festzustellen.

So sichern Sie sich eine ausreichende Calciumversorgung: 1 Glas Milch (2,5 dl) enthält 300 mg Calcium. Dasselbe gilt für 2 Becher Joghurt, 30 g Emmentaler, 10 Petits-Suisses (Doppelrahmfrischkäse), 80 bis 100 g Camembert oder 300 g Quark.

Es ist also ganz einfach, täglich 1.200 mg Calcium zu sich zu nehmen. Diese Menge entspricht zum Beispiel 5 dl Milch + 30 g Emmentaler + 2 Joghurts.

Weitere Calciumlieferanten sind Obst und Gemüse. Allerdings enthalten sie sehr viel geringere Mengen (um 300 mg Calcium aufzunehmen, müßten Sie beispielsweise 1 kg Orangen oder 850 g Kohl essen). Darüber hinaus wird dieses Calcium vom Körper weniger gut verwertet. Andere Nahrungsmittel (Getreide usw.) enthalten nur sehr geringe Mengen Calcium.

- Sobald sich eine Frau den Wechseljahren nähert, sollte sie auf eine verstärkte Versorgung mit Vitamin E achten. Dank seiner oxidationshemmenden Wirkung schützt dieses Vitamin Zellen und Gewebe. Neben Selen gehört es zu den wichtigsten Nährstoffen im Kampf gegen vorzeitiges Altern. Überdies hat es eine günstige Wirkung auf die Geschlechtsorgane. Da es oxidationshemmend wirkt und den Alterungsprozeß hinauszögert, sollten Sie es Ihrem Körper in der kritischen Zeit der Wechseljahre oder im fortgeschrittenen Alter in ausreichenden Mengen zuführen.

  Die wichtigsten Vitamin-E-Lieferanten sind Weizenkeime sowie Haselnüsse, Mandeln, grünes Blattgemüse, vor allem Kopfsalat und Spinat, Vollkornprodukte und Lebertran.

- Cobalt, das im wesentlichen in tierischen Produkten zu finden ist (Fleisch, Milch, Meeresfrüchte), regt über das Hormon Erythropoetin die Produktion roter Blutkörperchen an. Es reguliert das vegetative Nervensystem und hilft gegen alle damit zusammenhängenden Beschwerden wie Hitzewallungen, Herzklopfen, Angstzustände usw. Es stellt eine wertvolle Hilfe bei der Linderung seelischer und körperlicher Wechseljahresbeschwerden dar.

- Lithium ist das Mittel schlechthin bei psychischen und emotionalen Störungen. Es hilft gegen Nervosität, Angstzustände, psychische Labilität, Gereiztheit, Aggressivität, Erregungszustände, Gemütsschwankungen und Verhaltensstörungen, die bei einigen Frauen zu den unangenehmen Begleiterscheinungen der Wechseljahre gehören. Es empfiehlt sich in diesem Lebensabschnitt um so mehr, da es zudem gegen Kreislaufprobleme hilft. Natürliche Lithiumlieferanten sind Vollkornprodukte und Samenkörner.

Die Wechseljahre werden für Sie mit weniger Beschwerden einhergehen, wenn Sie die in der folgenden Tabelle empfohlenen Nahrungsmittel so häufig wie möglich auf Ihren Speiseplan setzen.

Anmerkung: Ganz wichtig ist es, regelmäßig Sport zu treiben und sich (maßvoll) der Sonne auszusetzen.

Empfohlene Nahrungsmittel

- Algen
- Aprikosen
- Bananen
- Datteln
- Feigen
- Fleisch
- Grapefruits
- Haselnüsse
- Heilerde (siehe Seite 123)
- Karotten
- Käse
- Kastanien
- Kirschen
- Kohl
- Kopfsalat
- Lebertran
- Mandeln
- Meeresfrüchte
- Milchprodukte
- Orangen
- Roggen
- Samenkörner
- Sojabohnen
- Spinat
- Vollkornprodukte

Zu meidende Genußmittel

- Alkohol
- Kaffee

WIDERSTANDSKRAFT, EINGESCHRÄNKTE

Wenn es Ihnen zunehmend an Widerstandskraft fehlt, so sollten Sie, nachdem Ihr Arzt eine Erkrankung ausgeschlossen hat, unbedingt mehr Kohlenhydrate (Zuckerstoffe) in Ihre Ernährung aufnehmen. Eine zu kohlenhydratarme Ernährung allein kann schon der Grund für einen allgemeinen Schwächezustand sein. Bevorzugen Sie dabei vor allem die komplexen Kohlenhydrate, sie versorgen Sie über den ganzen Tag verteilt mit Energie.

WIDERSTANDSKRAFT GEGEN SCHADSTOFFE, EINGESCHRÄNKTE

Ein Mangel an Alphalinolensäure, einer in Pflanzen vorkommenden mehrfach ungesättigten Fettsäure, kann die Ursache für eine mangelnde Widerstandskraft gegen Schadstoffe sein. Verwenden Sie daher vermehrt Sonnenblumen-, Maiskeim- und Traubenkernöl sowie Margarine aus Sonnenblumen- oder Maiskeimöl.

WUNDHEILUNG

Vitamin B5 fördert die Wundheilung. Es wird durch Alkohol, Coffein, die Antibabypille, Schlafmittel und Sulfonamide[18] zerstört.

Die Tagesdosis sollte etwa bei 10 mg liegen; höhere Dosen bis zu 100 mg können gefahrlos eingenommen werden. Vitamin B5 ist vor allem in Kohl, Austern, Honig, Milch, Eiern, Sojabohnen, Tomaten, Sonnenblumenkernen, Rindfleisch, Geflügel, Getreide und Getreidekeimlingen, Spinat, Gelée royale, Melasse, Reis- und Weizenkleie, Leber, Herz, Nieren und Bierhefe enthalten.

Vitamin B5 sollte mit Vitamin A (Retinol und Carotin) kombiniert werden. Retinol ist in der Leber von Fischen und anderen Tieren, dem Fett von Milchprodukten und Eigelb enthalten. Carotin finden Sie in Karotten, Spinat, Tomaten, Kopfsalat und anderem grünen Blattgemüse, Spargel, Mais, Zuckermelone, Aprikosen, Orangen usw. Trockenobst enthält mehr Vitamin A als frisches.

ZÄHNE, BRÜCHIGE

Was Sie brauchen, ist Vitamin D, das in Nahrungsmitteln nur wenig vorkommt. Zu finden ist es im wesentlichen in Lebertran, dem Fleisch bestimmter Fischsorten (Sardinen, Lachs und Hering) sowie in Eiern und Milch, jedoch in kleineren Mengen.

Der wichtigste Vitamin-D-„Lieferant" ist immer noch die Sonne, die die in der Haut gespeicherte Vorstufe des Vitamins (Provitamin) mit Hilfe der ultravioletten Strahlen in das biologisch aktive Vitamin D umwandelt.

---

[18] Sulfonamidhaltige Wirkstoffe sind in folgenden Arzneimitteln vertreten: Antidiabetika, Diuretika, Chemotherapeutika und Neuroleptika.

Dieses Vitamin ist in erster Linie an der Bildung und Stärkung von Knochen und Zähnen beteiligt, was für den Körper von lebenswichtiger Bedeutung ist.

ZAHNFLEISCHBLUTEN

Die Ursache kann ein Vitamin-C-Mangel sein. Vitamin C ist in den meisten Obstsorten, insbesondere in Zitrusfrüchten, Zuckermelone und Beeren, sowie in Tomaten, Paprikaschoten, Kohl, Brokkoli, Rosenkohl und grünem Blattgemüse enthalten. Vitamin C ist ein überaus wichtiger Faktor für die Gesundheit von Zähnen, Zahnfleisch und Blutgefäßen. Es spielt eine wesentliche Rolle bei der Bildung von Knochen, Bindegewebe und Zellstruktur.

Abhilfe bei Zahnfleischbluten schafft der Genuß von frischem Orangen-, Grapefruit- oder Karottensaft. Der tägliche Vitamin-C-Bedarf liegt sowohl bei Kindern als auch bei Erwachsenen bei ungefähr 70 mg.

ZAHNKARIES

Der Verzehr von zuviel Zucker fördert die Entstehung von Karies. Abends nach dem Zähneputzen sollten Sie keine Bonbons lutschen oder zuckerhaltigen Getränke trinken. Wenn Sie ein Glas heiße Milch mit Honig trinken, um besser einschlafen zu können, putzen Sie sich danach die Zähne.

Die Spurenelemente Brom und Mangan sind wichtig für den Schutz des Zahnschmelzes. Unmittelbar vor dem Auftreten von Zahnproblemen können bedeutende Schwankungen in der Konzentration dieser beiden Elemente beobachtet werden.

Bisher wurde Fluormangel als Hauptursache für Karies angesehen. Es ist jedoch erwiesen, daß diese Zahnerkrankung vor allem durch eine unausgewogene Versorgung mit verschiedenen Mineralien gefördert wird. Dabei geht es aber nicht nur um die Zufuhr von Mineralien, sondern auch um das Zusammenwirken von Calcium, Brom, Mangan, Fluor und bestimmter Vitamine, insbesondere Vitamin C.

Nahrungsmittel mit großem biologischen Wert, wie zum Beispiel Getreidekeimlinge und Zuckerrohrsaft, sind besonders wertvolle Lieferanten verschiedener Vitamine und direkt verwertbarer Spurenelemente wie zum Beispiel Calciumphosphat.

Die richtig dosierte Verabreichung von Spurenelementen könnte die Ursache des Problems beheben und die schmerzhafte Behandlung der Folgen unnötig machen. Jüngste Forschungen haben gezeigt, daß das an den Zähnen diagnostizierte chemische Ungleichgewicht in ähnlicher Form ebenfalls im Zahnstein (dessen chemische Zusammensetzung nahezu mit der des Zahnschmelzes übereinstimmt) und im Speichel auftritt.

Sobald Ihre Zähne Anzeichen von Karies aufweisen, sollten Sie einen Arzt aufsuchen und ihn bitten, Ihnen die notwendigen Spurenelemente zu verschreiben.

Anmerkung: Wenn Sie quecksilberhaltige Amalgamfüllungen haben, fragen Sie Ihren Zahnarzt um Rat. Das Quecksilber kann Krankheiten auslösen.

ZELLULITIS

Zellulitis kann sehr gut mit Hilfe der Ernährung bekämpft werden: Eine Diät ermöglicht es, die Fettpölsterchen verschwinden zu lassen. Damit das Fett rasch abgebaut wird, sind strenge Ernährungsregeln zu befolgen.

- Nehmen Sie täglich drei richtige Mahlzeiten zu sich. Frühstücken Sie reichlich, essen Sie zu Mittag genügend und abends am wenigsten, um einer Fettspeicherung während des Schlafes vorzubeugen.
- Meiden Sie wenn möglich Einfachzucker (Gebäck, Marmelade, Limonaden usw.) sowie die in stärkehaltigen Nahrungsmitteln enthaltenen Mehrfachzucker. Lassen Sie aber Vollkornbrot nicht völlig weg, da dieses langsam verwertbare Kohlenhydrate und unentbehrliche Ballaststoffe liefert. Sie sollten es vorzugsweise zum Frühstück essen.
- Nehmen Sie bevorzugt mageres Fleisch und mageren Fisch zu sich. Die insbesondere in magerem Fleisch und Fisch, Käse mit 0 % Fettanteil und Eiern enthaltenen Proteine sind unentbehrlich für die Aufrechterhaltung der Muskelmasse. Mit täglich 1000 Kalorien in Form von Proteinen nehmen Sie schneller ab als mit 600 Kalorien aus Kohlenhydraten und Lipiden.
- Achten Sie außerdem auf eine fettarme Ernährung. Essen Sie keine Wurstwaren, fritierte Nahrungsmittel oder stark ölhaltige

Saucen (Sie sollten jedoch täglich einen Löffel Öl zu sich nehmen, um Ihren Bedarf an essentiellen Fettsäuren zu decken).

- Frisches Gemüse muß ebenfalls einen wichtigen Platz in Ihrer Ernährung einnehmen: Es liefert Ihnen unentbehrliche Vitamine und Ballaststoffe. Sie können es nach Belieben essen.
- Trinken Sie viel Wasser: Wasser macht zwar nicht schlank, es unterstützt jedoch den Organismus bei der Ausscheidung von Giftstoffen.

Lithium bekämpft Fettleibigkeit sowie Zellulitis und wirkt regulierend auf den Blutkreislauf. Es wird insbesondere zur Behandlung von Kreislaufstörungen während der Wechseljahre empfohlen. Blut- und Lymphsystem sind somit besser in der Lage, Giftstoffe und überschüssiges Wasser auszuscheiden, wodurch eine Verschlimmerung der Zellulitis verhindert wird. Natürliche Lithiumlieferanten sind Vollkornprodukte und Samenkörner.

ZÖLIAKIE

Zöliakie ist eine Erkrankung der Dünndarmschleimhaut im Kindesalter als Folge einer Unverträglichkeit des Glutens bestimmter Getreidearten. Das entsprechende Krankheitsbild des Erwachsenen heißt einheimische Sprue. Es muß auf alle glutenhaltigen Getreidearten und deren Erzeugnisse verzichtet werden, das heißt auf Weizen, Roggen, Gerste, Hafer und Dinkel. Die Samenkörner sind nach viertägiger Keimung glutenfrei oder enthalten Gluten höchstens noch in Spuren.

Der Verzehr folgender Nahrungsmittel ist erlaubt: Reis, Sagostärke (aus dem Mark der Sagopalme, als Suppeneinlage oder für Süßspeisen), Tapioka (Stärke aus der Maniokwurzel, zum Binden von Suppen), Buchweizen, Kartoffeln, Sojamehl, Arrowroot (Sammelbegriff für die aus tropischen und subtropischen Gewächsen, vorwiegend Knollen, gewonnene Stärke), Quinoa (Perureis) und Kastanien. Es ist unbedingt der Rat des Arztes einzuholen.

ZUCKERKRANKHEIT (DIABETES)

- Der tägliche Verzehr von zuckerarmem Gemüse kann das Krankheitsbild deutlich verbessern. Kohl, Sellerie, Gurkensaft, Bierhefe, Spargel, Artischocken, Kresse, Bohnen, Kopfsalat, Schwarzwurzeln, Zwiebeln, Kokosnuß sowie roher Sauerkrautsaft sind für Diabetiker besonders empfehlenswert.

- Schränken Sie die Aufnahme von Kohlenhydraten (stärkehaltigen Nahrungsmittel wie Teigwaren, Kartoffeln, Reis usw.) soweit wie möglich ein. Sie sollten jedoch von Zeit zu Zeit kleine Mengen Kohlenhydrate zu sich nehmen, um zu starke Schwankungen des Blutzuckerspiegels zu verhindern.
- Geschälter Reis ist für Diabetiker nicht empfehlenswert, da er keine Ballaststoffe mehr enthält und einen schnelleren Anstieg des Blutzuckerspiegeln bewirkt als andere Getreidearten.
- Essen Sie keine rote Bete.
- Halten Sie sich streng an die von Ihrem Arzt festgesetzten Zeiten für Haupt- und Zwischenmahlzeiten.
- Pektin, ein schleimhaltiger, wasserunlöslicher Ballaststoff, ist vor allem in fleischigen Früchten (Äpfeln, Zitrusfrüchten) enthalten. Ebenso wie Gummi und Alginate (Salze der Algensäure) kann es große Mengen Wasser binden, vermittelt schnell ein Gefühl der Sättigung, verringert die Resorptionsgeschwindigkeit von Kohlenhydraten und Lipiden im Dünndarm, reguliert den Kohlenhydratstoffwechsel und reduziert so die Insulinproduktion. Dieser Ballaststoff ist also sehr gut zur Bekämpfung von Fettleibigkeit und insulinunabhängigem Diabetes geeignet.
- Vitamin B6 (Pyridoxin) hat bei manchen Formen des Diabetes eine regulierende Wirkung und stimuliert das gesamte Immunsystem. Es ist hauptsächlich in Getreide und Getreidekeimlingen, Vollkornbrot, Hefe, Eigelb, Rinderleber und Sojabohnen enthalten.
- Wegen seiner Wirkung auf den Zuckerstoffwechsel ist auch Chrom zur Vorbeugung und Behandlung von Diabetes geeignet.
- Ein Manganmangel kann ebenfalls an der Entstehung von Diabetes beteiligt sein. Sie finden dieses Spurenelement in Walnüssen, Vollkornprodukten (in sehr geringen Mengen) und grünem Blattgemüse.

Diabetes und der Blutzuckerspiegel

Bei Diabetes ist die Verwertung von Kohlenhydraten (Mono- und Polysacchariden) von besonders großer Bedeutung.

- Polysaccharide (Mehrfachzucker bzw. langsam verwertbare Kohlenhydrate) sind beispielsweise in Naturreis, Vollkorngetreide sowie daraus hergestellten Erzeugnissen enthalten.

– Kartoffeln, Karotten, rote Bete usw. enthalten Monosaccharide (Einfachzucker bzw. schnell verwertbare Kohlenhydrate).

Voraussetzung für die optimale Regulierung des Blutzuckerspiegels ist die langsame Verwertung von Kohlenhydraten.

Monosaccharide gehen sehr schnell ins Blut über und führen rasch zu einem starken Anstieg des Blutzuckerspiegels, es sei denn, sie werden gleichzeitig mit (gesunden) Fetten verzehrt, die ihre Verdauung und Verwertung verlangsamen.

Teigwaren gehören zu den kohlenhydrathaltigen Nahrungsmitteln mit den geringsten Auswirkungen auf den Blutzuckerspiegel.

Empfohlene Nahrungsmittel

- Algen
- Äpfel
- Bohnen
- Eigelb
- Getreide und Getreidekeimlinge
- Gurken
- Hafer
- Haselnüsse
- Hefe
- Heidelbeeren
- Heilerde (siehe Seite 123)
- Kohl
- Kokosnuß
- Kopfsalat
- Kresse
- Maulbeeren, schwarze
- Oliven
- Rinderleber
- Schwarzwurzeln
- Sellerie
- Sojabohnen
- Spargel
- Vollkornbrot
- Walnüsse
- Wegwarte (Wilde Zichorie)
- Zwiebeln

Zu meidende Nahrungs- und Genußmittel

- Alkohol
- Bananen
- Datteln
- Eingemachte Früchte
- Eis
- Fruchtgelee
- Honig
- Kakao
- Kandierte Früchte
- Kastanien
- Marmelade
- Mayonnaise
- Nougat
- Reis, weißer
- Rote Bete
- Schokolade
- Weißbrot
- Zucker

ZUNGE, ENTZÜNDETE

Ein Mangel an Vitamin B6 (Pyridoxin) kann die Ursache für eine Entzündung der Zunge sein. Da dieses Vitamin in der Nahrung in relativ großen Mengen vorkommt, ist ein Mangel meistens auf eine schlechte Verwertung bzw. auf dessen Vernichtung im Organismus zurückzuführen.

Vitamin B6 ist insbesondere in folgenden Nahrungsmitteln enthalten:

- Eigelb
- Fisch
- Fleisch, rotem
- frischem Gemüse (Kohl, Spinat usw.)
- frischem Obst
- Getreide und Getreidekeimlingen
- Hefe
- Innereien (Hirn, Leber, Nieren)
- Käse
- Melasse
- Milch
- Sojabohnen
- Trockenerbsen
- Vollkornbrot

Muttermilch ist eine wichtige Vitamin-B6-Quelle für Säuglinge. Flaschennahrung muß daher mit diesem Vitamin angereichert werden.

Anmerkung: Bei einer Candidose, einer durch den Hefepilz *Candida albicans* hervorgerufenen Infektion, hilft es oft, einige Tage lang ausschließlich Rohkost zu sich zu nehmen.

ZURÜCKBLEIBEN DES KINDES, KÖRPERLICHES UND GEISTIGES

Aluminium ist in schwacher Konzentration in pflanzlichen und tierischen Nahrungsmitteln enthalten. In sehr kleinen Mengen kann es (in Verbindung mit Zink) bei der Behandlung körperlichen und geistigen Zurückbleibens des Kindes gute Erfolge erzielen.

Die Einnahme erfolgt in Form einer Nahrungsergänzung.

ZWERCHFELLBRUCH (HIATUSHERNIE)

Geht eine Hiatushernie nicht mit Refluxösophagitis einher, so ist eine Diät nutzlos, da damit nur das für den sauren Reflux verantwortliche Erschlaffen des unteren Schließmuskels der Speiseröhre (Ösophagussphinkter) bekämpft wird. Der saure Reflux wiederum ist eine der möglichen Ursachen einer peptischen Speiseröhrenentzündung (Ösophagitis).

Man kann den Patienten nur wenige und sehr einfache Ratschläge geben:

- Langsam essen;
- Schlafen in halb sitzender Position;
- Nahrungs- und Genußmittel, die den Tonus des Schließmuskels der Speiseröhre stark herabsetzen, zum Beispiel Alkohol (einschließlich Bier) und Schokolade, nur in Kombination mit anderen Eßwaren zu sich nehmen.

Außerdem sollten Sie auf zu reichhaltige und fette Mahlzeiten verzichten, damit der Magen möglichst schnell wieder entleert wird.

Um einer Hiatushernie vorzubeugen, sollten Sie reichlich Ballaststoffe essen; ihre Fähigkeit, Gallensalze zu binden, ist von großem Nutzen. Ballaststoffe sind besonders reichlich in der Schale von Hülsenfrüchten und Getreide, in der Zellulose von Frischgemüse und Salaten, dem Pektin von Obst und der Kleie von Vollkornbrot enthalten.

Muß Kaffee gemieden werden? Im Gegenteil, denn anscheinend erhöht er den Druck des Schließmuskels. Und Getränke zum Essen? Für gewöhnlich wird davon abgeraten, doch der Nutzen dieser Maßnahme ist bislang eher spekulativ.

Teil 3

LEBENSMITTELLEXIKON

Algen

Meeresalgen sind das Meeresgemüse schlechthin und mit Sicherheit Nahrungsmittel und Medikament zugleich. Diese außerordentlich nährstoffreichen Pflanzen enthalten Mineralien und Halbmetalle in Hülle und Fülle: vor allem Iod, aber auch Magnesium, Kalium, Calcium, Eisen, Aluminium, Mangan, Phosphor, Schwefel, Kupfer, Nickel, Gold, Zink, Kobalt, Strontium, Titan, Vanadium, Zinn, Rubidium und Silicium. Außerdem enthalten sie Amylasen (Enzyme, die Stärke und Glykogen abbauen) und Vitamine (A, B1, B2, B3, B6, B12, C, D1, D2, E, F und K), Aminosäuren (Glutaminsäure, Cystin, Methionin, Leucin, Valin, Tyrosin, Lysin und Asparaginsäure), Kohlenhydrate, Lipide, Chlorophyll, Pflanzenschleim und nicht zuletzt auch antibiotisch wirkende Substanzen, die ihnen antibakterielle und wundheilende Eigenschaften verleihen.

Algen mit gesundheitsfördernder Wirkung müssen nicht unbedingt grün sein. Es gibt verschiedene Unterarten, die neben Chlorophyll ein Pigment enthalten, das ihnen eine rötliche oder braune Farbe verleiht.

– Carrageen

Diese an der Atlantikküste beheimatete Alge ist purpurrot bis rotbraun. Zu finden ist sie allerdings nur bei Ebbe. Die Carrageen-Alge, auch Irländisches Moos, Perlmoos oder Felsenmoos genannt, ist für ihre wohltuende Wirkung bei Durchfall sowie bei Erkrankungen der Atemwege und der Harnblase bekannt.

– Nori

Diese rot-violette bis graubraune Alge gedeiht ebenfalls in atlantischen Küstengewässern. Sie ist sehr eiweiß- und vitaminhaltig und hilft vor allem bei Magengeschwüren und infektiösem Durchfall.

Alkohol

Wer zuviel Alkohol trinkt, schädigt nicht nur die Leber, sondern auch alle anderen Verdauungsorgane sowie die Muskeln, Arterien und das Nervensystem.

Ananas

Diese an Kalium, Vitamin C und Provitamin A reiche Frucht sollte bei Magenschleimhautentzündung (Gastritis) sowie bei Magen- und Zwölffingerdarmgeschwüren gemieden werden. Viel gepriesen werden die angeblich schlankmachenden Eigenschaften der Ananas, allerdings konnte eine derartige Wirkung in keiner einzigen Studie nachgewiesen werden. Dagegen weiß man seit langem, daß Ananassaft bei einer Bauchspeicheldrüsenunterfunktion eine Gewichtszunahme ermöglicht.

Ananassaft wird, äußerlich angewendet, zur Verbesserung der Hautdurchblutung empfohlen.

Die Ananas ist eine Frucht, die:
- sehr nahrhaft ist
- harntreibend wirkt
- im frischen Zustand Papain, ein wichtiges Enzym für den Magen, enthält.

• Ananas ist frisch (sehr reif) oder als Saft zu genießen.

Anschovis

Nicht zu empfehlen, wenn Sie zu Bluthochdruck neigen.

Äpfel

Äpfel enthalten nicht nur viel Fruktose (Fruchtzucker), sondern auch Vitamin C, Eisen und Kalium.

Forschungsergebnisse von Studien, die in Italien, Irland und Frankreich durchgeführt wurden, bestätigen, daß Äpfel den Cholesteringehalt im Blut senken, indem sie die Konzentration des schädlichen LDL-Cholesterins reduzieren und den Spiegel des nützlichen HDL-Cholesterins erhöhen. Das nützliche Cholesterin schützt vor Herz-Gefäß-Erkrankungen, während das schädliche Cholesterin eben diese Erkrankungen verursacht. Dr. Sablés-Amplis vom Institut für Physiologie in Toulouse (Frankreich) vertritt die Meinung, daß die Kombination von Pektin mit anderen, bisher noch nicht identifizierten Substanzen die Kraft des Apfels ausmacht. In einer Versuchsreihe wurde den Äpfeln das Pektin entzogen und den Versuchspersonen allein verabreicht. Die Ergebnisse waren nicht dieselben. Die wirklichen Gesundmacher sind also die Äpfel als Ganzes!

Äpfel sind für Diabetiker geeignet, weil sie trotz ihres Zuckergehalts keinen Anstieg des Blutzuckerspiegels bewirken.

Äpfel sind blutdrucksenkend. Laut Dr. Schwartz von der Universität Yale in den Vereinigten Staaten genügt sogar oftmals der Duft eines Apfels, um den Blutdruck zu senken. Da Äpfel zudem sättigend sind, sollten sie in keiner Schlankheitskur fehlen.

Laut einer kanadischen Studie soll Apfelsaft – selbst der aus dem Supermarkt – zahlreiche Viren, unter anderem auch die Erreger der spinalen Kinderlähmung (Poliomyelitis), vernichten. Äpfel besitzen zudem krebshemmende Eigenschaften. Sie sind sehr empfehlenswert bei Herz-Gefäß-Erkrankungen sowie bei Funktionsstörungen der Leber, des Gehirns oder des Magens. Besonders säuerliche Äpfel wirken abführend und regulieren die Darmfunktion. Unmittelbar nach dem Genuß von Äpfeln sollten Sie niemals trinken, um Blähungen zu vermeiden. Äpfel gären im Darm und werden zu Apfelwein!

- Beherzigen Sie das englische Sprichwort: *„An apple a day keeps the doctor away"*, was soviel bedeutet wie: „Wer täglich einen Apfel ißt, benötigt keinen Arzt."

Aprikosen

Aprikosen sind reich an Carotin und Kalium, enthalten jedoch wenig Vitamin C. Die sehr saftige Frucht wirkt sanft abführend, allgemein stärkend und empfiehlt sich unter anderem bei Fieber. Aprikosen fördern die Verdauung; getrocknet sind sie ein wirksames Mittel gegen Verstopfung. Aufgrund ihres hohen Kaliumgehalts sollten sie auch von Herzkranken gegessen werden.

Neben ihrer appetitanregenden Funktion unterstützen sie die natürlichen Abwehrkräfte des Körpers. Aprikosen enthalten viel Provitamin A und können dazu beitragen, Krebs vorzubeugen oder zu bekämpfen. Frische Aprikosen wirken nervenstärkend (besonders bei Kindern). Sie können den Kleinen – im Gegensatz zu allen anderen Früchten – auch bei Durchfall verabreicht werden. Doch Vorsicht: In getrocknetem Zustand wirken sie abführend!

- Aprikosen können frisch (sehr reif), nur kurz gekocht (als Kompott), als Saft oder getrocknet genossen werden.

Artischocken

Artischocken enthalten viel Kalium und Ballaststoffe; wenn Sie an Blasensteinen leiden, sollten Sie sie meiden. Nützlich sind sie dagegen bei Arteriosklerose. Die roh besonders gut verdauliche Frucht ist bei rheumatischen Beschwerden, Gicht, Arthritis und Leberfunktionsstörungen aller Art sehr empfehlenswert. Da sie die Gallenbildung und die Ausschüttung des Gallensafts in den Dünndarm anregt und zudem harntreibend wirkt, wird sie bei Verstopfung, erhöhten Cholesterin- und Harnsäurewerten, Fettsucht und Darmträgheit empfohlen. Artischocken beschleunigen die körperliche Erholung nach sportlicher Anstrengung und in der Rekonvaleszenz (sie fördern die Ausscheidung von Giftstoffen und medikamentösen Substanzen). Bei Gallensteinen sind Artischocken nicht ratsam, denn diese könnten durch einen Krampf der Gallenblase blockiert werden.

- Auch wenn sie die Zunge schwarz färben, sollten Artischocken roh oder nur kurz gekocht gegessen werden. Gießen Sie das Kochwasser nicht weg, sondern verwenden Sie es für eine Gemüsesuppe. Auf diese Weise gehen die in der Frucht enthaltenen Mineralsalze nicht verloren.

Auberginen

Auberginen sind reich an Apfel-, Oxal- und Zitronensäure. Sie wirken abführend und stimulieren die Leberfunktion. Ihr Schleim kleidet die Darmwand aus, wodurch der Übergang von Fetten in das Blut verlangsamt wird. Damit ist die Aubergine ein ausgezeichnetes Lebensmittel bei einem erhöhten Cholesterinspiegel.

Die Blätter der Aubergine werden äußerlich als Umschlag bei Verbrennungen, Flechten und Hämorrhoiden angewendet.

Austern

Austernfleisch ist mager, iodhaltig und liefert verschiedene Spurenelemente wie Zink sowie die Vitamine B5 und B12. Bei Gicht oder Darmträgheit sollten Sie es jedoch meiden.

Avocados

Da Avocados hauptsächlich einfach ungesättigte Fettsäuren enthalten, sollten sie bei Fettsucht oder Übergewicht gemieden werden. Empfehlenswert sind sie dagegen bei Magengeschwüren, Nervosität, Überarbeitung und während der Schwangerschaft.

Bananen

Bananen sind zwar ein wichtiger Lieferant von Vitaminen und Spurenelementen, gleichzeitig aber auch sehr kalorienreich. Diabetiker und Übergewichtige sollten sie meiden (sie enthalten zu viele Kohlenhydrate). Sehr wertvoll sind Bananen dagegen für geistig und körperlich hart arbeitende Personen sowie für ältere Menschen und Kinder (sie fördern das Knochenwachstum).

Die Banane ist eine Frucht, die:

- sehr nahrhaft ist
- bei Asthenie empfohlen wird
- schwer verdaulich und daher bei Leberbeschwerden nicht ratsam ist.

• Kaufen Sie vollreife Früchte, die Sie vor dem Servieren mit einer Gabel zerdrücken. (Besser als frische, nicht deklarierte Bananen sind getrocknete Früchte, die im Herkunftsland gereift sind.)

Basilikum

Dieses Gewürzkraut beugt Aphthen und Kopfschmerzen vor, fördert die Verdauung, beruhigt die Nerven und lindert Krämpfe.

Bier

Bier ist bei Gicht, Arthritis und Bluthochdruck nicht angezeigt. In Maßen getrunken (ein bis zwei Glas pro Tag) vermindert dieses Getränk jedoch das Risiko von Herz-Gefäß-Erkrankungen. Bier soll einer Verstopfung der Koronararterien vorbeugen und die Konzentration des nützlichen zu Lasten des schädlichen Cholesterins erhöhen. Dies jedoch nur bei maßvollem Genuß.

Bierhefe

Bierhefe ist eine sehr nützliche Nahrungsergänzung. Sie versorgt den Körper reichlich mit Eisen, Magnesium, Zink und anderen Spurenelementen sowie mit allen essentiellen Aminosäuren und sämtlichen Vitaminen des B-Komplexes. Diese Vitamine spielen eine wichtige Rolle im Stoffwechsel. Insbesondere Vitamin B5 ist für die Gesundheit von Haaren, Nägeln und Zähnen unerläßlich.

Bierhefe unterstützt die Verdauung von zuckerhaltigen Lebensmitteln. Weil getrocknete Bierhefe zur Hälfte aus Eiweiß besteht und damit reichlich Aminosäuren enthält, ist sie ein ideales Nahrungsergänzungsmittel, das jedermann, um lange gesund und in bester Form zu leben, empfohlen wird.

Bei rheumatischen Beschwerden, Gicht oder Arthritis sollten Sie Bierhefe nur in geringen Mengen zu sich nehmen.

Birnen

Birnen sind erfrischend und wirken abführend, entschlackend, sättigend, magenstärkend, adstringierend (zusammenziehend) und beruhigend. Sie versorgen den Organismus mit Mineralstoffen und wirken Fäulnisprozessen im Darm entgegen. Werden sie mit der Schale gegessen, sind sie zudem harntreibend und fördern die Ausscheidung von Harnsäure.

Sie sind nicht nur bei rheumatischen Beschwerden, Gicht und Arthritis, sondern auch bei Asthenie, Überarbeitung, Blutarmut, Tuberkulose, Durchfall und in der Schwangerschaft empfehlenswert; für Diabetiker geeignet.

- Nehmen Sie zwei bis drei Früchte oder zwei bis drei Glas Birnensaft täglich jeweils vor den Mahlzeiten zu sich.

Blaubeeren (siehe Heidelbeeren)

Blut

Blut ist sehr kalorienreich und war früher fester Bestandteil der Ernährung, weil die Menschen ihr Geflügel und ihre Schweine selbst schlachteten. Heute wird es als Blutwurst konsumiert und ist nicht nur ein Kalorien-, sondern auch ein wertvoller Eisenlieferant.

Bohnen, grüne

Grüne Bohnen versorgen den Körper mit Eisen, Vitamin A und C und sind leicht verdaulich. Sie sollten sie so oft wie möglich essen, insbesondere wenn Sie abnehmen wollen oder unter Verstopfung leiden.

Bohnen, dicke (siehe Saubohnen)

Brathuhn

Ohne die fette Haut ist das Fleisch von Brathuhn mager und gut verträglich und kann mit Ausnahme von Gichtkranken von jedermann gegessen werden.

Brokkoli

Brokkoli ist ein hochwertiges Gemüse mit einem hohen Gehalt an Mineralsalzen, Vitaminen (insbesondere Vitamin C) und Ballaststoffen. Bei Nierensteinen nicht empfehlenswert. (Siehe auch **Kohl**)

Brombeeren

Bei Gastritis mit gesteigerter Salzsäureproduktion ist von Brombeeren abzuraten.

Auf nüchternen Magen verzehrt sind sie bei Verstopfung hilfreich; sie wirken entschlackend und leicht adstringierend (zusammenziehend).

Brombeerblättertee: Pflücken Sie die Blätter der Brombeere zu Beginn des Sommers, und bewahren Sie sie getrocknet in einer gut verschließbaren Dose auf. Lassen Sie 25 bis 40 g Blätter in 1 Liter Wasser kurz aufkochen. Dieser Tee wirkt harntreibend (nützlich bei Gicht oder rheumatischen Beschwerden) und beruhigend bei Darmreizungen.

Brombeersaft eignet sich hervorragend zum Gurgeln bei Heiserkeit, Halsentzündung und Aphthen.

Die Brombeere ist eine Frucht, die:
- den Körper kräftigt
- abführend wirkt (wenn sie gut ausgereift ist)
- entschlackt.

- Um die Verdauung anzuregen, sollten Brombeeren auf nüchternen Magen gegessen werden.

Brot

Brot ist ein wertvolles Nahrungsmittel, das den Körper mit langsam verwertbaren Kohlenhydraten versorgt. Das beste Brot ist natürlich Vollkornbrot, das mit Mehl aus biologisch angebautem Getreide hergestellt wird. Nach einer langen Zeit der Geringschätzung hat es das Brot wahrlich verdient, wieder zu Ehren zu kommen. Brot macht nicht dick, ganz im Gegenteil. Es ermöglicht, die langen Phasen zwischen zwei Mahlzeiten ohne Absinken des Blutzuckerspiegels zu überbrücken. Eine Scheibe Brot zum Frühstück hilft, einen langen Arbeitstag mit vielleicht nur einem leichten Mittagessen ohne Hungerattacken und Schwächeanfälle bis zum Abendessen zu überstehen.

Patienten, die an Zöliakie bzw. Sprue (einer gluteninduzierten Dünndarmerkrankung), Magen- oder Zwölffingerdarmgeschwüren leiden, dürfen kein Brot zu sich nehmen. Diabetikern ist es in eingeschränkten Mengen erlaubt.

Buchweizen

Der an hochwertigem Eiweiß reiche Buchweizen hilft bei Verdauungsbeschwerden, wird aber vor allem geschwächten, rekonvaleszenten oder anämischen Menschen empfohlen. Aufgrund seines hohen Gehalts an Spurenelementen (insbesondere Magnesium) sowie an Flavonoiden ist er das Nahrungsmittel schlechthin für Menschen, die Probleme mit ihren Arterien haben oder unter einer Schwäche der Kapillargefäße leiden.

Buchweizenkeimlinge sind reich an Flavonoiden (Rutin) und Lecithin, die vor allem bei Herz-Gefäß-Erkrankungen und Bluthochdruck sehr nützlich sind.

Butter

Butter ist reich an Vitamin A, welches das Wachstum und die Sehkraft fördert und eine schöne Haut verleiht, sowie an Vitamin D. Bei erhöhten Blutfett- oder Cholesterinwerten, Fettsucht oder Übergewicht sollten Sie jedoch auf deren Konsum verzichten.

Butter sollte möglichst im Naturzustand verzehrt werden. Legen Sie zum Beispiel ein kleines Stück Butter auf Ihr Gemüse oder Ihren Fisch, aber verwenden Sie sie niemals zum Braten oder Grillen, da sie sehr schnell verbrennt.

Cashewnüsse

In Indien werden Cashewnüsse bei Magengeschwüren und Gastritis verordnet. Sie stärken den Organismus, verleihen Vitalität und sind besonders wohltuend für das Nervensystem. Die Frucht des Cashewnußbaums, sowohl die Nuß als auch die Schale, wird in der Naturheilkunde sehr häufig eingesetzt.

Das aus den Schalen gewonnene Öl wird zur Behandlung von Warzen, Krebstumoren und Hühneraugen verwendet. Da es ätzend ist, erfordert es eine überaus vorsichtige Handhabung.

Die Cashew-Frucht wirkt stark harntreibend und ist reich an Vitamin C. Ihr Saft wird sowohl bei Ödemen als auch bei Gebärmutter- und schmerzhaften Regelblutungen verschrieben.

Dr. Tripathi und Dr. Udupa vom Medizinischen Institut der Universität Benares (Indien) erforschen seit einigen Jahren die krebshemmenden Eigenschaften des *Semicarpus anacardium*, einer Unterart der Cashewnuß.

- Die sehr nahrhaften Cashewnüsse ißt man am besten zwischen den Mahlzeiten.

Chicorée

Chicorée *(Cichorium intybus L.)* wirkt mineralisierend, appetitanregend, magenstärkend, entschlackend, galle- und harntreibend. Menschen mit Leber- oder Gallenblasenbeschwerden ist dieses Gemüse sehr zu empfehlen.

Chicorée reinigt das Blut und lindert Entzündungen (zum Beispiel eine Gastritis nach übermäßigem Kaffee-, Schwarztee- oder Alkoholkonsum). Da er als Salat zubereitet die Bildung von Verdauungssäften anregt, sollten Sie ihn zu Beginn der Mahlzeiten zu sich nehmen (und nicht, wie es manchmal üblich ist, nach dem Hauptgang).

Chicoréeblätter können als Umschlag zur Linderung leichter Verbrennungen verwendet werden.

Aufguß: Die bitteren Chicoréeblätter im Sommer ernten und anschließend trocknen. 25 g Blätter mit 1 Liter kochendem Wasser aufgießen und 10 Minuten ziehen lassen. Dieser Aufguß ist sehr hilfreich bei Leber- oder Nierenkoliken, Gelbsucht sowie Magen- und Darmreizungen.

Laut Dr. Valnet kommen dem Chicorée folgende Eigenschaften und therapeutischen Indikationen zu:

- *Eigenschaften:* bitteres, mineralisierendes, blutbildendes, appetitanregendes, magenstärkendes, entschlackendes (vor allem für Kinder in Form eines Sirups), galle- und harntreibendes, leicht abführendes, wurmabtreibendes und fiebersenkendes Tonikum.
- *Therapeutische Indikationen:* Appetitlosigkeit, Asthenie, Blutarmut, Gallenblaseninsuffizienz, Leberleiden, Leberkolik, Leber- und Milzstau, Gelbsucht, Erschlaffung der Magen- und Darmmuskulatur, Hauterkrankungen, Gicht, Arthritis, Steinleiden, Harnweginfektionen, Wassersucht, Verstopfung, Sumpffieber.

Coca-Cola®

Dieses kohlensäurehaltige Getränk ist nicht nur sehr kalorienreich, sondern auch stark coffeinhaltig. Bei Gastritis, Magengeschwüren und natürlich bei Fettleibigkeit oder Übergewicht ist davon abzuraten. Meiden sollten Sie es ebenfalls, wenn Sie nervös und leicht reizbar sind!

Coca-Cola® ist jedoch hervorragend geeignet, um Durchfall zu bekämpfen oder einer Dehydratation vorzubeugen. In Krankenhäusern wird es übrigens von Kinderärzten verabreicht.

Crème fraîche (Sauerrahm)

Fettreduzierte Crème fraîche ist zwar fettärmer als andere Fette, enthält aber mehr als 18 % gesättigte Fettsäuren. In folgenden Fällen sollten Sie darauf verzichten: bei Übergewicht (wobei fettreduzierte Crème fraîche immer noch empfehlenswerter ist als Butter), erhöhtem Cholesterinspiegel oder Leberbeschwerden.

Datteln

Eine sehr kohlenhydrat- und ballaststoffreiche Frucht. Bei Diabetes, Dickdarmentzündung und Gastritis wird von ihrem Verzehr abgeraten.

Dagegen sollten Sie bei Verstopfung Datteln essen, denn sie wirken sanft abführend. Bewährt haben sie sich auch bei trockenem Husten, Bronchialasthma und zur Stärkung des Organismus. Datteln gelten als Krebsschutznahrung, und man schreibt ihnen eine gewisse Wirkung gegen vorzeitiges Altern zu.

Die Dattel ist eine Frucht, die:

- sehr nahrhaft und
- ein hochwertiger Energielieferant für die Muskeln ist,
- die Nerven stärkt und
- den Organismus mit Mineralstoffen versorgt.

- Kaufen Sie ungezuckerte Datteln aus biologischem Anbau (gezukkerte Datteln sollten vor dem Verzehr eine Stunde lang in etwas Wasser eingeweicht werden). Gehen Sie auch an frischen Datteln nicht achtlos vorbei, wenn sie auf dem Markt erhältlich sind.
- Dattelhonig ist ein gesunder Ersatz für Zucker und Butter.

Dörrbohnen

Die eiweiß- und eisenhaltigen Dörrbohnen sollten Sie bei Dick-, Dünndarm- und Magenschleimhautentzündung meiden.

Eibisch

Die getrockneten Wurzeln und Blätter dieser Pflanze wirken schleimlösend und reizlindernd. Als Aufguß zubereitet sind sie bei Reizhusten, Entzündung der Rachen- oder Magenschleimhaut sowie bei Blasenleiden und Durchfall hilfreich.

Eier

Eier sind erstklassige Calcium-, Eisen- und Phosphorlieferanten. Sie enthalten sehr viel Vitamin A sowie große Mengen an den Vitaminen B1, B2, und D. Die vor allem im Eigelb konzentrierten Fette haben eine stark emulgierende Wirkung, die den Fettstoffwechsel erleichtert. Im Eiweiß sind alle essentiellen Aminosäuren vereint. Aminosäuren benötigt unser Körper für das Wachstum, die Erneuerung des Gewebes und die Bildung von Hormonen und Enzymen.

Unabhängig von ihrer Herkunft (Huhn, Truthahn, Gans, Ente, Wachtel) zeichnen sich Eier durch ihren hohen Nährwert aus, da sie aus großen Zellen bestehen, die alle Bausteine enthalten, die für die Entstehung von neuem tierischen Leben notwendig sind.

Daß Eier den Cholesterinspiegel erhöhen, konnte bislang durch keine Studie nachgewiesen werden.

Eier werden von Menschen mit Magengeschwüren und Magenschleimhautentzündung gut vertragen und eignen sich vorzüglich für Diäten.

Eingemachte Früchte

Bei Diabetes oder während einer Diät nicht zu empfehlen.

Eisenkraut

Eisenkraut ist ein verdauungsförderndes, entzündungshemmendes und schmerzlinderndes Tonikum, das zum Beispiel auch bei Migräneschmerzen Linderung verschafft.

Endivie

Endivie (Cichorium endivia L.) wirkt mineralisierend, appetitanregend, magenstärkend, entschlackend, galle- und harntreibend. Menschen mit Leber- oder Gallenblasenbeschwerden ist dieses Gemüse sehr zu empfehlen.

Endivie entschlackt das Blut und lindert Entzündungen (zum Beispiel eine Gastritis nach übermäßigem Kaffee-, Schwarztee- oder

Alkoholkonsum). Da diese Salatpflanze die Bildung von Verdauungssäften anregt, sollte sie als Vorspeise genossen werden.

Ente

Ein wohlschmeckendes, aber sehr fettes Fleisch, vor allem wenn es von Zuchttieren stammt. Bei Gicht oder erhöhten Harnsäurewerten wird von dessen Verzehr abgeraten.

Erbsen

Auf die vitaminreichen Erbsen, insbesondere die getrockneten Früchte, müssen Sie nur bei Nierensteinen verzichten.

Erdbeeren

Ihr Gehalt an Vitaminen ist beachtlich. Bei Lebensmittelallergien oder Dickdarmentzündung sind diese köstlichen Früchte jedoch zu meiden.

Obwohl Erdbeeren säurehaltig sind, werden sie auch von Menschen mit einem schwachen Magen gut vertragen. Ihre wohltuende Wirkung bei Gicht und rheumatischen Beschwerden ist seit langem bekannt. Aufgrund ihres Gehalts an Pflanzenschleim, Pektin, ätherischen Ölen sowie Apfel- und Zitronensäure regen sie den Appetit an, sind gut verdaulich und wirken leicht abführend und adstringierend (zusammenziehend).

Aufgrund ihrer harntreibenden Eigenschaften fördern sie die Ausscheidung von Nierensteinen und sind auch bei Blasensteinen empfehlenswert.

Wegen des darin enthaltenen Pektins, einer cholesterinsenkenden Substanz, sind Erdbeeren auch ein probates Herz- und Kreislaufmittel.

Erdbeeren wirken oxidationshemmend und verhindern die Bildung krebserregender Nitrosamine im Darm. Daher sind sie als Mittel zur Krebsprophylaxe nicht zu verachten.

Die Erdbeere ist eine Frucht, die:

- den Organismus mit Mineralstoffen versorgt
- bei Gicht empfehlenswert ist (sie fördert die Ausscheidung von Harnsäure)
- entschlackt.

• Erdbeeren werden vorzugsweise morgens auf nüchternen Magen ohne Zuckerzugabe verzehrt. In der Erntezeit sind 250 bis 300 g Erdbeeren täglich empfehlenswert.

Erdnüsse

Erdnüsse enthalten reichlich Eisen und Eiweiß, aber auch viel Fett. Bei Geschwüren, Dickdarmentzündung, Fettsucht, Übergewicht oder einem Steinleiden sollten Sie darauf verzichten.

Erdnußöl besitzt aufgrund seines geringen Gehalts an mehrfach ungesättigten Fettsäuren cholesterinsenkende Eigenschaften, vor allem, wenn es sich um kaltverarbeitetes Öl aus erster Pressung handelt.

Erdnüsse und Erdnußöl können Allergien verursachen und enthalten zum Teil Aflatoxine.

Eskariol

Eskariol, auch breitblättrige Endivie genannt, enthält insbesondere Vitamin C und ist wie jeder roh zu essende Salat wegen seiner mineralisierenden, appetitanregenden, harntreibenden und entschlackenden Eigenschaften sehr zu empfehlen.

Essig

Essighaltige Gerichte sollten Sie, mehr noch als Wein, bei Magen- und Zwölffingerdarmgeschwüren sowie bei Gastritis mit gesteigerter Salzsäureproduktion unbedingt meiden. In allen anderen Fällen ist Essig jedoch der Verdauung förderlich.

Estragon

Regt die Verdauung an und vernichtet Darmparasiten.

Fasan

Ein saftiges Fleisch; für Gichtkranke nicht empfehlenswert.

Feigen

Feigen sind reich an Kohlenhydraten und Eisen. Sie wirken abführend und werden insbesondere Kindern und Rekonvaleszenten zur körperlichen Kräftigung empfohlen.

Der Saft der Feige tötet zahlreiche Bakterien ab. Essen Sie Feigen bei Entzündungen der Mundschleimhaut oder des Zahnfleisches sowie bei rissigen Lippen.

Japanische Ärzte entdeckten in der Feige eine krebshemmende Substanz und erzielten überraschende Ergebnisse bei Krebspatienten, denen diese Substanz injiziert wurde.

Dr. Udupa und Dr. Tripathi raten bei Hämorrhoiden, abends ein paar in Milch eingeweichte Feigen zu essen. Sie empfehlen diese Früchte auch bei Lebererkrankungen. Getrocknet sind sie sehr kalorienreich.

Feldsalat

Dieser Wintersalat ist sehr reich an Provitamin A, dem krebshemmende Eigenschaften zugesprochen werden.

Er fördert die Verdauung, wirkt harntreibend und entschlackend. Wie Kopfsalat enthält Feldsalat keine Oxalsäure, wodurch das darin enthaltene Eisen für den Organismus leichter verwertbar ist.

Fenchel

Mit seinem hohen Gehalt an Provitamin A, einem krebshemmenden Vitamin, ist Fenchel ein ausgezeichnetes Gemüse. Aufgrund des beachtlichen Natriumanteils sollte er jedoch von Bluthochdruckpatienten nur in kleinen Mengen gegessen werden.

Fenchel ist harntreibend und appetitanregend; bei Asthenie, rheumatischen Beschwerden und Neigung zu Schwindelanfällen besonders empfehlenswert.

Fisch

Fisch sollte in unserer Ernährung auf keinen Fall fehlen. Er enthält viel Eiweiß, Mineralsalze und Vitamine.

Das Fleisch magerer Fische wie Kabeljau enthält weniger Öl als das der fetten Kaltwasserfische wie Hering oder Makrele. Nach neuesten Erkenntnissen ist es aber gerade das Fischöl, genauer gesagt die darin enthaltenen mehrfach ungesättigten Omega-3-Fettsäuren, die auf unseren Organismus in vielfacher Weise wohltuend wirken: Sie machen das Blut flüssiger, schützen die Blutgefäße, vermindern den Triglyzeridgehalt im Blut, reduzieren den Spiegel des schädlichen LDL-Cholesterins (das sich an den Arterienwänden absetzt), senken den Blutdruck, vermindern das Risiko von Herzanfällen (Embolie, Infarkt, Schlaganfall usw.), lindern Arthritisschmerzen, helfen gegen Migräne, wirken entzündungshemmend und regulieren das Immunsystem.

– *Aal*

Dieser Fisch enthält sehr viel Cholesterin, Fett und Purine.

– *Drachenkopf*
Der Drachenkopf ist nur für Fischsuppen verwendbar. Er ist bei Gicht oder erhöhten Harnsäurewerten unbedingt zu meiden!

– *Forelle*
Ein Süßwasserfisch, der heute meist aus der Zucht kommt. Das Fleisch der Forelle ist mager, leicht verdaulich und enthält wenig Kalorien. Forelle ist ein wertvolles Nahrungsmittel, das Gichtkranke jedoch nur in Maßen genießen sollten.

– *Geißbrasse*
Bei dieser Brassenart, die im Mittelmeerraum sehr geschätzt wird, handelt es sich um einen sehr schmackhaften Fisch, von dem jedoch aufgrund seines Fettgehalts bei Gicht oder erhöhten Harnsäurewerten abgeraten wird.

– *Goldbarsch*
Der goldgelbe Gold- oder Rotbarsch ist ein Süßwasserfisch mit magerem Fleisch, von dem jedoch bei Gicht abzuraten ist.

– *Goldbrasse*
Das Fleisch dieses Fisches ist mager und leicht verdaulich. Bei Gicht oder erhöhten Harnsäurewerten sollten Sie es allerdings meiden.

– *Hering*
Ein fetter Fisch, auf den Sie bei Gicht oder Bluthochdruck verzichten sollten.

– *Kabeljau*
Kabeljau ist eine gute Eiweißquelle. Vom Stockfisch (in Salz konserviertem Kabeljau) wird bei Bluthochdruck abgeraten.

– *Kalmar (Tintenfisch)*
Dieser Kopffüßer ist sehr reich an Calcium und Eisen. Da er jedoch schwer verdaulich ist, sollte er bei Darmträgheit nicht verzehrt werden.

– *Karpfen*
Diesen Süßwasserfisch sollten Sie bei Gicht oder erhöhten Harnsäurewerten meiden.

– *Lachs*
Wie jeder Fisch ist der Lachs eine wertvolle Eiweißquelle und liefert Mineralsalze, Phosphor, Kalium und Magnesium. Natürlich enthält er auch reichlich Vitamin D. Aber Vorsicht, Lachs ist fett.

– ***Makrele***
Dieser Meeresfisch ist fetthaltig und schwer verdaulich. Bei Gicht oder erhöhten Harnsäurewerten ist davon abzuraten.

– ***Meeräsche***
Die Meeräsche ist ein halbfetter Fisch, auf den Sie bei Gicht oder erhöhten Harnsäurewerten verzichten sollten.

– ***Muräne***
Vom Genuß dieses fetten Fisches wird bei Gicht oder erhöhten Harnsäurewerten abgeraten.

– ***Petersfisch***
Dieser delikate Meeresfisch ist leicht verdaulich und allen Menschen zu empfehlen, die auf eine ausgewogene Ernährung achten. Gichtkranken ist jedoch davon abzuraten.

– ***Rochen***
Dieser sehr eiweißhaltige Fisch ist etwas schwer verdaulich.

– ***Sardine***
Dieser kleine Meeresfisch besitzt ein halbfettes, aber sehr nahrhaftes Fleisch und ist vor allem für Kinder und ältere Menschen empfehlenswert. In Salz eingelegte Sardinen sind jedoch bei Gicht oder Bluthochdruck unbedingt zu meiden.

– ***Schleie***
Ein leicht verdaulicher Süßwasserfisch. Bei Gicht nicht empfehlenswert.

– ***Schwertfisch***
Ein mäßig fettes, aber sehr saftiges Fleisch.

– ***Seebarbe***
Dieser magere Fisch mit seinem delikaten Fleisch ist bei Gicht oder Darmträgheit nicht zu empfehlen.

– ***Seebarsch***
Ein hervorragender magerer Fisch, der jedoch bei Gicht oder erhöhten Harnsäurewerten gemieden werden sollte.

– ***Seehecht***
Der Seehecht ist ein magerer Fisch, dessen Leber viel Vitamin E enthält. Gichtkranke sollten ihn nicht essen.

– ***Steinbutt***
Dieser Meeresfisch hat ein festes und wohlschmeckendes Fleisch, das leicht verdaulich ist. Gichtkranken wird zu einem mäßigen Verzehr geraten.

– ***Thunfisch***
Ein von Ernährungsexperten besonders empfohlener Fisch, weil er sowohl frisch als auch aus der Dose die für den Körper unerläßlichen Fettstoffe liefert.

Fleischbouillon

Fleischbouillon ist sehr mineralsalzhaltig und verdauungsfördernd. Bei Gicht oder erhöhten Harnsäurewerten sowie bei Gastritis mit gesteigerter Salzsäureproduktion ist davon abzuraten.

Flußkrebs

Das Fleisch des Flußkrebses ist eine hervorragende Eiweißquelle. Es ist mager, allerdings auch sehr cholesterinreich. Bei Gicht und Bluthochdruck nicht empfehlenswert.

Gans

Gänsefleisch ist fett und schwer verdaulich. Bei erhöhten Harnsäurewerten, Gicht, Übergewicht oder Lebererkrankungen sollte davon abgesehen werden.

Gelatine

Gelatine wird aus Bindegewebe (Häuten, Knochen, Sehnen) und Fleischbrühe hergestellt; bei Gicht oder Gastritis wird davon abgeraten.

Gerste

Gerste ist reich an den Vitaminen des B-Komplexes sowie an Mineralsalzen und besitzt zahlreiche nützliche Eigenschaften.

Die darin enthaltenen Ballaststoffe senken den Spiegel des schädlichen LDL-Cholesterins. Gerste enthält außerdem krebshemmende Wirkstoffe. Sie reguliert die Darmfunktion und hilft bei Verstopfung. Dank ihrer reizlindernden, schleimlösenden, harntreibenden und entschlackenden Wirkung fördert sie die Regeneration der Schleimhäute und ist insbesondere bei Husten, Halsschmerzen sowie Magen- und Darmentzündungen hilfreich. Gerstenkeimlinge wirken heilend auf die Bronchien und verschaffen Asthmatikern Linderung. Gerste ist auch bei Herz-Gefäß-Erkrankungen sehr zu empfehlen. Wie Hafer enthält sie Ballaststoffe und unter der Schale ein Öl, das die Leber anregt, weniger schädliches Cholesterin zu produzieren.

Im Rahmen einer von R. K. Newman von der Universität Montana (USA) durchgeführten Studie erhielten Patienten täglich Gerste zu ihren drei Mahlzeiten. Innerhalb von sechs Wochen ging ihr LDL-Cholesteringehalt im Blut um durchschnittlich 15 % zurück. Die Konzentration an diesem schädlichen Cholesterin reduzierte sich um so mehr, je höher der anfängliche LDL-Spiegel der Patienten war.

Vergleichbar gute Ergebnisse lassen sich bei Verstopfung erzielen. In Israel wurde chronisch verstopften Patienten, die auf die tägliche Einnahme von Abführmittel nicht verzichten konnten, dreimal täglich Gerste verabreicht. Bald darauf wurden diese Präparate überflüssig. Sowie die Patienten keine Gerste mehr aßen, mußten sie wieder zu Abführmitteln greifen. Die Gerste setzte aber nicht nur die Verdauung wieder in Gang, sondern linderte auch Blähungen und Bauchschmerzen.

Hordenin, eine Eiweißsubstanz, die nur in gekeimten Gerstenkörnern nachweisbar ist, zeigt eine wohltuende Wirkung bei Asthma.

In England ist Gerste bereits seit langem ein bewährtes Mittel der Alternativmedizin. Naturheilärzte verordnen sie hauptsächlich bei Grippe, Schnupfen und Halsschmerzen sowie bei Reizungen der Magen- oder Darmschleimhaut (Sodbrennen, Durchfall).

Gerstenwasser: 50 g Gerstenkörner einige Stunden in 2 Liter Wasser aufquellen, dann zwei Stunden leicht kochen lassen und abseihen. Nach Belieben Honig, Zimt, Vanille oder Fruchtsaft zur Geschmacksverbesserung hinzugeben. Wenn Sie 30 g Gerstenkörner auf 1 Liter Wasser nehmen, lassen Sie das Ganze 20 Minuten leicht kochen, bevor Sie die Flüssigkeit filtern. Sie erhalten so einen harntreibenden und schleimlösenden Absud, der sich auch zur Behandlung von Schuppenflechte eignet (3 Tassen täglich).

Gerstenmalz ist außerordentlich reich an den Vitaminen E und B12. Wer gegen Rohr- oder Rübenzucker allergisch ist, dem bietet sich hier eine gute Alternative.

– *Eigenschaften:* Gerste ist schleimlösend, allgemein kräftigend und nervenstärkend, herzfreundlich, kraftspendend, die Funktion der Leber anregend, durchfallbekämpfend, erfrischend und blutdrucksteigernd (durch Gefäßkontraktion).

- *Therapeutische Indikationen:* Lungenerkrankungen (Tuberkulose, chronische Bronchitis), Mineralstoffmangel, Wachstumsstörungen, Erschlaffung von Magen- oder Darmmuskulatur, Lebererkrankungen, cholerisches Temperament, Darmentzündungen, Durchfall, Ruhr, Bauchtyphus, entzündliche Erkrankungen der Harnorgane (Nieren- oder Blasenentzündung), Fieber, niedriger Blutdruck.

- *Zubereitungsarten:*
• Aufguß aus 20 g Perlgraupen auf 1 Liter Wasser; nach Belieben trinken.
• Absud aus geschälten Gerstenkörnern: 30 bis 50 g pro Liter Wasser, 30 Minuten lang leicht kochen lassen (bis die Körner aufspringen). Dies ergibt einen nährstoffreichen Tee mit abführender Wirkung, der nach Bedarf getrunken werden kann.
• Perlgraupen für Getreidebrei (gemischte Getreidebrühe: Gerste, Weizen, Mais, Dörrbohnen, Trockenerbsen und Linsen: von jeder Sorte 1 Eßlöffel, drei Stunden lang in 3 Liter Wasser kochen lassen).
• Gerstenmalz: 5 bis 20 g täglich in Form von Tabletten oder Pulver (für Kinder und ältere Menschen sowie bei allgemeiner Schwäche und nach einer Krankheit).
• Als Zugabe zu Gemüsesuppen und Brei fördert Gerste die Verdauung.

Gewürznelken

Gewürznelken können den Magen reizen, verschaffen jedoch vorübergehend Linderung bei kariösen Zahnschmerzen.

Sie sind ein starkes Antiseptikum, das bei Infektionskrankheiten hilfreich ist. Außerdem fördern sie die Verdauung und wirken Blähungen entgegen.

Ginseng

Für die Chinesen ist Ginseng die Wurzel, die das Leben verlängert, neue Lebensenergie schenkt und vor allem die sexuelle Kraft steigert. Ginseng ist ein revitalisierendes Tonikum, das Müdigkeit erfolgreich bekämpft, den Alterungsprozeß hinauszögert und sexuell anregend wirkt (die chemische Analyse ergab einen Bestandteil, der den Sexualhormonen sehr ähnlich ist).

Glutamat

Glutamat ist ein Geschmacksverstärker. Wer an Bluthochdruck leidet, sollte sparsam damit umgehen.

Granatäpfel

Bei Dickdarmentzündung wird vom Verzehr dieser Frucht abgeraten.

Wer an Magengeschwüren oder Gastritis leidet, kann Granatapfelsaft in kleinen Mengen trinken. In kleinen Dosen (1/4 eines normalen Saftglases) eignet sich der frische Saft auch zur Bekämpfung von Übelkeit und Erbrechen.

Reif und frisch gegessen sind Granatäpfel bei Erkrankungen der Atemwege und Gallenblase wohltuend.

Grapefruits

Die Grapefruit mit ihrem hohen Vitamin-C-Gehalt beugt Arteriosklerose vor und soll laut einer an der Universität Florida (USA) durchgeführten Studie den Abbau von Ablagerungen in den Blutgefäßen unterstützen. Außerdem senkt sie den Cholesterinspiegel.

Wie alle Zitrusfrüchte enthält Grapefruit krebshemmende Wirkstoffe. Laut einer schwedischen Studie aus dem Jahr 1986 wiesen jene, die täglich Zitrusfrüchte (und Karotten) aßen, eine besonders niedrige Krebsrate auf. Dies galt vor allem für Magen- und Bauchspeicheldrüsenkrebs.

Die Grapefruit ist ein Nahrungsmittel, das während Schlankheitskuren häufig empfohlen wird. Sie entschlackt die Leber und wirkt harntreibend.

- Nehmen Sie sie frisch oder als Saft zwischen den Mahlzeiten zu sich.

Guajave

Diese sehr zellulosehaltige Frucht (6 % ihres Frischgewichts) fördert die Darmperistaltik und wirkt damit Verstopfung entgegen. Sie enthält außerdem viel (harntreibendes) Kalium sowie die Vitamine A und D, welche die Darmschleimhaut regenerieren und gesund erhalten.

Gurke

Da diese Salat- und Gemüsepflanze sehr kalorienarm ist, sollte sie bei keiner Schlankheitskur fehlen. Nicht zu empfehlen ist sie jedoch bei einem geschwächten Magen oder Magengeschwüren. Gicht- und Rheumakranke sollten sie häufig als Salat essen, denn Gurke löst die

Harnsäure auf. Sie ist auch bei Gallenbeschwerden und Verstopfung angezeigt. Man sollte Gurken jedoch nicht schälen, denn dabei gehen ihre Wirkstoffe verloren.

Hafer

Hafer ist ein wertvoller Energielieferant; sein hoher Phytinsäuregehalt beeinträchtigt jedoch die Verwertung von Calcium, Phosphor und Kalium. Wenn Sie Haferflocken kauen, regulieren Sie damit Ihre Magensäureproduktion.

Hafergrütze wirkt leicht harntreibend, ist gut verdaulich und stellt dem Organismus sämtliche lebensnotwendigen Substanzen zur Verfügung. Aber Hafer kann noch weit mehr. Er wirkt blutzuckersenkend und ist ein wirksamer Regulator bei Bluthochdruck.

Seine positiven Eigenschaften bezieht der Hafer weitgehend aus seinen Schleimstoffen und seinem Saponin. Dr. J. Anderson von der Universität Kentucky (USA) stellte fest, daß Vollkornhaferbrei (roh oder gekocht) die Cholesterinkonzentrationen beeinflußt, indem er den schädlichen LDL-Spiegel um ca. 20 % reduziert und den nützlichen HDL-Spiegel um 15 % ansteigen läßt. Patienten mit Herz-Gefäß-Erkrankungen ist Hafer daher sehr zu empfehlen. Dabei genügt ein Schüsselchen Hafer pro Tag. Eine besonders gute Wirkung erzielen Sie, wenn Sie während mindestens drei Wochen Vollkornhaferflocken zum Frühstück und zum Abendessen zu sich nehmen.

Hafergrütze empfiehlt sich zur Stärkung in der Rekonvaleszenz, für Kinder in den Wachstumsphasen, für Sportler, Bluthochdruckpatienten und Diabetiker, die unter ärztlicher Aufsicht von Zeit zu Zeit eine Haferkur durchführen sollten.

Für Kinder und Rekonvaleszente können Sie die Hafergrütze mit – möglichst fettreduzierter – Milch zubereiten, Rosinen, Haselnüsse oder Mandeln und kurz vor dem Servieren eventuell etwas Honig hinzugeben.

Bei Magen-Darm-Entzündung (Gastroenteritis), Übersäuerung des Magensaftes, Luftschlucken, Darmgärung und Durchfall dagegen sollte die Hafergrütze mit Wasser zubereitet und nur leicht gesalzen werden. Geben Sie kein Fett hinzu.

Hammelfleisch

Hammelfleisch ist häufig sehr fett und deshalb für Gichtkranke nicht empfehlenswert.

Hase

Dieses nahrhafte und kalorienreiche Fleisch sollten Sie meiden, wenn Sie an Gicht leiden.

Haselnüsse

Haselnüsse sind ein Vitamin-E-Lieferant und besitzen zudem blutverdünnende und krebshemmende Eigenschaften. Zwei Substanzen verleihen ihnen diese Wirkung: die Proteasehemmer und die Polyphenole.

Haselnüsse wirken adstringierend, das heißt sie führen eine Kontraktion der Blutgefäße herbei. Obwohl sie so gehaltvoll wie Walnüsse sind, sind sie leichter verdaulich.

Haselnüsse enthalten außerdem viel Eiweiß und Spurenelemente und sind deshalb bei Blutarmut, für Kinder in den Wachstumsphasen sowie für schwangere Frauen, Sportler und in der Rekonvaleszenz eine wichtige Energiequelle.

Da sie sehr kalorienreich sind, sollten sie während einer Schlankheitskur nur in geringen Mengen gegessen werden. Bei Bluthochdruck, Magenschleimhautentzündung und Lebererkrankungen sind sie nicht empfehlenswert. Sehr hilfreich sind sie dagegen bei Nierensteinen.

- Sie können Haselnüsse gemahlen oder gehackt unter Ihre Salate mischen.

Heidelbeeren

Frische Heidelbeeren sind reich an den Vitaminen A und C und regulieren die Verdauung. Bei Gastritis mit gesteigerter Salzsäureproduktion sind sie jedoch nicht ratsam.

Heidelbeeren enthalten Anthocyane. Diese Pflanzenfarbstoffe machen zahlreiche Viren und Bakterien unschädlich, so zum Beispiel auch Kolibakterien, die häufig Ursache von infektiösem Durchfall sind. Diese Früchte haben adstringierende (zusammenziehende), viren- und bakterienvernichtende sowie arteriosklerosehemmende Eigenschaften und wirken Fäulnisprozessen im Darm entgegen.

Getrocknete Heidelbeeren sind als Tee zubereitet bei Durchfall sehr hilfreich. Nehmen Sie dazu 50 bis 80 g getrocknete Beeren, die Sie 5 Minuten lang in 1 Liter Wasser kochen lassen. Die Heidelbeeren anschließend zerdrücken, 15 Minuten lang ziehen lassen und abseihen. Sie können davon 2 bis 6 Tassen täglich trinken.

In Schweden, wo die Wirkung dieser Wildfrüchte besonders genau erforscht wurde, werden Heidelbeeren vor allem zur Bekämpfung von Durchfall bei Kindern empfohlen. (Dort ist auch ein Pulver aus der Haut von Heidelbeeren als natürliches Heilmittel gegen Durchfall erhältlich.)

Tests, die in Frankreich und Ungarn durchgeführt wurden, bewiesen die Wirksamkeit von Heidelbeeren gegen die durch Cholesterinablagerungen in den Blutgefäßen hervorgerufenen Schäden. Essen Sie also Heidelbeeren, um Arteriosklerose vorzubeugen.

Sie sollten die heilsame Wirkung dieser Früchte auch bei herabgesetzter Kapillarresistenz nutzen oder wenn Sie nachts besser sehen wollen. Nebst den zahlreichen, bereits genannten Eigenschaften verbessern Heidelbeeren auch die Sehkraft.

Heidelbeerblättertee wirkt blutzuckersenkend und desinfizierend auf die Harnorgane. Als Gurgellösung sorgt er bei Halsschmerzen für Abhilfe. Zubereitung: Weichen Sie 30 g Blätter in 1 Liter Wasser ein. Aufkochen und anschließend einige Minuten ziehen lassen. Innerhalb von 24 Stunden trinken.

- Essen Sie Heidelbeeren wenn möglich stets frisch und gut ausgereift.

Himbeeren

Himbeeren sind reich an organischen Säuren und Vitamin C und reizen trotz ihres säuerlichen Geschmacks den Magen nicht. Sie regen die Leberzellen zu vermehrter Sekretion von Gallensäuren an und bringen das Säure-Basen-Gleichgewicht des Organismus ins Gleichgewicht. Da sie erfrischend und schweißtreibend zugleich sind, sind sie bei Fieber zu empfehlen. Himbeeren regulieren die Darmtätigkeit und wirken Verstopfung entgegen. Sie können auch von Diabetikern ohne Bedenken genossen werden.

Himbeersaft löst Zahnstein.

Die Himbeere ist eine Frucht, die:

– den Organismus stärkt
– harntreibend wirkt
– die Schweißproduktion anregt
– Rheuma- und Gichtkranken empfohlen wird.

- Himbeeren werden frisch oder als Saft genossen. Bei Magen-Darm-Beschwerden können Sie Himbeer- mit Johannisbeersaft vermischen.

Hirn

Hirn sollten Sie nicht essen, wenn Sie an Leberbeschwerden, Arteriosklerose oder Übergewicht leiden oder einen erhöhten Cholesterinspiegel haben.

Hirsch

Ältere Menschen und Gichtkranke sollten das schwerverdauliche Hirschfleisch eher meiden.

Hirse

Abgesehen von Hafer ist Hirse das Getreide mit dem höchsten Anteil an Vitaminen und Spurenelementen. Aufgrund ihres hohen Gehalts an Kieselsäure kräftigt sie Haare, Nägel und Zähne. Sie wird fast jedem Fertighundefutter beigemischt (die glücklichen Tiere!), weil sie das Fell glänzend macht.

Bei Hautkrankheiten, zum Beispiel Ekzemen, empfiehlt der anthroposophische Arzt Dr. Udo Renzenbrink, einige Wochen lang dreimal täglich Hirse zu essen. Hirse ist leicht verdaulich. Geistig arbeitende oder nervöse Menschen sowie ältere Personen mit Arteriosklerose sollten dieses Getreide unbedingt in ihren Ernährungsplan aufnehmen. Beachten Sie jedoch, daß die verschiedenen Hirsesorten unterschiedliche therapeutische Qualitäten besitzen:

Die italienische Hirse *(Setaria italica)* ist stillenden Müttern und für einen schnellen Heilungsprozeß nach einem Knochenbruch besonders zu empfehlen. Gelenkarthritis behandeln Sie äußerlich mit einem Brei aus dieser Hirse.

Die Rispenhirse *(Panicum miliaceum)* ist bei Harnweginfektionen besonders hilfreich.

Die in Japan angebaute Hirse *(Echinocloa frumentacea)* hat von allen Hirsearten den höchsten Kohlenhydratanteil.

Eine Unterart der Hirse, die in Afrika (Ägypten) und Indien beheimatet ist, ist besonders kalorienreich (461 kcal pro 100 g.)

Eine weitere Hirsesorte *(Eleusine coracan)* weist von allen Getreidearten den höchsten Calciumgehalt auf (344 mg pro 100 g).

Hirse beugt außerdem der Bildung von Gallensteinen vor. Aufgrund ihres hohen Cholingehalts reguliert sie den Cholesterinspiegel.

Anmerkung: Hirse ist glutenfrei und zählt damit für Menschen mit einer Glutenallergie zu den wichtigsten Lieferanten von Kohlenhydraten sowie bestimmter Proteine.

Honig

Honig ist ein beliebtes Nahrungsmittel, das zu 70 bis 80 % aus Invertzucker (Glukose, Fruktose und Oligosacchariden) besteht.

Mit Sicherheit besitzt Honig interessante medizinische Eigenschaften: Er fördert die Calciumverwertung, verschafft Linderung bei Hals-, Nasen- und Ohrenbeschwerden, wirkt als Balsam bei Bronchitis und enthält Flavonoide, die vermutlich das Immunsystem stärken. Die Behauptung, daß Honig im allgemeinen für unsere Ernährung außergewöhnlich wertvoll sei, trifft jedoch nicht zu. Bei Diabetes und Übergewicht wird davon abgeraten.

Honig ist in erster Linie ein hochwirksames natürliches Antiseptikum. 1970 erklärte ein bekannter englischer Chirurg zum großen Erstaunen seiner Kollegen, daß er zur Wunddesinfektion seit langem Honig anstelle von Antibiotika benutze. Daraufhin wurde die desinfizierende Wirkung von Honig an Bakterienkolonien getestet. Tatsächlich wurden alle Bakterien abgetötet!

Obwohl Honig abführend wirkt, wird er in Entwicklungsländern häufig zur Durchfallbekämpfung eingesetzt. Dieses Naturprodukt entwickelt seine antiseptischen Eigenschaften auch im Darm und tötet dort Erreger wie die durchfallauslösenden Kolibakterien oder Salmonellen ab.

Experimente, die in Heidelberg (Deutschland) durchgeführt wurden, ergaben, daß Pollen bei Kindern, die im Sommer an Heuschnupfen oder Bronchialasthma litten, eine starke desensibilisierende Wirkung hatten. Die Kinder erhielten im Frühjahr und Sommer täglich und im Winter dreimal wöchentlich in Wasser gelöste Blütenpollen. Die Intensität der Symptome (laufende Nase, tränende Augen usw.) ging bei 84 % der auf diese Weise behandelten Kinder deutlich zurück. Um eine optimale Wirkung zu erzielen, sollten die Pollen nach Möglichkeit von einem Imker in nächster Umgebung gekauft werden. Sie stammen von den Pflanzen, die in Ihrem Lebensbereich wachsen, und darunter befinden sich auch diejenigen, gegen die Sie allergisch sind.

Reiner Honig hat wie Zucker eine beruhigende Wirkung. Er hilft Ihnen, sich zu entspannen, und fördert den Schlaf. Honig ist jedoch wie Zucker schädlich für die Zähne, nicht zuletzt aufgrund seiner klebrigen Konsistenz. Nach dem Verzehr von Honig sollten Sie sich die Zähne putzen.

Hummer

Dieses delikate Krustentier enthält geringe Mengen Cholesterin und ist bei Gicht nicht angezeigt.

Johannisbeeren, rote

Die säuerlichen roten Johannisbeeren sollten bei gesteigerter Salzsäureproduktion der Magenschleimhaut (Hyperchlorhydrie) gemieden werden.

Da sie die Schweißabsonderung anregen, sind sie empfehlenswert bei Fieber. Sie fördern die Verdauung und sind hilfreich bei Verstopfung.

- Rote Johannisbeeren werden frisch oder als Saft genossen. Bei Magen-Darm-Beschwerden können Sie Johannisbeer- mit Himbeersaft vermischen.

Johannisbeeren, schwarze

Die schwarze Johannisbeere enthält sehr viel Vitamin C: Der Vitamin-C-Gehalt eines Liters Saft beträgt mehr als 500 mg.

Ein Aufguß aus den Blättern der Pflanze wirkt harntreibend und trägt dazu bei, im Organismus gebundenes Wasser (Ödeme) auszuscheiden. Auch bei rheumatischen Beschwerden und Gicht ist er sehr hilfreich. Er sollte getrunken werden, sobald sich ein Anfall ankündigt.

Empfehlenswert sind diese kleinen Vitaminbomben nicht zuletzt bei beginnendem Schnupfen oder einer fiebrigen Grippe, weil sie die Schweißabsonderung fördern. Auch bei Keuchhusten bringen sie Linderung.

Die Beeren (frisch und als ungezuckerter Saft) oder ein Aufguß aus den Blättern der schwarzen Johannisbeere zählen zu den besten Heilmitteln, mit denen sich Magenschmerzen und Durchfall bekämpfen lassen. Bei Darmblähungen trinken Sie am besten ein kleines Glas schwarzen Johannisbeersaft ohne Zucker vor jeder Mahlzeit.

Die schwarzen Farbpigmente der Johannisbeere wirken als natürliches Antibiotikum und töten eine große Anzahl von Bakterien ab (insbesondere *Escherichia coli*). Deshalb sollten Sie ungezuckerten schwarzen Johannisbeersaft auch zum Gurgeln verwenden, wenn Sie Halsschmerzen haben oder heiser sind.

Die schwarze Johannisbeere wird von Dr. Udupa und Dr. Tripathi auch zur Förderung des Genesungsprozesses nach einer Gelbsucht empfohlen, denn sie ist einzigartig in ihrer Wirkung auf die Leberzellen: Sie beschleunigt die Heilung der kranken und schützt die gesunden Zellen.

Da die schwarze Johannisbeere neben den genannten Qualitäten in vielen Fällen und aus noch unbekannten Gründen (wegen ihres hohen Gehalts an Vitamin C?) als Antiallergikum wirkt, sollte sie in Ihrem Ernährungsplan auf keinen Fall fehlen.

Die schwarze Johannisbeere ist eine Frucht, die:

- harntreibende und adstringierende (zusammenziehende) Eigenschaften besitzt – wertvoll bei Arthritis, rheumatischen Beschwerden, Gicht und Durchfall
- bei Müdigkeit und Überarbeitung empfohlen wird
- antiallergisch und entzündungshemmend wirkt.

• Schwarze Johannisbeeren werden frisch und vorzugsweise als Saft genossen (aber nicht in zu großen Mengen).

Kaffee

Bei Bluthochdruck, Herz-Gefäß-Erkrankungen, Magen- und Zwölffingerdarmgeschwüren sowie bei Blasensteinen aus Calciumoxalat wird von diesem Getränk abgeraten.

Andererseits verbessert bereits eine sehr geringe Dosis Coffein die geistige Leistungsfähigkeit, die Konzentration und das Reaktionsvermögen in beachtlicher Weise. Dies wurde in zahlreichen Studien nachgewiesen, in denen den Testpersonen Coffein oder ein Placebo (gleiches Aussehen, gleicher Geschmack, aber kein Coffein) verabreicht wurde. Die Ergebnisse waren eindeutig. Die individuellen Leistungen in der Placebo-Gruppe lagen unter denjenigen der Versuchsteilnehmer, die Coffein erhalten hatten. Um sich von der Richtigkeit dieser Ergebnisse zu überzeugen, testete Dr. J. Wurtman zusätzlich regelmäßige Kaffeetrinker und Kaffeeabstinenten. Die Ergebnisse waren unverändert. Auf längere Sicht jedoch ist die Wirkung dieses stimulierenden Getränks auf die Neuronen und die Folgen des (krebserregenden) Benzpyrens, das beim Rösten der Kaffeebohnen entsteht, nicht zu vernachlässigen.

In Schweden entdeckten Forscher im Kaffee Substanzen, die im Gehirn ihre Wirkung entfalten und leichte Depressionen zum Abklingen bringen. Kaffee wirkt stimmungsfördernd, und zwar mindestens zwei Stunden lang nach seinem Konsum. Dieses Getränk wird auch von Sportlern während Wettkämpfen sehr geschätzt.

Kaffee enthält Theophyllin, welches die Bronchien entspannt und Asthmatikern Linderung verschafft. Wenn Sie eine Tasse Kaffee trinken, tritt diese Wirkung ungefähr eine Stunde später ein und hält ungefähr sechs Stunden an. Ein amerikanischer Forscher stellte auch bei Heuschnupfen eine positive Wirkung fest. Kaffee ersetzt zwar die Medikamente nicht, die Sie bei einem Asthmaanfall einnehmen müssen. Aber er kann sich als hilfreich erweisen, wenn Sie im Moment eines Anfalls keine Medikamente griffbereit haben.

Grüne Kaffeebohnen sind reich an Chlorogensäure, einem Gerbstoff, der Zahnkaries vorbeugt. Diese Säure geht aber beim Rösten verloren und ist im schwarzen Kaffee nicht mehr enthalten. Zahlreiche in Kaffee enthaltene Polyphenole (Gerbstoffe) besitzen krebshemmende Wirkung.

Wer an Bluthochdruck leidet und zudem raucht, sollte auf Kaffee verzichten. Die kombinierte Wirkung von Nikotin und Coffein ist sehr schädlich. In Maßen genossen ist Kaffee bei Bluthochdruck jedoch erlaubt.

Wenn Sie täglich mehr als vier Tassen Kaffee trinken, verdreifachen Sie Ihr Risiko einer Herzerkrankung!

Bei Magen- und Zwölffingerdarmgeschwüren wird von Kaffee abgeraten, da dieser die Magensaftproduktion anregt. Nervöse, sensible, leicht erregbare und von Ängsten geplagte Menschen sollten ebenfalls auf Kaffee verzichten.

Anmerkung: Es gibt einen „weißen Kaffee“, der nicht geröstet und damit weniger schädlich ist.

Kakao

Kakao ist ein kalorienreicher Energiespender, der stärkend auf das Zentralnervensystem wirkt. Bei Diabetes, Arteriosklerose, Nieren- oder Blasensteinen aus Calciumoxalat, Gicht, Fettsucht oder Übergewicht ist davon abzuraten.

Kaki-Pflaumen

Die Kaki-Pflaume enthält reichlich Provitamin A. Sie stimuliert das Immunsystem, schützt vor Schnupfen und Grippe und hat krebshemmende Wirkung.

Bevor sie reif ist, wirkt sie adstringierend (zusammenziehend). Ausgereift wirkt sie leicht abführend.

- Die vollreife Frucht wird aus der Schale gelöffelt.

Kaktusfeigen

Kaktusfeigen sind schleimlösend und verschaffen Linderung bei Asthmaanfällen und Keuchhusten. Außerdem wirken sie abschwellend auf die Leber. Nicht zu empfehlen sind sie bei Dickdarmentzündung.

Kalbsbries

Kalbsbries ist zwar reich an Vitamin D, enthält aber auch viel Cholesterin und Harnsäure. Aus diesem Grund ist bei Herz-Gefäß-Erkrankungen und Gicht davon abzuraten.

Kamille

Kamille wirkt nicht nur appetit- und verdauungsanregend, sondern auch schlaffördernd und hilft bei Kopf- und Zahnschmerzen.

Kandierte Früchte

Bei Diabetes oder während einer Diät nicht zu empfehlen.

Kaninchen

Ein mageres Fleisch, das leicht verdaulich ist und wenig Cholesterin enthält. Für Gichtkranke nicht geeignet.

Kapaun (kastriertes, gemästetes Hähnchen)

Ein sehr zartes und saftiges Fleisch, von dem jedoch bei Gicht oder erhöhten Harnsäurewerten abzuraten ist.

Karotten

Die Eigenschaften der Karotte sind vielfältig. Da sie sehr reich an Beta-Carotin (Provitamin A) ist, stärkt sie die Sehkraft, erhält die Haut elastisch und verleiht einen schönen Teint. Wenn Sie sehr viel Karottensaft trinken, kann sich Ihre Haut jedoch wie bei Babys leicht gelblich verfärben.

Im Organismus wird das Beta-Carotin in Vitamin A umgewandelt. Doch auch wenn Sie viel Karotten essen, besteht keine Gefahr, daß zuviel Vitamin A gespeichert wird. Der Körper nimmt nur so viel davon auf, wie er benötigt. Nur synthetisches Vitamin A kann, wenn es in großen Mengen eingenommen wird, schädlich sein. Geben Sie daher frischen Karotten den Vorzug!

Sämtliche Studien, die in den letzten Jahren weltweit (Frankreich, England, Japan, USA, Israel usw.) durchgeführt wurden, bestätigen, daß Karotten einen einzigartigen Schutz vor Krebs bieten. Eine Untersuchung, deren Ergebnisse voraussichtlich in zwei bis drei Jahren vorliegen, wird zeigen, ob das Beta-Carotin oder andere A-Provitamine wie zum Beispiel das Lutein für die krebshemmende Wirkung der Karotten verantwortlich sind. Essen Sie also mindestens eine Karotte täglich; Sie steigern damit Ihre Chancen ganz erheblich, nicht an bestimmten Krebsarten wie Lungen-, Kehlkopf-, Magen-, Speiseröhren-, Dickdarm-, Mastdarm- oder Blasenkrebs zu erkranken.

Interessant ist eine Studie von D. Mackerras von der Fakultät für Öffentliche Gesundheit der Universität Houston in Texas (USA), in der die krebshemmende Wirkung von Karotten bei ehemaligen, passiven und mäßigen Rauchern nachwiesen wurde (bei letzteren in geringerem Maß). Laut R. G. Ziegler vom Nationalen Krebsforschungsinstitut in New Jersey (USA) ist es vor allem wichtig, in dem Augenblick reichlich Karotten zu essen, in dem man das Rauchen einstellt. Die krebshemmenden Wirkstoffe der Karotte scheinen die Entwicklung eines Tumor zu verhindern bzw. deutlich hinauszuzögern. Bei Versuchstieren bildeten sich bereits bestehende Tumoren durch die kombinierte Wirkung von Karotten und einer Strahlentherapie sogar vollständig zurück.

Karotten entfalten ihre wohltuenden Wirkungen weit besser, wenn sie nur kurz gekocht werden. Im halbgaren Zustand kann der Körper die darin enthaltenen Carotine besser verwerten.

Karotten sind leicht verdaulich und helfen sowohl bei Durchfall als auch bei Verstopfung (die Stuhlmenge nimmt zu).

Karottensaft wurde einst wegen seines hohen Vitamin- und Mineraliengehalts häufig und nicht zu Unrecht als pflanzliches Blut bezeichnet. Eine Kur mit frischem Karottensaft gegen Ende des Winters und vor ausgiebigen Sonnenbädern ist sehr wohltuend.

In folgenden Fällen sollten Sie unbedingt Karotten essen: bei Blutarmut, Blässe, Darmfäulnis, Asthma, Bronchitis, Magen- oder Zwölffingerdarmgeschwüren, rheumatischen Beschwerden, Leber- oder Gallenblaseninsuffizienz, während einer Diät und in der Rekonvaleszenz. Aber auch wenn Sie an keiner dieser Krankheiten leiden, sollten Sie Karotten Ihrer Gesundheit zuliebe des öfteren auf den Speiseplan setzen.

Eines ist allerdings zu beachten: Wie die rote Bete enthalten auch Karotten aus herkömmlichem Anbau sehr viele Nitrate. Da sie vor und nach der Ernte chemisch behandelt werden, sollten Sie sie vor dem Verzehr schälen. Leider sammeln sich nicht nur Schädlings- und Pilzbekämpfungsmittel in und unmittelbar unter der Schale der Karotten an, sondern auch die Vitamine und Spurenelemente. Wenn man Karotten also schält, entfernt man wohl die schädlichen, aber auch zu einem guten Teil die nützlichen Stoffe. Falls Sie keine Möglichkeit haben, im Winter regelmäßig Karotten aus biologischem Anbau zu kaufen und einen (nicht zu warmen) Keller besitzen, füllen Sie einen großen Trog mit Sand und graben die Karotten darin ein. Auf diese Weise können Sie sie einige Wochen, ja sogar Monate lagern.

Lassen Sie Karotten niemals im Wasser liegen. Reinigen Sie sie mit einer Bürste (beispielsweise einer Zahnbürste), und spülen Sie sie anschließend unter fließendem Wasser.

Das Kraut der frischen Karotte besitzt beinahe dieselben Qualitäten wie die Karotte selbst und hat einen angenehmen Geschmack. Sie können damit Salate, Rohkost oder Suppen garnieren.

Das Fruchtfleisch frischer Karotten eignet sich für Umschläge bei Verbrennungen, Ekzemen und Eiterflechte (insbesondere bei Kindern). Sie können es auch auf Furunkel oder Nagelgeschwüre (Panaritium) auftragen.

Die Karotte ist ein Nahrungsmittel mit stärkenden, mineralisierenden und blutbildenden Eigenschaften. Sie regt die Bildung von roten Blutkörperchen und Hämoglobin an; sie fördert das Wachstum und ist ausgezeichnet für den Darm, weil sie die Darmtätigkeit reguliert (sie hilft sowohl bei Durchfall als auch bei Verstopfung). Die Karotte hemmt den Fäulnisprozeß im Darm und fördert die Wundheilung in Magen und Darm. Sie regt den Milchfluß an, wirkt entschlackend, harntreibend, galleverflüssigend, blähungsmindernd, wurmabtreibend, appetitanregend, erfrischend, schmerzstillend und heilend bei oberflächlichen Wunden. Sie verjüngt das Gewebe und die Haut und stärkt die körpereigenen Abwehrkräfte.

Karotten sind angezeigt bei Asthenie, Wachstumsstörungen, Mineralienmangel, Rachitis, Zahnkaries, Blutarmut, Dünn- und Dickdarmentzündung, Darminfektionen, Durchfall bei Kindern und Erwachsenen, Magen-Darmblutungen, Verstopfung, Magen- und Zwölffingerdarmgeschwüren, Lungenerkrankungen (Tuberkulose, chronische Bronchitis, Asthma), Skrofulose, rheumatischen Beschwerden,

Gicht, Harngrieß, Arteriosklerose, Koliinfektion, Leber- und Gallenblaseninsuffizienz (in Verbindung mit Artischocke ist die Karotte in diesem Fall ein ausgezeichnetes Heilmittel), Gelbsucht, mangelndem Milchfluß bei stillenden Müttern, Hauterkrankungen, Darmparasiten (Bandwurm), zur Vorbeugung von infektiösen und degenerativen Erkrankungen sowie zur Verhinderung vorzeitigen Alterns und Faltenbildung.

Kartoffeln

In der Schale gekochte Kartoffeln enthalten mehr Nährstoffe als geschälte, da beim Schälen ein großer Teil der Spurenelemente und Vitamine verloren geht.

Kartoffeln sind bei Magen- und Zwölffingerdarmgeschwüren sehr gut verträglich, sollten aber von Diabetikern unbedingt gemieden werden. Den neuesten einschlägigen Erkenntnissen zufolge gehören Kartoffeln zu den Nahrungsmitteln, die den Blutzuckerspiegel drastisch in die Höhe treiben.

Unbehandelte Kartoffeln sollten mitsamt der Schale verzehrt werden. Diese ist reich an Antioxidantien und Polyphenolen mit krebshemmender Wirkung. Erstere neutralisieren einen großen Teil der freien Radikalen, letztere schützen die Zellen vor Mutationen.

Rohe Kartoffeln, seit jeher ein probates Mittel bei rheumatischen Beschwerden, fördern die Ausscheidung von Harnsalzen.

Werden Kartoffeln über den Winter gelagert, verlieren sie einen großen Teil ihres Vitamin-C-Gehalts; ab Februar ist dieser praktisch gleich null.

Käse

Käse ist kalorienhaltig, enthält aber auch reichlich Calcium, Phosphor sowie die Vitamine A und D. Wenn Sie Diät halten, sollten Sie auf Käse ganz verzichten oder sich nur gelegentlich ein kleines Stück gönnen. Auch bei erhöhten Cholesterin- oder Blutfettwerten sollten Sie Käse meiden.

– *Beaufort*

Ein calciumhaltiger, aber auch sehr kalorienreicher Käse. Bei erhöhten Cholesterin- oder Blutfettwerten sollten Sie darauf verzichten.

– *Brie*

Ein calciumreicher, aber schwerverdaulicher Käse. Bei erhöhten Cholesterin- oder Blutfettwerten sollten Sie ihn meiden.

– *Camembert*
Vom Genuß dieses calciumreichen Käses wird bei erhöhten Cholesterin- oder Blutfettwerten abgeraten. Auch sollte er von Menschen gemieden werden, die zu einer Übersäuerung des Magensaftes neigen.

– *Cantal*
Von diesem calciumreichen Käse ist bei erhöhten Cholesterin- oder Blutfettwerten abzuraten.

– *Cheddar*
Dieser Käse ist sehr schwer verdaulich und sollte bei erhöhten Cholesterin- oder Blutfettwerten nicht auf Ihrem Speiseplan stehen.

– *Edamer*
Dieser schwerverdauliche Käse sollte bei erhöhten Cholesterin- oder Blutfettwerten nicht gegessen werden.

– *Emmentaler*
Dieser wohlschmeckende Käse ist sehr calcium- und kalorienreich. Bei erhöhten Cholesterin- oder Blutfettwerten sollten Sie darauf verzichten.

– *Gorgonzola*
Dieser italienische Käse ist sehr fett und deshalb bei erhöhten Cholesterin- oder Blutfettwerten nicht empfehlenswert.

– *Greyerzer*
Dieser Käse enthält viel Calcium, ist aber auch sehr kalorienreich. Während einer Diät oder bei erhöhtem Cholesterinspiegel nicht empfehlenswert.

– *Mozzarella*
Mozzarella ist ein fetter Käse. Bei Übergewicht sowie bei erhöhten Cholesterin- oder Blutfettwerten sollten Sie ihn meiden.

– *Parmesan*
Parmesan ist ein salziger Käse, der bei Bluthochdruck gemieden werden sollte. Er ist allerdings leicht verdaulich und enthält viel Calcium sowie die Vitamine A, B6 und B12.

– *Reblochon*
Ein exzellenter französischer Käse, der sehr viel Calcium enthält. Bei erhöhten Cholesterin- oder Blutfettwerten sollten Sie darauf verzichten.

– *Roquefort*

Roquefort ist ein köstlicher französischer Käse, der bei erhöhten Cholesterinwerten nicht zu empfehlen ist. Wenn Sie zu einer trägen Verdauung neigen, sollten Sie ebenfalls darauf verzichten.

– *Saint-Nectaire*

Dieser schnittfeste Rohkäse schmeckt vorzüglich, ist jedoch bei erhöhten Cholesterin- oder Blutfettwerten nicht empfehlenswert.

– *Saint-Paulin*

Ein köstlicher, ebenfalls schnittfester Rohkäse, der viel Calcium enthält, aber bei erhöhten Cholesterin- oder Blutfettwerten gemieden werden sollte.

– *Tomme*

Dieser schnittfeste Rohkäse aus dem französischen Savoyen ist relativ fett; bei erhöhten Cholesterin- oder Blutfettwerten nicht zu empfehlen.

Kastanien

Die stärkehaltige Kastanie ist reich an Kohlenhydraten und ein wertvoller Energiespender. Sie ist ein Muskel- und Venentonikum und eine hervorragende Kraftnahrung für geistig arbeitende Menschen, Genesende und Sportler. Sie hilft bei körperlicher und geistiger Schwäche.

Die Kastanie ist ein alkalisierendes Nahrungsmittel, wirkt also einem Säureüberschuß im Organismus entgegen. Bei Diabetes, Dickdarmentzündung, Gastritis oder Darmträgheit wird von ihrem Genuß jedoch abgeraten.

Kaviar

Kaviar ist eine teure Delikatesse und wäre in großen Mengen bei Bluthochdruck und erhöhten Harnsäure- oder Cholesterinwerten nicht zu empfehlen. Aber in den Dosen, die unser Budget im allgemeinen zuläßt, sind diese Vorbehalte überflüssig!

Keimlinge und Sprossen

Gekeimte Samen und Sprossen können als wahre „Nahrungsmittel mit Wunderkräften" bezeichnet werden.

Tatsächlich besitzen sie ein hohes Nährstoffpotential und sind eine lebendige, kraftspendende und regenerierende Nahrung ohnegleichen.

Während des Keimvorgangs wird eine intensive Enzymaktivität in Gang gesetzt, die in der nachfolgenden Wachstumsphase unerreicht bleibt (Amylasen, Proteasen, Lipasen usw.). Die regenerierende Kraft von Keimlingen auf unseren Körper ist zum Teil auf diese Enzymprozesse zurückzuführen.

Auch der Vitamingehalt steigt während des Keimens sprunghaft an. Weizengras (15 cm) zum Beispiel enthält 15.000 IE Carotin pro Pfund, also zweimal mehr als Karotten. Der Vitamin-C-Anteil steigt in den ersten Tagen um das Sechsfache. Im selben Zeitraum nimmt der Gehalt an Vitamin B2 um das Vierfache, der an Vitamin B1 um das Anderthalbfache zu. In Haferkeimlingen steigt der Vitamin-B12-Gehalt um das Fünfzehnfache, im Weizenkeimling verdreifacht sich der Vitamin-E-Gehalt innerhalb von drei bis vier Tagen.

Während des Keimvorgangs wird die Stärke umgebaut und damit leichter verdaulich.

Gekeimte Samen enthalten wenig Gluten, welches Katarrhe (Schleimhautentzündungen) begünstigt, die wiederum zahlreiche Atemwegerkrankungen, Entzündungen von Hals, Nasen, Ohren sowie der Geschlechtsorgane usw. verursachen können.

Auch Hülsenfrüchte (Bohnen, Erbsen, Linsen usw.) verlieren während des Keimvorgangs einen Teil ihrer trypsinhemmenden Faktoren, die den Verdauungs- und Umwandlungsprozeß behindern.

Wer gegen Gluten allergisch ist, sollte wissen, daß Getreidesamen ihr Gluten während des Keimprozesses innerhalb von drei bis vier Tagen abbauen.

Manche Keimlinge (Luzerne, Sonnenblumenkerne) bilden nach und nach grüne Blätter (Sprossen), die Chlorophyll und damit Magnesium enthalten. Eine chlorophyllreiche Ernährung bewirkte bei Labortieren eine wesentlich höhere Resistenz gegen schädliche Strahlendosen.

Wir könnten heutzutage das Risiko von Stoffwechselerkrankungen erheblich reduzieren, wenn wir mehr Keimlinge und Sprossen essen würden. Gleichzeitig würden wir damit unsere natürlichen Abwehrkräfte stärken und dem Auftreten von Krankheiten und Epidemien entgegenwirken. Keimlinge sind unserer Gesundheit in jeder Phase des Lebens – von der frühen Kindheit (in geringeren Mengen) bis ins hohe Alter – förderlich.

Versäumen Sie es also nicht, täglich von dieser gesunden Nahrung zu essen, insbesondere die Keimlinge von Weizenkörnern, Sonnenblumenkernen und Luzerne (Alfalfa), aber auch anderer Samen, zum Beispiel Sesam, Radieschen, Bockshornklee usw.

Kekse

Kekse sind ausgesprochen kohlenhydrathaltig. Bei Diabetes, Fettsucht, Übergewicht oder Verdauungsproblemen sollten Sie darauf verzichten.

Kerbel

Kerbel ist reich an Eisen, Carotin und enthält ätherische Öle sowie eine östrogenähnliche Substanz. Er wirkt harntreibend und verschafft Linderung bei chronischer Bronchitis, Asthma und Heiserkeit.

Kerbel reinigt das Blut und darf in Ihren Gerichten nicht fehlen, wenn Sie an rheumatischen Beschwerden, Arthritis oder Gicht leiden.

Für eine wohlschmeckende Frischkäsezubereitung mischen Sie gehackten Kerbel (anstelle von gemischten Kräutern) und etwas Knoblauch unter die Käsemasse.

Eigenschaften:

- *Innerlich:* stimulierend, blutreinigend, harn- und galletreibend, appetitanregend, magenstärkend, menstruationsfördernd, abführend, antiseptisch für die Atemwege und krebshemmend.
- *Äußerlich:* stärkt die Sehkraft, regt die Milchbildung an und wirkt schleimlösend.

Therapeutische Indikationen:

- *Innerlich:* Skorbut, Gicht, rheumatische Beschwerden, Nierensteine, Leberleiden, Gelbsucht, Lymphstau, Bronchitis, chronische Lungenerkrankungen, feuchtes Asthma, Kehlkopfentzündung, Wassersucht, Ödeme, Krebs.
- *Äußerlich:* Dermatosen (Hauterkrankungen), Hautjucken, Hautkrebs, Hämorrhoiden, Lidrand- und Augenentzündungen, Gesichtspflege.

- Geben Sie reichlich frischen Kerbel in Vorspeisen, Gemüsesuppen und Salate.

Ketchup

Ketchup ist ein salz- und zuckerhaltiges Würzmittel, auf das Sie bei Gastritis oder Magengeschwüren verzichten sollten.

Kichererbsen

Kichererbsen sind eiweißreich und senken den Cholesterinspiegel. Sie wirken wurmabtreibend, unterstützen die Harnsäureausscheidung und enthalten zudem eine Substanz, die antiseptisch auf die Harnwege wirkt. Häufig wird vergessen, daß Kichererbsen kalt als Vorspeise mit einer einfachen Vinaigrette vorzüglich schmecken.

Kirschen

Kirschen entwässern und desinfizieren den Darm. Sie enthalten kaum Vitamin C, dafür aber um so mehr Spurenelemente. In der Kirschenzeit können Sie mit einer zwei- bis dreitägigen Kirschenkur Ihren Körper gründlich entschlacken (1 kg Kirschen entspricht ungefähr 500 Kalorien).

Frischer Kirschensaft ist ausgezeichnet für Rekonvaleszente und Kranke. Er eignet sich außerdem sehr gut zur Vorbeugung von Karies, denn er hemmt zu 80 % die Aktivität bestimmter Enzyme, die für die Entstehung von bakteriellem Zahnbelag verantwortlich sind.

Weniger bekannt ist ein Absud aus Kirschstielen: 1 Handvoll Stiele leicht säuerlicher Kirschen 2 bis 3 Stunden lang in 1 Liter Wasser einweichen. Das Ganze erhitzen und 10 Minuten lang kochen lassen. Diesen Absud können Sie während einer Schlankheitskur zur Entschlackung und Bekämpfung von Zellulitis trinken.

Kirschen sagt man auch eine Heilwirkung bei Gicht nach: Essen Sie während eines Anfalls 15 bis 20 Kirschen täglich und nach dessen Ausklingen weiterhin 10 Kirschen täglich als Erhaltungskur.

Kirschen verschaffen Linderung bei Harnweginfektionen und Rheumaschmerzen und schwellen die Leber ab.

Kiwis

Die Kiwi ist reich an Vitamin C und Spurenelementen und sollte deshalb insbesondere bei Schnupfen und Grippe gegessen werden.

Kleie

Kleie bringt eine träge Verdauung wieder in Gang. Außerdem schützt sie vor Darmschleimhautausstülpungen (Kolondivertikulose) und Tumoren.

Klementinen

Die Klementine, eine Kreuzung zwischen Pomeranze und Mandarine, ist sehr reich an Vitamin C.

Wie die Mandarine enthält sie Brom, das die Nerven beruhigt. Und wie alle Zitrusfrüchte besitzt sie krebshemmende Wirkstoffe. Das Nationale Krebsforschungsinstitut in den USA gab bekannt, daß die rückläufigen Zahlen bei Magenkrebs auf den wachsenden Konsum von Zitrusfrüchten (Orangen, Grapefruits und Zitronen) zurückzuführen seien. Die darin enthaltenen Ballaststoffe (Pektin) senken den Cholesterinspiegel. Der größte Teil des Pektins ist in der weißen Haut enthalten, die die Fruchtfleischfilets umgibt.

Knoblauch

Knoblauch ist ein ausgezeichnetes Nahrungsmittel zur Bekämpfung von Bluthochdruck und Wurmbefall. Er wirkt harntreibend und desinfizierend aufgrund seines Gehalts an natürlichen antibiotischen Wirkstoffen (Allicin und Garlicin). Er eignet sich zur Bekämpfung von Durchfall, Darmkrämpfen, Bronchitis und Asthma. Er unterstützt die Herz- und Kreislauffunktion, bringt Linderung bei Krampfadern und Hämorrhoiden. Indem er den Fäulnisprozessen im Darm entgegenwirkt, beugt er Krebserkrankungen der Verdauungsorgane vor. Außerdem schützt er vor Arteriosklerose und rheumatischen Beschwerden.

Auf Knoblauch sollten Sie verzichten, wenn Sie an Darmträgheit leiden.

Knoblauch wirkt:
- antiseptisch im Darm und in der Lunge
- allgemein kräftigend
- stärkend auf das Herz und die Verdauungsorgane
- blutdrucksenkend
- sklerosehemmend
- harntreibend
- magenstärkend
- wurmabtreibend

Eignet sich für alle Gemüsesuppen.
Verleiht faden Gerichten mehr Geschmack.
Knoblauch sollte man täglich in kleinen Mengen zu sich nehmen.

- Knoblauch wird am besten roh als Beigabe zu Rohkost und Salaten verzehrt. Dazu zerdrücken Sie den Knoblauch mit einer Gabel in Olivenöl (nach provenzalischer Art).

Kohl (Grünkohl, Rosenkohl, Brokkoli, Sauerkraut)

Grünkohl und Rosenkohl bestehen zu 86 bzw. 85 % aus Wasser. Grünkohl enthält 5,4 % Kohlenhydrate, davon sind mehr als 4 %

Ballaststoffe, Rosenkohl enthält 7,7 % Kohlenhydrate, wovon die Hälfte Ballaststoffe sind. Beide haben einen Eiweißanteil von mehr als 4,3 % (einschließlich aller essentieller Aminosäuren). Grünkohl enthält fast 1 %, Rosenkohl 0,3 % Linol- und Linolensäure.

Brokkoli ist sehr reich an Provitamin A.

Bei Neuralgien, einer Entzündung des Ischiasnervs sowie bei Gicht, Muskelquetschungen, Bronchitis, Hautausschlag und entzündlichen oder schlecht verheilenden Wunden (Unterschenkelgeschwüren) wirken Umschläge aus Kohlblättern schmerzlindernd.

Sie können den Saft aus rohen Kohlblättern auf Ausschläge oder Entzündungen auftragen. Auch bei Magen- und Zwölffingerdarmgeschwüren wirkt der Saft heilend.

Eine Kohlsaftkur (1 Glas täglich) ist ratsam bei Akne, Asthma, Bronchitis, Katarrhen, Verstopfung, rissiger Haut, depressiven Zuständen (vor allem am Ende des Winters), Hauterkrankungen, Stauungsleber, Gicht, Nierenerkrankungen, Magen- oder Unterschenkelgeschwüren.

In allen Fällen ist Kohl zur Revitalisierung, zur Wiederherstellung des psychischen Gleichgewichts sowie zur Entschlackung des Blutes geeignet.

Auch für Diabetiker ist Kohl sehr bekömmlich (wenig Kohlenhydrate, aber viele Vitamine und Spurenelemente).

Jedes Kohlgemüse enthält außer Schwefel (empfehlenswert bei Atemwegerkrankungen und fettiger Haut) auch Arsen, das eine tonisierende Wirkung hat und den Organismus kräftigt.

Da alle Kohlarten die Produktion von Antikörpern anregen und somit das Immunsystem stärken, sind sie ein Garant für ein langes Leben bei guter Gesundheit.

Rohes Sauerkraut enthält zahlreiche Vitamine (insbesondere Vitamin C), Mineralien sowie Milchsäure, die eine stark desinfizierende Wirkung hat. Nichts hilft besser bei Verstopfung, als regelmäßig rohes Sauerkraut zu essen oder auf nüchternen Magen ein Glas Sauerkrautsaft zu trinken. Sauerkraut macht die Haut fest und geschmeidig. Indem Sie etwas rohes Sauerkraut unter das gekochte mischen, verbinden Sie Gesundheit mit Geschmack. Durch das Kochen verliert das Sauerkraut den Großteil seiner Wirkstoffe.

Kohl ist eine wirksame Waffe gegen Krebs!

Menschen, die häufig Kohl essen, leiden weniger an Krebserkrankungen des Dickdarms, des Magens und sogar der Lunge, der

Speiseröhre, des Kehlkopfes, der Prostata, der Mundschleimhaut oder des Rachens. Kohl enthält viele Substanzen, von denen man heute weiß, daß sie vor Krebs schützen. Zu diesen Wirkstoffen gehören zum Beispiel Indole, Flavonoide und Phenole. Kohlsorten mit besonders hoher Krebsschutzwirkung sind Rosenkohl, Brokkoli und Gemüsekohl. Aber alle Pflanzen aus der Familie der Kreuzblütler haben krebshemmende Eigenschaften.

- Damit Kohl seine Wirkung voll entfalten kann, sollte er vor allem roh gegessen werden.

Kohlensäurehaltige Getränke

Sie sind häufig stark gezuckert und kalorienreich. Bei gesteigerter Salzsäureproduktion der Magenschleimhaut (Hyperchlorhydrie) sollten Sie ganz darauf verzichten.

Kohlrübe

Die Kohlrübe schmeckt weit besser, als viele denken. In jedem Fall ist sie ein wirksames harntreibendes Gemüse, das dieselben positiven Eigenschaften besitzt wie Kohl.

Kokosnuß

Sie ist nahrhaft, wirkt abführend und harntreibend.

- Kokosnuß ißt man am besten frisch; sie schmeckt aber auch getrocknet oder geraspelt in Desserts. Ihr süßer Geschmack ermöglicht einen weitgehenden Verzicht auf Zucker.

Konfitüre

Aufgrund ihres hohen Zuckergehalts sollten Diabetiker und Übergewichtige auf Konfitüre verzichten. Da sie reich an Ballaststoffen und Fruktose (Fruchtzucker) ist, hat sie zwar nur einen Glykämieindex von 55.

Besser als Konfitüre sind jedoch Fruchtmarmeladen, die keinen zusätzlichen Zucker, sondern nur Fruchtzucker und Ballaststoffe wie Pektin (einen wasserlöslichen Ballaststoff, der einen Anstieg des Blutzuckerspiegels verhindert) enthalten.

Kopfsalat

Kopfsalat enthält viel Provitamin A und Eisen, das der Körper gut verwerten kann, weil dieser Salat frei von Oxalsäure ist.

Einige Blätter Kopfsalat am Abend beruhigen die Nerven und helfen gegen Schlaflosigkeit. Kopfsalat wirkt außerdem leicht galle- und harntreibend und hat eine wohltuende Wirkung auf die Leber.

Er stimuliert die Magensaftsekretion und sollte deshalb am besten vor den Mahlzeiten und nicht, wie es häufig üblich ist, danach gegessen werden.

Eine in New Jersey (USA) durchgeführte Studie ergab, daß Männer (Raucher und Ex-Raucher), die täglich grüne Salate und Grüngemüse wie Kopfsalat, Feldsalat, Spinat und Brokkoli aßen, im Vergleich zu anderen Personen, die nur dreimal wöchentlich grüne Salate und Grüngemüse zu sich nahmen, ein um die Hälfte reduziertes Krebsrisiko aufwiesen. Kopfsalat enthält also auch krebshemmende Substanzen.

Krabben

Diese Kurzschwanzkrebse sind eine Delikatesse. Wer an Gicht oder Darmträgheit leidet, sollte jedoch darauf verzichten.

Kresse

Kresse enthält viel Vitamin A und C sowie Eisen, Iod und Phosphor. Essen Sie regelmäßig Kresse, wenn Sie Hautprobleme haben oder im Winter häufig an Bronchitis oder Grippe erkranken. Kresse unterstützt die Leber- und Nierenfunktion.

Kresse gilt als Krebsschutznahrung; ihr wird insbesondere eine vorbeugende Wirkung gegen Lungen-, Kehlkopf-, Speiseröhren-, Prostata-, Blasen-, Gebärmutter-, Magen- und Darmkrebs zugesprochen.

Auch bei Nebenhöhlenentzündung erweist sich Kresse als wohltuend. Meiden sollten Sie sie dagegen, wenn Sie einen schwachen Magen haben oder häufig an Sodbrennen oder Übersäuerung des Magensaftes leiden. In manchen Fällen kann Kresse eine Blasenentzündung hervorrufen.

Kümmel

Kümmel, der vorzüglich zu Käse und Gegrilltem paßt, wirkt krampflösend sowie antibakteriell und lindert Verdauungsbeschwerden (leichte Spasmen, Blähungen, Völlegefühl).

Kürbis

Das Fruchtfleisch des Kürbis ist reich an Provitamin A und hat eine leicht harntreibende und abführende Wirkung. Sie können es roh (in

Stücke geschnitten oder unter Rohkost gemischt), als Suppe oder Gemüse essen. Kürbis ist bei Magen- und Darmleiden (auch bei Koliken oder Verstopfung), Nierenerkrankungen und rheumatischen Beschwerden empfehlenswert.

Wie Karotten schützt Kürbis vor Krebs, hauptsächlich vor Lungenkrebs. Ein wichtige Information für ehemalige und passive Raucher!

Kutteln

Wie alle Innereien sind Kutteln sehr cholesterin- und harnsäurehaltig und sollten deshalb bei erhöhten Cholesterin- oder Harnsäurewerten nicht gegessen werden.

Lakritze

Lakritze wird häufig von Menschen, die sich das Rauchen abgewöhnen wollen, in Unmengen konsumiert. Dabei sollte man unbedingt wissen, daß Lakritze einen blutdrucksteigernden Wirkstoff enthält! Da sie den Auswurf fördert, ist sie nützlich bei Bronchitis und Grippe.

Lammfleisch

Ein proteinreiches, manchmal aber auch sehr fettes Fleisch. Auf Lamm sollten Sie bei Gicht oder erhöhten Harnsäurewerten verzichten.

Langusten

Langustenfleisch ist sehr delikat. Wegen seines hohen Natrium- und Cholesteringehalts sollten Sie jedoch bei Gicht, Bluthochdruck und Arteriosklerose mit dem Genuß von Languste zurückhaltend sein.

Lauch

Verwenden Sie die grünen Blätter des Lauchs: Sie sind reich an Provitamin A und Vitamin C. Lauch ist frei von Oxalsäure, deshalb kann unser Körper die darin enthaltenen Mineralstoffe gut verwerten. Vor allem bei Blutarmut ist Lauch sehr zu empfehlen. Dank seines hohen Pektingehalts setzt er den Cholesterinspiegel herab und hat in gewisser Weise eine vorbeugende Wirkung gegen Arteriosklerose.

Wenn Sie einen schwachen Magen haben, werden Sie Lauch besser vertragen, wenn Sie ihn mit einem anderen Gemüse wie Kartoffeln oder Karotten kombinieren.

Lauch wirkt leicht harntreibend, abführend (er ist ein „Darmfeger“) und antiseptisch. Daher ist er besonders bei Blasenentzündung, Steinleiden und anderen Erkrankungen des Harnapparats empfehlenswert. Früher galt eine Lauchkur wegen der darin reichlich enthaltenen Alkalisalze als so wertvoll wie ein Kuraufenthalt in Vichy.

Therapeutische Indikationen:

- *Innerlich:* Verdauungsstörungen, Blutarmut, rheumatische Beschwerden, Arthritis, Gicht, Erkrankungen der Harnorgane, Blasensteine, Niereninsuffizienz, Fettleibigkeit und Arteriosklerose. Ein Aufguß aus den kleinen Lauchwurzeln eignet sich hervorragend zur Behandlung von Diabetes.
- *Äußerlich:* Abszesse, Furunkel, Hämorrhoiden, Hühneraugen und Schwielen, Insektenstiche, Wunden und zur Gesichtspflege.

Leber

Leber enthält viel Eisen sowie die Vitamine A und B12 und sollte vor allem von Menschen mit einer Neigung zu Blutarmut gegessen werden. Bei Arteriosklerose und Gicht sowie bei einem erhöhten Cholesterinspiegel sollten Sie Leber von Ihrem Ernährungsplan streichen.

Leinsamen

Leinsamen sind reich an Schleimstoffen und mehrfach ungesättigten Fettsäuren: Leinöl enthält 55,3 g Linolensäure, 13,4 g Linolsäure und 7 mg Cholesterin pro 100 g.

Leinsamen regen die Darmtätigkeit an und sind ein probates Mittel bei Verstopfung (2 bis 3 Eßlöffel Leinsamen ein- bis dreimal täglich in etwas Wasser zerstoßen oder unter die Speisen gemischt einnehmen).

Zerstoßene Leinsamen können auch als Umschläge zur Linderung von Muskelschmerzen und bei Verstauchungen Anwendung finden. Das Rezept ist einfach: Zerstoßene Leinsamen in etwas heißem Wasser aufweichen, den Brei auf ein Tuch streichen und auf die betroffene Stelle legen.

Leinsamentee ist bei Gastritis und Gallensteinen hilfreich (1 Eßlöffel pro Tasse, einige Sekunden kochen lassen, abseihen, 1 Tasse täglich trinken). Dieser Tee kann auch bei Mundschleimhaut- und Zahnfleischentzündungen sowie bei Halsschmerzen zum Gurgeln verwendet werden.

Lindenblüten

Lindenblütentee wirkt krampflösend und blutverdünnend und fördert den Schlaf.

Linsen

Wegen ihres hohen Eiweiß- und Eisengehalts sind Linsen für unsere Ernährung sehr wertvoll. Sie sind ein vollwertiges, überaus nahrhaftes und zudem sehr leicht verdauliches Nahrungsmittel (bei Gicht untersagt).

- Gekochte Linsen schmecken ausgezeichnet kalt als Vorspeise mit einer Vinaigrette und feingehackten Schalotten oder Zwiebeln.

Löwenzahn

Löwenzahn enthält beinahe ebensoviel Vitamin C und Provitamin A wie die Petersilie. Damit gehört er zu den Nahrungsmitteln mit krebsvorbeugender Wirkung.

Eine in New Jersey (USA) durchgeführte Studie ergab, daß Männer (Raucher und Ex-Raucher), die täglich grüne Salate und Grüngemüse mit einem hohen Provitamin-A-Gehalt wie Spinat und Salate aßen, im Vergleich zu anderen Personen, die nur dreimal wöchentlich grüne Salate und Grüngemüse zu sich nahmen, ein um die Hälfte reduziertes Krebsrisiko aufwiesen. Vitamin C ist ein Antioxidans, das zahlreiche krebserregende Substanzen wie freie Radikale oder Nitrosamine neutralisiert. Der Löwenzahn bietet Ihnen reichlich davon!

Eine Löwenzahnkur im Frühjahr befreit den Körper von allen Giftstoffen, die sich im Laufe des Winters angesammelt haben. Löwenzahn stimuliert den Zellaustausch und entschlackt das Blut.

Aufgrund seiner harntreibenden Wirkung ist er bei Wasserretention, Ödemen und Zellulitis sehr zu empfehlen. Da er die Galle zum Fließen bringt, wirkt er der Bildung von Gallensteinen entgegen und stimuliert die Leber. Er verbessert aber auch den Blutkreislauf, beugt Arteriosklerose vor, wirkt appetitanregend und hilft bei Arthritis und rheumatischen Beschwerden.

Mais

Mais enthält wenig Eiweiß, dafür reichlich Kalium. Im Gegensatz zu Weizen ist Mais glutenfrei und wird deshalb auch von Personen gut vertragen, die auf Gluten allergisch sind. Nicht raffinierte Maiskörner sind eher schwer verdaulich und sollten von Menschen mit einem Nervenleiden oder Verdauungsbeschwerden gemieden werden.

Mais ermöglicht es, rheumatische Beschwerden zu lindern. Bereiten Sie dazu folgenden Absud zu: 30 g Maisgriffel in 1 Liter Wasser geben, 20 Minuten lang kochen lassen und anschließend durch ein Sieb filtern. Dieser Absud wirkt harntreibend und ist deshalb auch bei Nierensteinen und Blasenentzündung angezeigt.

Aus demselben Grund ist auch ein Maisgriffelaufguß (1 Eßlöffel Maisgriffel mit 2,5 dl kochendem Wasser aufgießen; keinen Zucker oder Honig zufügen) während einer Schlankheitskur empfehlenswert.

Ob Mais krebshemmende Eigenschaften besitzt, ist umstritten. Einerseits enthält er sehr wohl antikanzerogene Substanzen. So wurde im Rahmen einer internationalen Studie (Pelayo Correa, Medizinische Fakultät Louisiana, USA) ein Zusammenhang zwischen dem Verzehr von Maiskörnern (sowie Reis und Hülsenfrüchten) und einer sehr niedrigen Darm-, Brust- und Prostatakrebs- sowie Herzerkrankungsrate festgestellt. Andererseits könnte Maiskeimöl bestimmten Laborversuchen nach zu urteilen eine krebserregende Wirkung haben, während der hohe Vitamin-E-Anteil wiederum einem Anstieg des Cholesterinspiegels entgegenwirkt.

Majoran

Diese Gewürzpflanze fördert die Verdauung, sollte jedoch bei gesteigerter Salzsäureproduktion der Magenschleimhaut (Hyperchlorhydrie) nicht benutzt werden.

Mandarinen

Die Vitamin-C-reiche Mandarine sollte bei Gastritis oder Magengeschwüren gemieden werden.

Mandarinen enthalten Brom, eine Substanz, die beruhigend auf das Nervensystem wirkt. Wie alle Zitrusfrüchte besitzen Mandarinen krebshemmende Wirkstoffe. Das Nationale Krebsforschungsinstitut der USA gab bekannt, daß die rückläufigen Zahlen für Magenkrebs auf einen zunehmenden Konsum von Zitrusfrüchten (Orangen, Grapefruits und Zitronen) zurückzuführen seien. Die darin enthaltenen Ballaststoffe (Pektin) senken zudem den Cholesterinspiegel. Der größte Teil des Pektins ist in der weißen Haut enthalten, welche die Fruchtfleischfilets umgibt.

- Mandarinen eignen sich vorzüglich für Obstsalat und können so der ganzen Familie angeboten werden!

Mandeln

Mandeln haben einen hohen Gehalt an Calcium, Kalium und Phosphor. Sie wirken mineralisierend, nervenstärkend und funktionsfördernd auf die Geschlechtsorgane. Gleichzeitig sind sie ein natürliches Antiseptikum. Zur Vermeidung von Magengeschwüren sollten Sie drei Mandeln täglich essen. Mandeln beugen auch Entzündungen der Atemwege vor.

Da Mandeln überaus kalorienreich sind, sollten Sie darauf verzichten, wenn Sie an Fettsucht oder Übergewicht leiden. Bei Leberbeschwerden, Gastritis mit gesteigerter Salzsäureproduktion, Neigung zu Nasenbluten oder generell zu Blutungen sollten Sie diese Früchte ebenfalls meiden.

Mandelmilch wirkt heilend bei Krämpfen und Entzündungen des Magens, des Darms und der Harnwege.

Das Öl süßer Mandeln ist ein sanftes Abführmittel für Kinder. Äußerlich angewendet bringt es Linderung bei Ekzemen. Aufgrund seiner wohltuenden Eigenschaften bei trockener Haut wird Mandelöl seit Jahrhunderten zur Pflege des Gesichts und der Hände geschätzt (insbesondere für Menschen geeignet, die wegen ihrer beruflichen oder häuslichen Arbeit die Hände häufig waschen müssen).

Die Mandel ist eine Ölfrucht, die:

- Energie spendet
- sehr nahrhaft ist
- die Bildung von Nervenzellen unterstützt
- den Darm desinfiziert
- albuminhaltig ist und deshalb in Maßen verzehrt werden sollte (höchstens 10 bis 15 Stück pro Tag).

- Mandeln sind kurz geröstet leichter verdaulich.
- Vergessen Sie nicht das sogenannte „Vier-Bettler-Dessert“: Feigen + Haselnüsse + Mandeln + Rosinen.

Margarine

Margarine ist ebenso kalorienreich wie Butter. Wenn sie nur zum Teil aus Pflanzenöl besteht, enthält sie auch Cholesterin und sollte bei hohen Blutfettwerten und Übergewicht gemieden werden.

Mayonnaise

Mayonnaise wird aus Öl und Eigelb hergestellt. Nicht geeignet für Diabetiker, bei Leberleiden oder Übergewicht.

Meeräschenrogen

Meeräschenrogen (getrockneter Fischlaich) ist fett-, phosphor- und salzhaltig. Bei Bluthochdruck nicht empfehlenswert.

Meerrettich

Bei Blasensteinen sollten Sie diesen schwerverdaulichen und relativ nährstoffarmen Verwandten des Rettichs meiden.

Milch

Die Milch ist das vollwertigste aller Nahrungsmittel. Sie enthält Eiweiß von hohem biologischen Wert, essentielle Aminosäuren für die Zellerneuerung, Enzyme, Hormone, leicht verdauliche Fette, Laktose (aus Glukose und Galaktose zusammengesetzten Milchzucker), Mineralsalze wie Calcium und Phosphor sowie die Vitamine A, D, E und B. Außerdem ist sie ein wichtiger Kalorienspender: ein Liter Milch deckt praktisch den Energiebedarf für einen ganzen Tag.

Frauen, die in ihrer Jugend und vor dem 35. Lebensjahr regelmäßig Milch trinken, erkranken seltener an Osteoporose. Diese degenerative Krankheit, bei der die Knochen brüchig werden, tritt bei Frauen nach der Menopause auf. Man weiß bisher nicht, warum Milch diesem Phänomen entgegenwirkt; ihr Calciumgehalt allein reicht als Erklärung nicht aus.

Da Milch die Magensaftproduktion anregt, ist sie bei Magengeschwüren oder Übersäuerung des Magensaftes nicht empfehlenswert.

Eine interessante Tatsache: Starke Raucher (ein bis zwei Schachteln täglich), die regelmäßig Milch trinken, leiden weniger an chronischer Bronchitis.

Milch eignet sich hervorragend zur Vorbeugung von Zahnkaries. Experimente haben gezeigt, daß die schädliche Wirkung von Zucker auf die Zähne um die Hälfte reduziert wird, wenn nach dem Konsum von Zucker Milch getrunken wird.

Laut einer Studie von Dr. Cedric Garland von der Universität Kalifornien (San Diego, USA) gehört Magermilch zu den Nahrungsmitteln, die das Risiko einer Dickdarmkrebserkrankung herabsetzen.

Milch hat auch blutdrucksenkende Eigenschaften, und Dr. G. Mann von der Universität Vanderbilt (Nashville, USA) entdeckte in Magermilch eine Substanz, welche die Bildung von Cholesterin in der Leber verhindert.

Anmerkung: Manche Menschen reagieren allergisch auf Milch, genauer gesagt auf die darin enthaltene Laktose (Milchzucker). Diese Reaktion äußert sich in Durchfall, Migräne, Hautausschlag, Schleimhautentzündungen mit vermehrter Schleimabsonderung (entsprechend dem Krankheitsbild von Hals-Nasen-Ohren-Erkrankungen: Entzündung der Schleimhaut in Nase, Rachen, Ohren, Bronchien, aber auch im Genitalbereich). In diesem Fall muß, auch bei Kleinkindern, auf andere Nahrungsmittel ausgewichen werden, oder es müssen verschiedene Milcharten getestet werden. Vor allem Stutenmilch scheint bei vielen Menschen weniger Allergien auszulösen als Kuhmilch.

Mispeln

Die tanninhaltigen und harntreibenden Mispeln regulieren die Darmfunktion.

Mortadella

Mortadella ist eine fetthaltige Wurst, von der bei Leberbeschwerden, Dickdarmentzündung oder Arteriosklerose sowie bei Übergewicht abgeraten wird.

Muscheln

Diese eisenhaltigen Schalentiere sollten Sie meiden, wenn Sie an Darmträgheit leiden.

Nektarinen

Die Nektarine ist leicht verdaulich, reich an Provitamin A und harntreibend – eine empfehlenswerte Frucht.

Nieren

Nieren vom Rind oder Kalb (wichtigstes Vitamin: B2), Lamm (wichtigstes Vitamin: A) oder Schwein (wichtigstes Vitamin: B1) sind viel leichter verdaulich, als allgemein angenommen wird. Sie enthalten viel Eiweiß und wenig Fett, aber – wie alle Innereien – sehr viel Cholesterin und Harnsäure. Deshalb sollten Sie bei erhöhtem Harnsäure- oder Cholesterinspiegel sowie bei Gicht darauf verzichten.

Nougat

Kalorienreich und kariesbildend. Nicht für Diabetiker geeignet.

Öle

Die gängigsten Pflanzenöle aus Samenkörnern sind Soja-, Sonnenblumen-, Erdnuß-, Raps-, Rüben- und Traubenkernöl. Aus Samenkörnern gewonnene Öle sind schwerer verdaulich als Olivenöl.

Zu den Ölen mit einem besonders hohen Gehalt an mehrfach ungesättigten Fettsäuren gehören das Sonnenblumen-, Soja-, Maiskeim-, Traubenkern- und Erdnußöl. Diese Öle senken den Cholesterinspiegel. Allerdings vermindern sie nicht nur die Konzentration des schädlichen LDL-, sondern auch die des nützlichen HDL-Cholesterins, das vor Herz-Gefäß-Erkrankungen schützt. Weit selektiver wirkt Olivenöl: Es senkt den LDL- und erhöht den HDL-Spiegel.

Das beste aller Öle ist somit zweifellos Olivenöl aus erster Kaltpressung. Sein hoher Vitamin-E-Gehalt macht es besonders wertvoll. Dieses Vitamin setzt sich aus Tocopherolen zusammen, die ein Oxidieren der ungesättigten Fettsäuren verhindern. Außerdem ist Olivenöl sehr gut verdaulich und der Gallenblase bekömmlich, weil es einer Stauung der Galle sowie der Bildung von Gallensteinen vorbeugt. Roh genossen hat Olivenöl heilende Wirkung bei gesteigerter Salzsäureproduktion der Magenschleimhaut (Hyperchlorhydrie) sowie bei Magen- und Zwölffingerdarmgeschwüren.

Olivenöl enthält noch viele weitere nützliche Substanzen, die das Blut verflüssigen, eine übermäßige Cholesterinaufnahme im Körper verhindern (zum Beispiel Cycloartenol) und den Blutdruck senken. Eine von A. Keys von der Universität Minnesota (USA) mit 2.300 Männern mittleren Alters aus sieben Ländern durchgeführte Studie ergab, daß die Teilnehmer mit dem höchsten Olivenölkonsum, die also Olivenöl anderen Fetten vorzogen, die niedrigste Rate an Herz-Gefäß-Erkrankungen aufwiesen.

Eine Diät, die Olivenöl beinhaltet, hat den gleichen Effekt wie eine fettarme Diät. Wenn für Sie ein erhöhtes Risiko einer Herz-Gefäß-Erkrankung besteht oder wenn Sie bereits einen Herzinfarkt erlitten haben, sollten Sie alle Fettstoffe in Ihrer Ernährung (fettreiche Milchprodukte, fettes Fleisch, Öle, Butter und Margarine) durch Olivenöl ersetzen. Mit einem zusätzlichen Konsum von Olivenöl allein ist es allerdings nicht getan. Sie müssen tatsächlich alle Fette, die Sie zu sich nehmen, durch natives (kaltgepreßtes) Olivenöl ersetzen. Dabei sind 4 bis 5 Kaffeelöffel Olivenöl täglich ausreichend, um von seiner wohltuenden Wirkung zu profitieren.

Kaltgepreßtes Olivenöl ist besonders angezeigt, um Herz-Gefäß-Erkrankungen vorzubeugen oder Rückfälle zu vermeiden. Tatsächlich ist es erstaunlich, wie wenig Menschen aus dem Mittelmeerraum an Herz-Gefäß-Erkrankungen leiden, obwohl sie sich sehr fettreich ernähren (auf Kreta macht Olivenöl 33 % der täglichen Kalorienzufuhr aus).

Die in Olivenöl enthaltenen oxidationshemmenden Wirkstoffe stärken die Zellmembranen und schützen sie vor freien Radikalen (gefährlichen krebserregenden Substanzen).

Olivenöl hat eine leicht abführende Wirkung. Denken Sie daran, wenn Sie zukünftig mehr Olivenöl verwenden.

Oliven

Grüne Oliven werden gepflückt, bevor sie reif sind. Sie sind schwerer verdaulich als schwarze (die aber mehr Fett enthalten).

- Damit die ganze Familie von Zeit zu Zeit in den Genuß von Oliven kommt, sollten Sie Hähnchen auf Oliven in Ihren Speiseplan aufnehmen, ein köstliches Rezept, bei dem die Oliven das übliche Gemüse ersetzen: Braten Sie in einem Schmortopf Hähnchenkeulen an, geben Sie 500 g Oliven aus der Dose – ohne Saft – sowie Tomatensauce nach Art der Provence hinzu.

Orangen

Diese delikate Frucht enthält sehr viel Vitamin C, ist jedoch bei Magengeschwüren oder Gastritis nicht empfehlenswert.

Die Haut und das Fruchtfleisch der Orange sind sehr reich an Pektin, das den Cholesterinspiegel senkt. Mit zunehmendem Alter sollten Sie also regelmäßig Orangen essen, um Ablagerungen in den Arterien (Atheromatose, Arteriosklerose) vorzubeugen.

Orangensaft fördert bei vielen Krankheiten den Genesungsprozeß. Man sollte ihn vor allem bei Durchfall mit Dehydratation (Abnahme des Körperwassers) und fiebrigen Infektionskrankheiten wie Grippe oder Schnupfen trinken.

In Florida wurden mit dem Röteln-Virus infizierte Patienten in zwei Gruppen unterteilt. Die Patienten der einen Gruppe tranken täglich 5 dl Orangensaft, die der anderen nicht. In der ersten Gruppe waren die Symptome der Krankheit (vor allem im Bereich der oberen Atemwege) weit weniger ausgeprägt, und die Bildung von Antikörpern erfolgte schneller als bei den Patienten der Vergleichsgruppe, die keinen Orangensaft und auch keine sonstigen Zitrusfrüchte gegessen hatten.

Eine schwedische Studie ergab, daß Orangen wie alle anderen Zitrusfrüchte sowie Karotten vor Speiseröhren- und Bauchspeicheldrüsenkrebs schützen.

Orangen sind auch bei Gelbsucht hilfreich. Sie wirken appetitanregend und stimulieren die Produktion von Verdauungssäften.

- Orangen werden am besten tagsüber, niemals aber zum Abendessen gegessen.

Oregano

Oregano wirkt appetitanregend und verdauungsfördernd. Er ist ein bewährtes Stärkungsmittel und bei chronischer Bronchitis hilfreich.

Paprika (Gemüse)

Gemüsepaprika ist nicht nur kalorienarm, sondern hat auch einen hohen Vitamin-C-Gehalt. Bei Magengeschwüren oder gesteigerter Salzsäureproduktion der Magenschleimhaut (Hyperchlorhydrie) ist er jedoch nicht empfehlenswert.

Gemüsepaprika gibt es in verschiedenen Sorten, von denen die einen milder, die anderen schärfer im Geschmack sind. Alle besitzen jedoch Eigenschaften, die häufig wenig bekannt sind.

Sie stimulieren die Speicheldrüsen- und Magensaftsekretion und wirken kräftigend auf den Verdauungstrakt. Sowohl die milden als auch die scharfen Früchte sind empfehlenswert für Menschen, die an einem Lungenemphysem, an Bronchialasthma oder chronischer Bronchitis leiden oder im allgemeinen anfällig für Atemwegerkrankungen sind.

Gemüsepaprika ist außerdem ein ausgezeichnetes schleimlösendes Nahrungsmittel.

Schwedische Forscher entdeckten, daß das in Gemüsepaprika und allen anderen Angehörigen dieser Familie enthaltene Capsaicin die Lunge desensibilisiert und dadurch eine Verengung und ein Anschwellen der Bronchien verhindert. Von diesem Leiden sind viele Raucher und Menschen mit allergischem Asthma betroffen.

Eine weiterer Vorteil insbesondere scharfer Paprikafrüchte ist, daß sie desinfizierend und abschwellend auf die Nasennebenhöhlen wirken. Wenn Sie nicht gern scharf essen, können Sie Dr. Ziments Rat beherzigen und 20 Tropfen Tabascosauce in ein Glas lauwarmes Wasser geben, das Sie als Gurgellösung verwenden. Dieses Mittel ist auch bei Schnupfen sehr wirksam.

Capsaicin ist nicht zuletzt ein hochwirksames Analgetikum. Wird dieser Wirkstoff auf eine schmerzende Stelle aufgetragen (zum Beispiel einen Zahnnerv), erhält das Gehirn keine Schmerzmeldung mehr. Laut T. Burts, Leiter der pharmakologischen Abteilung der Universität Tucson (Arizona, USA), erweist sich Capsaicin insbesondere bei der Bekämpfung nahezu unerträglicher Arthritisschmerzen als vielversprechend.

Capsaicin senkt den Cholesterin- und Triglyzeridspiegel. Tatsächlich scheint diese Substanz die Cholesterinproduktion in der Leber zu unterdrücken. Die Konzentration des schädlichen Cholesterins im Blut hängt nicht allein von der Ernährung ab, sondern zu einem großen Teil auch von der Cholesterinmenge, die in der Leber produziert wird.

Im folgenden finden Sie zwei weitere gute Gründe, Ihre Einstellung zu ändern, falls Sie scharfe Gerichte bisher nicht besonders schätzten:

In Thailand, einem Land, in dem Paprika eine lange Tradition besitzt, sind Herz- und Gefäßerkrankungen wie Infarkte oder Embolien sehr selten. In diesem Zusammenhang wurde festgestellt, daß Gewürz- und Gemüsepaprika Substanzen enthalten, welche die Bildung von Blutgerinnseln verhindern. Außerdem setzen sie in unserem Organismus einen Prozeß in Gang, der bereits bestehende Gerinnsel wieder auflöst. Einen kleinen Nachteil gibt es allerdings: Diese Wirkstoffe sind nur kurze Zeit, in der Regel während einer halben Stunde nach ihrer Aufnahme, aktiv. Man geht derzeit davon aus, daß der regelmäßige Konsum von Gemüse- und Gewürzpaprika (täglich eine kleine Menge) eine Art Immunität gegen Herz-Gefäß-Erkrankungen erzeugt, wie sie viele Menschen in Thailand besitzen.

Zur Unterbindung des brennenden Gefühls im Mund und im Verdauungstrakt, das sich beim Genuß dieser scharfen Nahrungsmittel einstellt, setzt unser Gehirn außerdem Endorphine frei, eine natürliche Droge, die ein Glücksgefühl bewirkt.

Paprika (Gewürz)

Paprika regt die Magensaftproduktion an und wirkt verdauungsfördernd. Bei gesteigerter Salzsäureproduktion der Magenschleimhaut (Hyperchlorhydrie) sollten Sie dieses Gewürz jedoch nur sparsam verwenden.

Petersilie

Petersilie hat einen außergewöhnlich hohen Provitamin-A-Gehalt (mehr noch als Karotten). Da sie außerdem reich an Vitamin C ist, handelt es sich dabei um ein Nahrungsmittel mit bemerkenswerten krebshemmenden Eigenschaften.

Aufgrund ihres hohen Eisengehalts stärkt sie den gesamten Organismus und insbesondere die Nerven. Sie wirkt appetitanregend, magenstärkend, entgiftend, entschlackend, antiseptisch (auf das Blut, den Verdauungstrakt und die Harnwege), harntreibend und allgemein entwässernd, menstruationsfördernd, gefäßerweiternd, regenerierend auf die Kapillaren und stimulierend auf die glatte Muskulatur (Darm, Harn- und Gallenblase, Gebärmutter). Sie verhindert Darmfäulnis und ist ein wirksames Mittel gegen Darmparasiten. Sie beugt Blutarmut, Rachitis, Skorbut und Xerophtalmie (durch Vitamin-A-Mangel verursachten Augenveränderungen) vor.

Dosieren Sie sie trotzdem vorsichtig! Der Verzehr von zuviel Petersilie hat Nebenwirkungen wie gesteigerte Erregbarkeit, Magenreizungen und plötzlichen Blutdruckabfall. Bei schwangeren Frauen kann sogar eine Fehlgeburt ausgelöst werden.

Therapeutische Indikationen:

- *Innerlich:* Blutarmut, Wachstumsstörungen, Nährstoffmangel, Asthenie, Anorexie, Verdauungsstörungen, Blähungen, Darmfäulnis, Störungen des Blutbilds, Blutfülle, Zellulitis, zeitweise auftretende Fieberschübe, Infektionskrankheiten, rheumatische Beschwerden, Gicht, Blasensteine, verminderte Harnausscheidung, Ödeme, Ausbleiben oder Störungen der Regelblutung, Leberleiden, Nervosität, Erschlaffung der Gallenblase, Krebserkrankungen, Darmparasiten.
- *Äußerlich:* Milchstau, Weißfluß, Prellungen, Wunden, Kopfläuse, Insektenstiche.

- Petersilie wird frisch und gehackt über Rohkost und gekochtes Gemüse gestreut.

Pfeffer

Dieses Gewürz sollten Sie bei gesteigerter Salzsäureproduktion der Magenschleimhaut (Hyperchlorhydrie) meiden.

Pferdefleisch

Das protein-, eisen- und phosphorreiche, aber fettarme Pferdefleisch ist leicht verdaulich. Bei Gicht oder erhöhten Harnsäurewerten ist davon abzuraten.

Pfirsiche

Geschälte Pfirsiche sind leicht verdaulich und werden auch von Personen mit sehr empfindlichem Magen und Darm gut vertragen. Die Haut der gelben Pfirsiche ist besonders reich an Provitamin A. Sämtliches carotinhaltiges Obst und Gemüse, das gelb, orangefarben oder dunkelgrün ist, verringert das Lungenkrebsrisiko. Pfirsichsaft wirkt harntreibend und verdauungsfördernd.

Pflaumen

Die Pflaume ist ein mildes Laxans, das selbst in den hartnäckigsten Fällen von Verstopfung hilft. Sie regt die Speicheldrüsen- und Magensaftsekretion an, wirkt appetitanregend und verdauungsfördernd. Pflaumen stärken die Nerven und sind bei Überarbeitung sehr zu empfehlen.

Der regelmäßige Verzehr von Pflaumen schützt vor Blähungen und Darmgasbildung. Falls Sie unter diesen Beschwerden leiden, sollten Sie die abführenden Eigenschaften der frischen Pflaumen, Dörrpflaumen oder des Pflaumensafts nutzen. Sie werden feststellen, daß Ihre Beschwerden innerhalb von zwei bis drei Wochen abklingen (vorausgesetzt, Sie nehmen täglich Pflaumen oder Pflaumensaft zu sich).

- Roh oder als Saft zwischen den Mahlzeiten verzehren, um die entgiftende Wirkung zu verstärken.

Pilze

Die chlorophyllosen Pilze bestehen zum großen Teil aus Wasser und sind sehr kalorienarm. Ihr Eiweißanteil ist sehr gering. Bei Gicht oder erhöhten Harnsäurewerten sowie bei Dickdarmentzündung sollten Sie darauf verzichten. Bei Blutarmut oder Mineralstoffmangel dagegen sind sie empfehlenswert.

Pinienkerne

Auf die fett- und eiweißhaltigen Pinienkerne sollten Sie verzichten, wenn Sie abnehmen wollen oder ein Leberleiden haben.

Pistazien

Diese sehr nahrhafte Ölfrucht sollten Sie meiden, wenn Sie übergewichtig sind.

Quitten

Die Quitte, die meist als Gelee konsumiert wird, ist reich an Provitamin A und Vitamin C. Sie ist wirksam gegen Durchfall, Leberinsuffizienz und Appetitlosigkeit. Aufgrund ihrer adstringierenden (zusammenziehenden) Wirkung stärkt sie die Darmmuskulatur. Ein Aufguß aus den Blüten wirkt beruhigend bei Husten und fördert den Schlaf.

Die Quitte ist eine Frucht, die:
- desinfizierend wirkt
- bei Bronchialleiden und Durchfall empfohlen wird.

• Quitten können nicht roh gegessen werden. Sie werden gekocht als Kompott (auch kombiniert mit Apfelkompott) verzehrt. Aus den gekochten Früchten wird unter anderem Quittengelee hergestellt.

Radieschen

Radieschen besitzen dieselben Eigenschaften wie der Schwarze Rettich (wohltuend bei Leberleiden, nicht geeignet bei Übersäuerung des Magensaftes und Magengeschwüren), jedoch in weniger ausgeprägter Form. Sie werden auch wegen ihres Krauts geschätzt, das sehr viel Provitamin A enthält und Gemüsesuppen beigegeben werden kann.

Randen (siehe Rote Bete)

Rebhuhn

Ein schwerverdauliches Fleisch, von dem bei Gicht oder erhöhten Harnsäurewerten abgeraten wird.

Reis

Weißer Reis enthält insbesondere Vitamin B3 sowie Phosphor und Kalium. Geben Sie möglichst dem Naturreis den Vorzug; im Gegensatz zum weißen Reis ist er nicht geschält und poliert und enthält daher mehr Vitamine, Spurenelemente und Ballaststoffe. Geschälter und polierter Reis ist für Diabetiker verboten (wenn Reis keine Ballaststoffe mehr enthält, bewirkt er einen schnelleren Anstieg des Blutzuckers als andere Getreidesorten). Reis ist ein Nahrungsmittel mit zahlreichen Schutz- und Heilwirkungen. Er senkt den Blutdruck, bekämpft (sehr wirksam) Durchfall, beugt der Bildung von Nierensteinen und der Entstehung von Schuppenflechte vor.

Wenn Sie an einem Magengeschwür leiden, müssen Sie auf Reis verzichten. Bei manchen Menschen kann Reis allergieauslösend wirken, was sich insbesondere in Magen- und Darmbeschwerden äußert.

Rejuvelac

Rejuvelac ist ein fermentiertes Getränk, das auf der Basis von Getreidekeimlingen hergestellt wird und praktisch keinen Alkohol enthält. Besonders intensiv untersucht und erforscht wurde es am Hippokrates-Institut in den USA.

Die Zubereitung ist einfach: Für 9 Liter Rejuvelac nehmen Sie 1 kg Weizen aus biologischem Anbau. Lassen Sie die Weizenkörner in keimfreiem Wasser quellen. Bei normaler Temperatur in der Küche ist die Keimung nach drei bis vier Tagen abgeschlossen (die Keimlinge sollten annähernd so lang wie das Korn sein). Mahlen Sie die gekeimten Körner im Mixer, und fügen Sie etwas Wasser hinzu. Danach geben Sie das Ganze in ein Gefäß, am besten ein hochwertiges Glas. Gießen Sie auf 1 kg Weizen 9 Liter Wasser bester Qualität. Stellen Sie den Behälter an einen mäßig temperierten Platz, wo er vor direkter Sonneneinstrahlung geschützt ist. Verschließen Sie das Glas nicht, sondern bedecken Sie es lediglich mit einem Tuch. Rühren Sie von Zeit zu Zeit den Bodensatz auf, damit ein gleichmäßiges Gemisch entsteht. Die durch Einwirkung der Gärgase an die Oberfläche steigenden Bestandteile müssen gut untergemischt werden.

Nach zwei bis vier Tagen ist der Gärungsprozeß abgeschlossen. Bei richtiger Zubereitung ist der Geschmack des Rejuvelac rein und intensiv, jedoch nicht unangenehm. Wenn Sie einen fauligen Geruch feststellen, müssen Sie das Getränk wegschütten.

In Flaschen abgefüllt können Sie es im Kühlschrank oder an einem sehr kühlen Ort zwei Wochen (nicht länger) aufbewahren.

Bevor Rejuvelac getrunken wird, wird er durch ein Sieb gefiltert, in dem die festen Bestandteile zurückbleiben.

Für die Zubereitung können Sie auch eine Mischung aus Weizen und Roggen, Weizen und Dinkel oder Weizen und Mais verwenden.

Das Getränk ist sehr wertvoll bei einem zu hohen oder zu niedrigen Blutzuckerspiegel, denn es reguliert den Zuckergehalt im Blut. Diabetikern ist es also besonders zu empfehlen.

Aufgrund seines hohen Enzymgehalts fördert Rejuvelac zudem die Verdauung. Dank der darin enthaltenen Milchsäure reguliert er die Darmflora. Rejuvelac ist sehr reich an Vitaminen, Mineralien, Spurenelementen und Aminosäuren, was ihn zu einem nahrhaften und regenerierenden Getränk macht.

Während einer Fastenkur ist Rejuvelac sehr zu empfehlen.

Der tägliche Konsum kann zwischen einem kleinen Glas und einem Liter variieren.

Rettich (siehe Schwarzer Rettich)

Rhabarber

Während das Siedewasser des Rhabarbers eine vortreffliche Spülung ergibt, die dem Haar Glanz verleiht, wirken die Stiele (die Blätter sind nicht genießbar) abführend und stärkend auf die Kapillaren. Da Rhabarber sehr viel Oxalsäure enthält, ist Epileptikern sowie Gicht-, Rheuma- und Arthritiskranken dringend von dessen Verzehr abzuraten.

- Rhabarber wird hauptsächlich als Kompott (eventuell mit Apfelkompott vermischt) geschätzt.

Rinderfilet

Rinderfilet ist leicht verdaulich, bei Magenschleimhautentzündung ist jedoch davon abzuraten.

Rindermilz

Für ältere Menschen und Kinder aufgrund ihres hohen Eisengehalts empfehlenswert. Obwohl Rindermilz sehr leicht verdaulich ist, sollten Sie bei Gicht oder erhöhten Harnsäurewerten zurückhaltend sein.

Rindfleisch

Rindfleisch hat einen hohen Nährwert, das Fett sollte entfernt werden. Bei Gicht oder erhöhten Harnsäurewerten sollten Sie darauf verzichten.

Roggen

Roggen ist reich an Flavonoiden (Rutin). Er regt den Blutkreislauf an und stärkt die Kapillaren. Roggen erhält die Arterien elastisch, und weil er gleichzeitig stimulierend auf den Darm wirkt, ist er bei Bewegungsmangel sehr zu empfehlen.

Arteriosklerose und Herz-Gefäß-Erkrankungen treten bei den Menschen seltener auf, die regelmäßig Roggenbrot mit Sauerteigansatz essen.

Roggen ist ein Muskel- und Nerventonikum. Sehr geschätzt werden auch seine entschlackenden Qualitäten. Allerdings sind die Kohlenhydrate des Roggens (Stachyose und Raffinose zum Beispiel) schwerer verdaulich als die Kohlenhydrate anderer Getreidearten.

Wenn Sie normalerweise keine Roggenprodukte essen, könnten beim Verzehr von Nahrungsmitteln auf Roggenbasis zunächst Darmstörungen auftreten. Nach einer Phase der Anpassung wird sich Ihr Körper jedoch darauf einstellen.

Rosmarin

Rosmarin unterstützt die Leber- und Blasenfunktion und wirkt somit entschlackend. Rosmarin ist ein ausgezeichnetes Gewürz für viele Speisen und dient auch als sexuelles Stimulans.

Rote Bete

Rote Bete enthält viel Vitamin A, B, C, Magnesium und Phosphor. Sie sollten dieses Gemüse meiden, wenn Sie an Bluthochdruck, einer Nierenerkrankung oder Diabetes leiden. Bei Blutarmut, Erkältung oder Grippe ist es jedoch sehr empfehlenswert.

- Wenn sie Ihnen – wie vielen Menschen – gekocht nicht schmeckt, können Sie sie auch roh und gehobelt unter den Salat mischen.

Safran

Safran ist ein sehr aromatisches Gewürz, das die Magensaftproduktion anregt. Sie sollten es allerdings meiden, wenn Sie an Hyperchlorhydrie (Übersäuerung des Magensaftes) leiden.

Salbei

Eine aromatische Würzpflanze, die jedoch bei Übersäuerung des Magensaftes nicht verwendet werden sollte.

Salz

In den westlichen Ländern wird weit mehr Salz konsumiert, als eigentlich benötigt. Der Salzgehalt sollte deshalb allgemein reduziert werden, was insbesondere bei Bluthochdruck, Harnstau, Ödemen, Herz-Gefäß-Erkrankungen oder Störungen der Nierenfunktion nur von Vorteil sein kann.

Salzgebäck

Äußerst kalorienreich und bei Bluthochdruck, Diabetes, Fettsucht oder Übergewicht sowie Verdauungsbeschwerden nicht empfehlenswert.

Saubohnen

Diese Hülsenfrüchte enthalten viel Kohlenhydrate und Eiweiß und sind deshalb sehr kalorienreich. Bei Enterokolitis (Entzündung des Dünn- und Dickdarms) sowie bei Favismus, der sogenannten Bohnenkrankheit, ist davon abzuraten; bei Verstopfung dagegen sind sie sehr hilfreich.

- In Zakuskis (russischen Vorspeisen) können sie roh (gesalzen) verzehrt werden, sonst aber nur gekocht und beispielsweise mit Kümmelpulver gewürzt.

Sauerampfer

Sauerampfer enthält viel Oxalsäure und sollte insbesondere bei Blasensteinen aus Calciumoxalat gemieden werden.

– *Eigenschaften:* erfrischend, revitalisierend, appetitanregend, verdauungsfördernd, entschlackend, harntreibend, beugt Skorbut vor, abführend.
– *Gegenanzeigen:* Lungenerkrankungen, Asthma, Magenschwäche, Arthritis, Gicht, Rheumatismus, Nierenkoliken und Harngrieß.

Sauerkirschen

Die dunkle, beinahe schwarze Sauerkirsche sollten Sie nicht essen, wenn Sie unter einer Übersäuerung des Magensaftes leiden.

Sauerrahm (siehe Crème fraîche)

Schalentiere

Schalentiere enthalten viel Eisen, Calcium, Magnesium und Iod. Bei einem erhöhten Cholesterinspiegel sowie bei Darmträgheit sollten Sie sie nur in kleinen Mengen genießen.

Schinken

Schinken ist ein wertvolles eiweißreiches Nahrungsmittel, sollte aber – wenn stark gesalzen – bei Bluthochdruck gemieden werden.

Schokolade

Schokolade ist ein wertvoller Energiespender, sollte aber bei Übergewicht, Diabetes, Lebererkrankungen, Nierensteinen aus Calciumoxalat und Arteriosklerose unbedingt gemieden werden. Wenn Sie sich diese Nascherei gar nicht versagen können, greifen Sie am besten zu Bitterschokolade, die nur 1 bis 2 mg Cholesterin enthält.

Da Schokolade Theobromin, einen coffeinähnlichen Wirkstoff, enthält, regt sie das Nervensystem an. Der hohe Anteil an Zucker und vor allem an Magnesium verleiht ihr beruhigende Eigenschaften.

In der Zusammensetzung ihrer Fettsäuren stellt man ca. 27 % Fette fest, die aus der Kakaobutter stammen, welche selbst aus 62 % gesättigten Fettsäuren (34 % Stearinsäure und 28 % Palmitinsäure) und 38 % ungesättigten Fettsäuren (35 % Ölsäure und 3 % Linolsäure) besteht.

Unter den gesättigten Fettsäuren weist die Stearinsäure eine Besonderheit auf. Keys wies 1965 nach, daß sie im Körper sehr schnell zu Ölsäure zerfällt. Damit sind es tatsächlich 72 % einfach ungesättigte Fettsäuren, die den Gesamtcholesterinspiegel senken und den Anteil des nützlichen Cholesterins erhöhen. Diese positive Wirkung wird durch Phytosterole verstärkt. Daraus erklärt sich der cholesterinsenkende Effekt der Schokolade, der in zahlreichen Studien, zum Beispiel in der Abhandlung des Ernährungswissenschaftlers Dr. Hervé Robert, *Les vertus thérapeutiques du chocolat* (Vom therapeutischen Wert der Schokolade), nachgewiesen wurde.

Schokolade enthält auch Polyphenole, welche die Gefäßwände schützen. Sie kann also durchaus Bestandteil eines Ernährungsplans sein, der einem Arterioskleroserisiko vorbeugen soll. Vorausgesetzt, Sie wählen eine Bitterschokolade mit hohem Kakaogehalt.

Schwarzer Rettich

Schwarzer Rettich enthält reichlich Vitamin B und C und ist bekannt dafür, daß er die Arbeit der Leber unterstützt. Insbesondere der Rettichsaft ist ein starkes Stimulans für Leber, Darm und Gallenblase. Bei Steinleiden, Leberinsuffizienz, Verstopfung oder einer trägen Verdauung ist Rettich sehr zu empfehlen.

Dem Rettich wird eine vorbeugende Wirkung gegen verschiedene Krebserkrankungen wie Dickdarm-, Magen-, Speiseröhren-, Kehlkopf-, Prostata-, Mund-, Rachen- und sogar Lungenkrebs zugesprochen. Die Indole, Flavonoide und Phenole des Rettichs sollen diese Heilsamkeit bewirken.

Da Rettich schwefelhaltig ist und den zähen Schleim in den Bronchien und Nebenhöhlen löst, eignet er sich auch zur Desinfektion der Atemwege (bei Nasennebenhöhlenentzündung, Bronchitis und Asthma).

Bei Übersäuerung des Magensaftes sowie bei Magen- oder Zwölffingerdarmgeschwüren sollten Sie keinen Rettich essen.

Schwarzwurzeln

Die mineralstoffreiche und leicht verdauliche Schwarzwurzel ist gut für Nieren und Leber. Sie wird bei Diabetes, Übermüdung, Streß und zur Stärkung in den Wachstumsphasen empfohlen. Hilfreich ist sie auch bei Hauterkrankungen.

Schweinefleisch

Schweinefleisch, von dessen Verzehr bei Gicht oder erhöhten Harnsäurewerten abgeraten wird, ist reich an Eiweiß und weist einen mit Rindfleisch vergleichbaren Fettgehalt auf. Der Kaloriengehalt von magerem Schweinefleisch ist daher praktisch mit dem von magerem Rindfleisch identisch. Allerdings enthält mageres Schweinefleisch mehr Vitamine der B-Gruppe als Rindfleisch.

Mageres Schweinefleisch hat einen mäßigen Cholesteringehalt und ist leicht verdaulich. Das fette Schweinefleisch ist wegen des hohen Fettanteils schwerer verdaulich.

Schweinefleisch kann von verschiedenen Parasiten wie zum Beispiel dem Bandwurm befallen sein. Deshalb sollte es immer gut durchgebraten werden.

Schweineschmalz

Dieses Fett wird aus gutem Grund immer weniger verwendet, da es schwer verdaulich und bei Bluthochdruck, Übergewicht und Herz-Gefäß-Erkrankungen äußerst schädlich ist.

Sekt

Sekt ist nicht bekömmlich, wenn Sie an Gastritis oder einem Magengeschwür leiden.

Sellerie

Sellerie wirkt harntreibend und ist deshalb bei rheumatischen Beschwerden, Gicht oder Harnweginfektionen besonders zu empfehlen.

Auch Diabetiker können ihn essen. Sellerie ist kalorienarm, leicht verdaulich und sollte deshalb in keiner Schlankheitskur fehlen.

Der Saft aus frischem Sellerie enthält wie Kohl – jedoch in geringeren Mengen – eine krebshemmende Substanz. Äußerlich wird Selleriesaft in Kompressen auf Wunden aufgebracht oder zum Gurgeln bei Aphthen und Halsentzündungen verwendet.

Senf

Senf ist fettreich und deshalb Gichtkranken nicht zu empfehlen.

Sesam

Sesam ist nützlich für Nerven und Gehirnzellen. Sehr wohltuend wirkt er auch bei Herz-Gefäß-Erkrankungen, weil er das Blut flüssiger macht. Er fördert die Verdauung sowie die Darmfunktion. Da mehrfach gesättigte Fettsäuren im Verdacht stehen, Krebserkrankungen Vorschub zu leisten, sollte Sesamöl zum Kochen jedoch nur sparsam verwendet werden.

Sesamsamen sind bekannt dafür, daß sie die Funktion der Hirnanhangdrüse, der Zirbeldrüse und der Geschlechtsdrüsen regulieren. Zu Recht wird ihnen eine aphrodisische Wirkung zugesprochen. Diese Zubereitung steigert die sexuelle Leistungsfähigkeit des Mannes und wirkt regulierend auf den Monatszyklus der Frau: 10 g Sesamsamen im Mörser zu Pulver zerstoßen und viermal täglich mit etwas Honig vermischt einnehmen.

Schwangere Frauen sollten Sesam (die Samen oder das Öl) nicht in zu großen Mengen konsumieren, da er das Risiko einer Fehlgeburt erhöht.

Die Hindu legen im Mörser zerstoßene Sesamsamen als Umschlag auf Wunden, Verbrennungen und Geschwüre.

Sojabohnen

Die Sojabohne enthält Calcium, Eisen und hochwertiges Eiweiß in beachtlichen Mengen. Außerdem weist sie einen relativ hohen Vitamingehalt auf (insbesondere die Vitamine J und F).

In den westlichen Ländern kommt Soja bis heute nur selten regelmäßig auf den Tisch, was bedauernswert ist, denn Soja ist in vielfacher Hinsicht eine Heil- und Schutznahrung.

Die Sojabohne bekämpft das schädliche LDL-Cholesterin, das sich an den Gefäßwänden absetzt. Studien, die in Italien und den USA durchgeführt wurden, bestätigen ihre cholesterinsenkende Wirkung insbesondere bei den Menschen, deren LDL-Spiegel von Geburt an hoch ist. Dabei genügt es, das tierische Eiweiß (aus Fleisch und Milchprodukten) durch pflanzliches Sojaeiweiß zu ersetzen. In manchen Fällen lassen sich Herz-Gefäß-Erkrankungen mit Sojaprodukten nicht nur aufhalten, sondern auch heilen.

Sojabohnen sind ein ideales Nahrungsmittel für Diabetiker. Sie regulieren den Blutzuckerspiegel und helfen, ihn auf einem konstanten Wert zu halten.

Experimente mit Hamstern haben gezeigt, daß Soja die Bildung von Gallensteinen verhindert. In einem Drittel der Fälle bildeten sich die Steine durch einen noch unbekannten Prozeß sogar zurück.

Wie bei anderen Hülsenfrüchten üben die Ballaststoffe der Sojabohne eine regulierende Wirkung auf die Darmfunktion aus. Sie schützen vor Verstopfung und beugen Hämorrhoiden vor. Laufende Studie beschäftigen sich derzeit mit der Wirkung der Sojahormone. Man hofft, sie eines Tages zur Empfängnisverhütung oder zur Linderung von Beschwerden während der Wechseljahre einsetzen zu können.

Rohe Sojasprossen sind vor allem eine köstliche Beigabe zu Salaten. Sie enthalten alle Nähr- und Wirkstoffe der Bohne.

Sojamilch, die heute fast überall erhältlich ist, ist ein vollwertiger Ersatz für Kuhmilch (die weniger eisen- und eiweißhaltig ist als Sojamilch). Aus Sojamilch läßt sich auch Joghurt herstellen. Da Sojamilch keine Laktose enthält, ist sie für Menschen geeignet, die gegen Kuhmilch allergisch sind.

Anmerkung: Die in der Sojabohne enthaltenen Trypsininhibitoren können unter Umständen Verdauungsstörungen hervorrufen.

Sonnenblume

In Indien wird aus dem Saft der grünen Blätter, der Blütenblätter und der Stiele der Sonnenblume ein Brei hergestellt und auf Insektenstiche aufgetragen.

Dem Sonnenblumenöl wurden früher heilende Kräfte bei Herz-Gefäß-Erkrankungen zugeschrieben, und es wurde zur Reduzierung des Cholesterinspiegels eingesetzt. Heute wird Olivenöl bevorzugt.

In der Naturmedizin werden Sonnenblumenkerne bei Asthenie, in der Rekonvaleszenz und Kindern in den Wachstumsphasen empfohlen.

Sorbet

Diese aus Wasser, Zucker und Obst bestehende Speise sollten Sie bei Gastritis oder Verdauungsproblemen meiden.

Spargel

Spargel enthält viel Kalium, Vitamin C und Carotin. Bei Nierenleiden, Blasensteinen, Blasenentzündung und akutem Gelenkrheumatismus sollten Sie darauf verzichten. In Wasser gekochter Spargel bringt dagegen Linderung bei Ödemen und Herzjagen. Auch für Diabetiker ist Spargel bekömmlich.

Speck

Speck ist sehr kalorienreich, fetthaltig und schwer verdaulich. Bei Übergewicht, erhöhten Cholesterin- oder Blutfettwerten sowie bei Bluthochdruck ist davon abzuraten.

Speiseeis

Speiseeis ist leicht verdaulich, aber kalorienreich. Während einer Diät, bei Diabetes oder Gastritis ist davon abzuraten.

Spinat

Spinat ist reich an Provitamin A und Iod, aber weit weniger eisenhaltig, als allgemein angenommen wird. Allerdings soll er eine vorbeugende Wirkung gegen Krebs haben und den Cholesterinspiegel senken.

Bei Blasensteinen und Bluthochdruck wird von Spinat abgeraten.

- Die wichtigsten Wirkstoffe sind im rohen Spinat enthalten. Machen Sie es sich deshalb zur Gewohnheit, einige Spinatblätter in Ihre Salate zu geben!

Stachelbeeren

Die mit der roten Johannisbeere verwandte Stachelbeere regt die Speichelbildung an und reinigt die Zähne. Sie wirkt appetit- und verdauungsanregend. Stachelbeeren sind auch bei Gicht, Blasenentzündung und Nierenkoliken wohltuend (in letzterem Fall empfiehlt sich ein Tee aus den Blättern). Zu Beginn des Sommers sind Stachelbeeren ein hervorragendes Entschlackungsmittel.

Talg

Da Talg weniger cholesterinhaltig als Butter ist, wird er für die Herstellung bestimmter Margarinesorten verwendet. Bei erhöhten Cholesterin- oder Blutfettwerten, Arteriosklerose sowie bei Übergewicht ist jedoch auch von diesem Fett abzuraten.

Tapioka

Die aus den Wurzeln des südamerikanischen Maniokstrauchs gewonnene Tapiokastärke wird häufig für die Zubereitung diätetischer Speisen verwendet.

Taube

Auf das fette Taubenfleisch sollten Sie bei Gicht oder erhöhten Harnsäurewerten verzichten.

Teigwaren

Wie Brot versorgen Teigwaren den Körper mit langsam verwertbaren Kohlenhydraten und weisen außerdem einen beachtlichen Eiweißgehalt auf. Sie sind eine leicht verdauliche Speise. Auf Teigwaren müssen Sie nur bei verzichten, wenn Sie an Verdauungsbeschwerden leiden.

Tellmuscheln

Diese bindegewebereichen Weichtiere sind relativ schwer verdaulich und deshalb bei Verdauungsproblemen nicht empfehlenswert.

Tomaten

Die Tomate enthält zahlreiche Mineralien und Vitamine (insbesondere Vitamin C). Aufgrund ihres hohen Gehalts an Provitamin A und ihres beachtlichen Ballaststoffanteils ist sie ein erstklassiges Nahrungsmittel, das zu jeder Schlankheitsdiät oder revitalisierenden Kost (insbesondere bei Blutarmut) gehört.

Die Tomate weist vielfältige Eigenschaften auf. Sie wirkt energiespendend, mineralisierend, revitalisierend, appetitanregend, erfrischend, skorbut- und infektionshemmend, entgiftend, alkalisierend bei einem gestörten Säure-Basen-Gleichgewicht und harntreibend. Sie fördert die Auflösung und Ausscheidung von Harnsäure, regt den Zellstoffwechsel an und unterstützt die Verdauung stärkehaltiger

Lebensmittel (Kartoffeln, Teigwaren usw.). Haut und Kerne fördern zudem die Darmperistaltik.

Diese Frucht wird bei Asthenie, Appetitlosigkeit, chronischer Vergiftung, Blutfülle, Hyperviskosität des Blutes, Arteriosklerose, Gefäßerkrankungen, Arthritis, Gicht, Rheumatismus, Azotämie, Blasen- und Gallensteinen, Verstopfung und entzündlichen Erkrankungen des Verdauungstrakts empfohlen.

Äußerlich angewendet ist sie hilfreich bei Akne und Insektenstichen.

Trauben

Frische Trauben sind ein erfrischendes, nahrhaftes Obst und bei Überarbeitung, Blutarmut (sie enthalten Glukose und Fruktose), Arthritis, Verstopfung (die Schalen und Kerne wirken abführend) sowie Herzerkrankungen nur zu empfehlen. Sie enthalten viel Zucker, die Vitamine A, B9, B1, C und Mineralstoffe wie Kalium, Mangan, Calcium, Magnesium, Natrium, Eisen, Kieselsäure, Phosphor und Iod. Getrocknet sind sie sehr kalorienreich.

- Machen Sie am Ende eines jeden Sommers eine Traubenkur!

Trinkwasser

Die Wahl des richtigen Getränks ist schwierig und trotzdem wichtig. Es entscheidet über unsere Gesundheit und die Art und Weise, wie die aufgenommene Nahrung verwertet wird. Das Wasser erfüllt unterschiedliche Aufgaben: Es sorgt dafür, daß die Nahrung durch den Verdauungstrakt befördert wird und verwertet werden kann. Es gewährleistet die Ausscheidung von Schlacken über Schweiß und Urin. Es leitet die bioelektrischen Ströme. Es wird für den Aufbau der Zellen benötigt. Es ist ein Katalysator der biochemischen Abläufe und ermöglicht die Hydrolyse (Spaltung chemischer Verbindungen). Es reguliert die Körpertemperatur (über die Schweißabsonderung durch die Haut).

Das in Obst und Gemüse aus biologischem Anbau enthaltene Wasser ist von hoher Qualität.

Einige Regen-, Schmelz- oder Eiswasser ausgenommen, ist natürliches Wasser nicht so rein wie destilliertes Wasser, enthält aber stets mehr oder weniger große Mengen Mineralstoffe.

Gutes Trinkwasser ist immer klar, farb- und geruchlos. Es hat einen angenehmen Geschmack, ist sauerstoffhaltig und frisch.

Normales Trinkwasser enthält wenig Mineralstoffe. Es darf keine Ammoniaksalze oder Nitrite enthalten – bestenfalls sehr geringe Nitratmengen – und natürlich auch keine Parasiten (Eier, Larven oder Würmer), infektionsverursachende Mikroben oder Kolibakterien. Außerdem muß es bestimmte bioelektrische Bedingungen erfüllen (die wir hier nicht näher erläutern wollen).

Stark mineralisiertes oder sehr alkalisches Wasser ist kein Tafel-, sondern medizinisches Wasser.

Trockenobst

Trockenobst ist sehr kalorienreich und deshalb nicht empfehlenswert, wenn Sie abnehmen wollen.

Trüffel

Dieser delikate Pilz ist sehr teuer. Ein kleiner Trost für Gicht- und Darmkranke, die darauf verzichten müssen.

Truthahn

Trutenfleisch ist sehr hochwertig, mager und eiweißreich. Bei Gicht oder erhöhten Harnsäurewerten sollten Sie jedoch darauf verzichten.

Vollkornmehl

Von Mehlspeisen ist nur bei Zöliakie bzw. Sprue (gluteninduzierter Dünndarmerkrankung) abzuraten. Produkte aus Vollkornmehl sind zudem bei Dickdarmentzündung oder Verstopfung nicht empfehlenswert.

Wacholderbeeren

Die harntreibende Wirkung der Wacholderbeere ist schon lange bekannt. Sie regt den Appetit und die Magensaftbildung an und wirkt verdauungsfördernd. Aufgrund ihrer antiseptischen Eigenschaften ist diese Beere häufig Bestandteil von Marinaden für Wild, das auf diese Weise leichter verdaulich wird.

Bei rheumatischen Beschwerden, Arthrose oder Arthritis sollten Sie in jedem Fall Wacholderbeeren essen. Ihre harntreibende Wirkung ist jedoch so ausgeprägt, daß sie bei Nierenleiden gemieden werden sollten.

Wachtel

Dieses wohlschmeckende Geflügel sollten Sie bei Gicht oder erhöhten Harnsäurewerten nicht essen.

Walnüsse

Walnüsse enthalten viel Fett und sind deshalb während einer Diät, bei Gastritis oder einem Leberleiden nicht ratsam.

Die Walnuß, ihre Schale, ihr Öl, aber auch die Blätter und die Rinde des Walnußbaums finden in der Pflanzenheilkunde häufig Anwendung.

Kaltgepreßtes Walnußöl wirkt mild abführend und regt die Gallensekretion an.

Haarausfall sollten Sie mit einem Absud aus Walnußblättern bekämpfen: 2 Eßlöffel getrocknete Walnußblätter 10 Minuten lang in 2,5 dl Wasser kochen lassen. Die Kopfhaut täglich mit diesem Absud massieren.

Bei Angina, Aphthen oder Halsschmerzen hilft ein Walnußblätterauszug: 50 g getrocknete Walnußblätter in 1 Liter Wasser über Nacht ziehen lassen. Diesen Auszug mehrmals täglich zum Gurgeln verwenden.

Ein Tee aus Walnußschalen und/oder -blättern (50 g auf 1 Liter Wasser) ist bei Albuminurie (Ausscheidung von Proteinen im Harn) hilfreich.

Zur Behandlung einer Zahnfleischentzündung zerkleinern Sie 30 g Walnußblätter und lassen Sie 3 Minuten lang im sprudelnden Wasser kochen. Gurgeln Sie mindestens dreimal täglich mit diesem Absud. Ein Absud aus Walnußblättern (30 g in 1 Liter Wasser 20 Minuten lang kochen lassen) eignet sich auch hervorragend für Mundduschen, wenn Sie an einer eitrigen Schleimhautentzündung leiden.

Frische, zerdrückte Walnußblätter können Sie bei Bindehautentzündung auf die Augen und bei Dermatosen, Ekzemen, geröteter Haut, Eiterflechte oder Beingeschwüren auf die betroffenen Stellen auftragen.

Walnußblättertee (20 g Blätter auf 1 Liter kochendes Wasser) ist Diabetikern sehr zu empfehlen. Da dieser Tee keinerlei Nebenwirkungen hat, können Sie während des Tages nach Belieben davon trinken. Er ist durststillend, mindert den Harndrang und reduziert den Blutzuckergehalt.

Walnüsse wirken regulierend auf die Drüsen und helfen gegen Akne, weshalb sie ideal für Jugendliche sind.

Wassermelone

Wassermelone ist erfrischend, leicht verdaulich und ideal bei Fieber sowie Erkrankungen der Leber, Nieren oder Harnorgane.

Wegwarte (siehe Chicorée)

Wein

Ein Gläschen Wein am Tag ist für Erwachsene nicht schädlich. Bei Leber-, Darm- und Prostataerkrankungen ist Wein in größeren Mengen jedoch absolut untersagt. Wein sollten Sie auch nicht trinken, wenn Sie an einer akuten Blasenentzündung leiden.

Weiße Rüben

Die weiße Rübe und ihre Verwandte, die Kohlrübe, gehören zur Familie der Kreuzblütler und besitzen damit dieselben krebshemmenden Eigenschaften wie Kohl.

Die krebshemmenden Stoffe der Kreuzblütler, Glucosinolate, konzentrieren sich hauptsächlich im Kraut: rohes Kraut enthält 40 bis 165 mg, gekochtes 20 bis 90 mg je 100 g, was verglichen mit anderen Kreuzblütlern beachtlich ist.

Von Zeit zu Zeit sollten Sie deshalb weiße Rüben unbedingt roh (geraspelt oder die Blätter unter den Salat gemischt) essen.

Wer häufig Kreuzblütler, also Kohl und Rüben, ißt, läuft weniger Gefahr, an Dickdarm-, Magen-, Speiseröhren-, Kehlkopf-, Prostata-, Mund-, Rachen- oder Lungenkrebs zu erkranken.

Weizen

Weizen ist ein Getreide, das nicht nur als Brot, sondern auch in Gebäck (am besten mit natürlichen Treibmitteln) oder als Brei verzehrt wird. Er stimuliert die Darmfunktion und ist ein hervorragendes Heilmittel bei Erkrankungen des Nervensystems oder der Atemwege sowie bei Magengeschwüren und Herz-Gefäß-Erkrankungen.

Weizen ist eines unserer wichtigsten Nahrungsmittel. Sein außerordentlich hoher Nährwert erklärt die zahlreichen Mangelerscheinungen bei jenen Menschen, die zu wenig davon essen oder völlig darauf verzichten.

Weizenkur

10 Eßlöffel (50 g) Weizenflocken (im Reformhaus erhältlich) in 2 Glas Wasser geben, aufkochen, vom Feuer nehmen und etwas Honig hinzufügen. Diesen Brei sollten Sie vier- bis fünfmal täglich essen, insgesamt also 250 g Weizenflocken. Mindestdauer der Kur: 3 Tage; Höchstdauer: 2 Wochen.

Um während der Kur Ihren Bedarf an den Vitaminen C und B zu decken, trinken Sie am besten ungezuckerten Sanddornsaft und nehmen täglich 3 Eßlöffel Weizenkeime zu sich.

Eine Weizenkur entschlackt den Darm, regeneriert die Schleimhäute und entspannt die Muskeln. Sie schwemmt Wasser aus dem Gewebe und unterstützt die Funktion der Leber. Gleichzeitig werden dem Körper leicht verwertbare Kohlenhydrate zugeführt.

Dr. H. Anemueller empfiehlt eine Weizenkur bei infektiösen und akuten Lebererkrankungen, bei akuter Gallenblasenentzündung, nach einer Leberkolik, bei chronischen Erkrankungen der Leber oder Gallenblase, bei Magen- und Zwölffingerdarmgeschwüren, bei Magen- und Darmentzündungen, chronischer Dickdarmentzündung oder Verstopfung (mit Krämpfen und erhöhtem Blutdruck in den Darmmuskeln).

Weizenkeime

Weizenkeime gehören wie Bierhefe und Knoblauch zu den Nahrungsmitteln, die für eine längere Lebenserwartung sorgen und vor allem Krebserkrankungen und vorzeitigem Altern vorbeugen sollen.

Ein amerikanischer Wissenschaftler wies einen hohen Gehalt an Vitamin B17 (Laetril) in Weizenkeimen nach. Diese Substanz zerstört Krebszellen, ohne die gesunden Zellen anzugreifen. Krebszellen entstehen in unserem Körper täglich, werden aber im Normalfall von unserem Organismus sofort unschädlich gemacht. Erfüllt der Organismus diese Funktion nicht mehr, kann eine Krebserkrankung zum Ausbruch kommen. Laetril unterstützt den Organismus bei dieser wichtigen Aufgabe.

Aufgrund ihres hohen Vitamin-E-Gehalts tragen Weizenkeime auch zur Behebung sexueller Probleme wie Impotenz, Frigidität oder Sterilität bei.

Als kräftigendes Mittel in der Rekonvaleszenz oder zur Stärkung der Nerven sind Weizenkeime ebenfalls sehr hilfreich.

Erwachsene nehmen morgens, mittags und abends 1 Eßlöffel, Kinder je 1 Teelöffel davon zu sich. Weizenkeime müssen gut gekaut werden, damit sie leichter verdaulich sind.

Whisky

Whisky ist sehr kalorienreich und hat einen hohen Alkoholgehalt (40 bis 45 %). Von einem übermäßigen Genuß wird immer abgeraten. In kleinen Mengen hingegen werden ihm manche medizinische Eigenschaften zugeschrieben, insbesondere bei schmerzhafter Regelblutung. Tatsächlich wirkt Whisky gefäßerweiternd und damit leicht schmerzstillend. Trotzdem sollte er deshalb nicht zu therapeutischen Zwecken empfohlen sein!

Wild

Dieses eiweißreiche, aber fettarme Fleisch sollten Sie bei Gicht oder erhöhten Harnsäurewerten meiden.

Wildschwein

Hauptsächlich die Saucen, die zu Wildschweinbraten gereicht werden, sind bei Gicht nicht empfehlenswert. Wie jedes Wild ist dieses Fleisch eiweißreich, aber fettarm.

Wurstwaren

Wurst ist generell sehr fetthaltig. Fettreduzierte Wurst kann gelegentlich als Kalorienspender Fleisch oder Fisch ersetzen, wenn sie in Maßen genossen wird.

Natürlich sollten Sie bei erhöhten Cholesterin- oder Blutfettwerten, Leberleiden, Gicht sowie Übergewicht darauf verzichten.

Zichorie (siehe Chicorée)

Zitronen

Die Zitrone ist nicht, wie allgemein vermutet wird, die Frucht mit dem höchsten Vitamin-C-Gehalt. Tatsächlich enthält sie nicht mehr Vitamin C als eine Orange, zweimal weniger als Kiwis und beinahe viermal weniger als schwarze Johannisbeeren.

Zitronen sind allerdings ein probates Mittel bei Übersäuerung. „Experimente haben gezeigt, daß beim Verzehr von Zitronen über einen längeren Zeitraum im Körper Kaliumcarbonat entsteht, das einen Säureüberschuß in den Körpersäften neutralisiert.“ (Dr. Jean Valnet).

Eine Zitronenkur sollten Sie machen, wenn Sie „dickes Blut“ haben (also zur Blutverflüssigung bei Arteriosklerose), bei Krampfadern und Venenentzündungen, zur Entschlackung des Körpers, bei Mineralstoffmangel, rheumatischen Beschwerden, Gicht oder erhöhten Harnsäurewerten, Übersäuerung des Magensaftes, Funktionsstörungen von Leber und Milz sowie einem hohen Cholesterinspiegel.

Heißer Zitronensaft wirkt schweißtreibend, was bei rheumatischen Beschwerden und Grippe hilfreich ist, und stärkt die Leber (den Saft einer Zitrone auspressen und mit der gleichen Menge heißem Wasser aufgießen). Zitronensaft ist der Feind zahlreicher Bakterien. Mit nur wenigen Tropfen werden innerhalb einer Viertelstunde mehr als 92 % der in Austern enthaltenen Bakterien abgetötet.

Frau G. Jean stellte zum Beispiel fest, daß Zitronensaft bei Leberkoliken wohltuend wirkt und die Darmtätigkeit bei Verdauungsproblemen anregt. Auch bei Übelkeit, Angina und Aphthen ist er hilfreich.

Äußerlich wird Zitronensaft (oder Orangensaft) manchmal zur Pflege der Haut und Bekämpfung von Falten empfohlen. Zitronensaft macht die Zähne weiß und kräftigt die Nägel. Außerdem bringt er Linderung bei Insektenstichen.

Die Zitrone ist eine Frucht, die:

- Bakterien abtötet und antiseptisch wirkt
- Linderung bei rheumatischen Beschwerden und Gicht verschafft
- sklerosehemmende Eigenschaften besitzt (beugt vorzeitigem Altern vor)
- Skorbut verhindert
- die Venen stärkt
- ein äußerliches Antiseptikum ist.

Therapeutische Anwendungen:

- Bei hartnäckiger Verstopfung: 10 Tropfen Zitronensaft + 1 Eßlöffel Olivenöl morgens auf nüchternen Magen.
- Für die Augen: 1 Tropfen Zitronensaft in jedes Auge.

Verwenden Sie möglichst nur unbehandelte Früchte.

Achtung! Sehr schlanke nervöse Menschen und Personen, die zu Infektionen im Hals-, Nasen- und Ohrenbereich neigen, sollten

Zitronen nur in Maßen und nicht in Verbindung mit stärkehaltigen Lebensmitteln zu sich nehmen.

- Verwenden Sie Zitronensaft anstelle von Essig auch zum Würzen von Salaten und Rohkost (zusammen mit Olivenöl).

Zitrusfrüchte

Zitrusfrüchte enthalten sehr viel Vitamin C. Bei Übersäuerung des Magensaftes sowie bei Magen- und Zwölffingerdarmgeschwüren ist davon abzuraten.

Zucchini

Sie enthalten viel Vitamin A und wirken leicht harntreibend und abführend. Zucchini schmecken köstlich als Suppe oder Gemüse und sind bei Magen- oder Darmbeschwerden (auch bei Koliken und Verstopfung) sowie bei Nierenleiden und rheumatischen Beschwerden empfehlenswert.

Zucchini haben wie Karotten eine krebshemmende Wirkung und schützen insbesondere vor Lungenkrebs.

Zuckermelone

Zuckermelone ist reich an Vitamin A, wenig kalorienhaltig und erfrischend. Diese Frucht mit ihren harntreibenden und abführenden Eigenschaften ist bei sämtlichen Blasenleiden, zum Beispiel einer Blasenentzündung, sowie bei Nierenerkrankungen empfehlenswert. Auch bei Zellulitis sagt man ihr eine günstige Wirkung nach.

Zuckermelone bringt bei Hauterkrankungen wie Akne und Ekzemen Linderung.

Wenn Sie an Verdauungsproblemen leiden, sollten Sie sie jedoch meiden.

Wie Kürbis und Karotten enthält Zuckermelone viel Provitamin A und zählt damit zu den Nahrungsmitteln, die vor Krebs schützen. Generell verringert sämtliches Obst und Gemüse mit einem hohen Provitamin-A-Gehalt insbesondere das Risiko, an Lungenkrebs zu erkranken.

Zuckermelone ist eine Frucht, die:

- abführend und harntreibend wirkt
- erfrischt

  - das Gewebe der Organe regeneriert
  - dem Körper Flüssigkeit zuführt.
- Zuckermelone wird am besten eine halbe Stunde vor den Mahlzeiten oder als Vorspeise gegessen.

Zunge

Diese Spezialität ist sehr eiweiß- und fettreich. Bei erhöhten Cholesterin- oder Blutfettwerten sowie bei Arteriosklerose wird deshalb davon abgeraten.

Zwieback

Zwieback ist reich an Kohlenhydraten und Kalorien. Patienten, die an Zöliakie bzw. Sprue (einer gluteninduzierten Dünndarmerkrankung) leiden, sollten darauf verzichten.

Zwiebeln

Zwiebeln senken den Cholesterinspiegel und verfügen über gerinnungshemmende, blutdruck- und blutzuckersenkende, schleimlösende, krebshemmende und zahlreiche andere Eigenschaften. Die Zwiebel ist auch ein wirksames natürliches Antibiotikum und wirkt abschwellend auf die Atemwege.

Die Zwiebel senkt den Cholesterinspiegel

Es gibt in unserem Körper zwei Arten von Cholesterin: Das schädliche LDL-Cholesterin lagert sich in den Arterien ab und fördert die Entstehung von Herz-Gefäß-Erkrankungen. Das nützliche HDL-Cholesterin dagegen übt eine schützende Wirkung aus. Menschen mit einem erhöhten Cholesterinspiegel haben in Wirklichkeit zuviel von dem schädlichen und zu wenig von dem nützlichen Cholesterin.

Um den Cholesterinspiegel zu senken, muß man während zwei Monaten täglich eine halbe Zwiebel essen. Bricht man die Kur vorzeitig ab, sinkt der Spiegel des nützlichen Cholesterins wieder, und die Konzentration des schädlichen Cholesterins nimmt zu. Wenn Sie täglich eine halbe Zwiebel essen, können Sie die Werte des nützlichen Cholesterins verdoppeln oder sogar verdreifachen.

Die Zwiebel hemmt die Blutgerinnung

Die Zwiebel verhindert die Bildung von Blutgerinnseln in den Gefäßen und kann durch die Anregung einer der Schutzfunkionen unseres Organismus sogar bereits vorhandene Blutgerinnsel auflösen! Es versteht sich von selbst, daß dies von lebenswichtiger Bedeutung für alle Menschen mit einem Herzinfarktrisiko oder einer Neigung zu Thrombose, Venenentzündungen oder Embolien ist. Nicht weniger wichtig ist die Zwiebel für Personen, die an einer kardiovaskulären Erkrankung wie Angina pectoris oder Krampfadern leiden.

Die Zwiebel senkt den Blutdruck

Wie Knoblauch enthält die Zwiebel Prostaglandine, eine hormonähnliche Substanz, die den Blutdruck herabsetzt.

Die Zwiebel senkt den Blutzuckerspiegel

Rohe und gekochte Zwiebeln regen die Insulinproduktion an und reduzieren so den Blutzuckergehalt. Diabetiker sollten also häufig Zwiebeln essen, da bei ihnen die Gefahr eines vaskulären Herzversagens größer ist als bei anderen Menschen.

Die Zwiebel ist ein natürliches Antibiotikum

Die Zwiebel tötet zahlreiche Krankheitserreger wie zum Beispiel Salmonellen oder Kolibakterien ab. Kaut man ein Stück Zwiebel einige Minuten lang, wird die Mundhöhle wirksam desinfiziert. Zwiebelsaft verschafft Linderung bei Ohrenschmerzen (wie Ohrentropfen anwenden).

Die Zwiebel wirkt schleimlösend und abschwellend auf die Atemwege

Zwiebeln sind auch bei Bronchitis, Schnupfen oder Grippe sehr heilsam. Nehmen Sie 1 bis 2 Eßlöffel frischen Zwiebelsaft zu sich. Dadurch schwellen die Bronchien ab, und der Schleimauswurf wird gefördert.

Die Zwiebel schützt vor Krebs

Vielversprechende Studien unterstreichen die krebshemmende Wirkung der Zwiebel. In bestimmten Fällen kann sie die Vermehrung von Krebszellen verhindern.

Sonstige Wirkungen der Zwiebel

Ein Umschlag aus gehackten Zwiebeln lindert rheumatische Beschwerden. Die Zwiebel wirkt außerdem harntreibend und trägt dazu bei, daß Harnstoff besser abgebaut und ausgeschieden werden kann. Zwiebelsaft desinfiziert Wunden.

Achevé d'imprimer en janvier 2000
dans les ateliers de Normandie Roto Impression s.a.
61250 Lonrai
N° d'impression : 993120

Dépôt légal : janvier 2000

Imprimé en France